W0462975

La fin des régimes

Couverture : Killiwatch création
Création graphique et réalisation : Béatrice Lereclus
© 1998, HACHETTE LIVRE (Hachette Pratique)

JEAN-PHILIPPE
ZERMATI

La fin des régimes

HACHETTE

SOMMAIRE

INTRODUCTION

Sandrine fait un régime

Sandrine passe son temps à faire des régimes, à batailler avec les quelques kilos qu'elle a toujours à perdre. À l'entendre, elle connaît tous les régimes, les a tous essayés et n'a plus rien à apprendre sur la diététique. Encore une fois, elle décide de « se mettre au régime ». Ce dernier sera classique et simple : légumes, fruits, viandes, poissons et laitages. Et suppression des féculents, gâteaux, chocolats, vins, fromages et charcuteries, bref de tout ce qui fait grossir. Pour cela, elle établit un programme qu'elle entend suivre chaque jour et dont voici le détail.

Petit déjeuner : thé sans sucre, céréales avec du lait écrémé, un jus de fruit.

Déjeuner : crudités, viande ou poisson, légumes verts, laitages écrémés.

Goûter : une pomme.

Dîner : crudités, viande ou poisson, légumes verts, laitages écrémés.

Parallèlement, Sandrine décide de ne plus grignoter entre les repas, de ne pas faire d'écarts, tout au moins les premiers temps, et a choisi « pour s'y mettre » une période calme au cours de laquelle elle n'aura pas trop d'invitations. Pour faciliter son régime, elle annule tous ses déjeuners de travail et ses dîners entre amis. Son objectif est de tenir assez longtemps pour perdre 5 kg puis de relâcher un peu ses efforts tout en restant raisonnable. Voilà, finalement, comment s'est déroulée la semaine de Sandrine *(voir tableau ci-contre)*.

Tout le monde connaît Sandrine. Elle nous rappelle une amie, un parent, une connaissance. En vérité, Sandrine ressemble un peu à chacun de nous. Elle nous parle sans cesse de ses tentatives. Nous dit que cette fois sera la bonne. Tout le monde l'écoute avec indulgence. Mais rares sont ceux qui soupçonnent sa douleur. Car Sandrine souffre autant de ses kilos en trop que de ne plus être prise au sérieux. Elle aimerait seulement être mince et enfin nous montrer de quoi elle est capable.

Ce livre s'adresse à elle.

Il s'adresse à ceux qui mènent une bataille permanente contre leur poids, quel que soit le nombre de kilos qu'ils désirent perdre : deux, trois, dix ou quarante. Il s'adresse aussi à ceux qui ont déjà maigri mais qui se trouvent aujourd'hui prisonniers de l'alimentation leur permettant de maintenir ce poids.

Midi	**LUNDI** **Au self**	**MARDI** **Au self**	**MERCREDI** **Au self**	**JEUDI** **Au self**	**VENDREDI** **Au self**	**SAMEDI** **À la maison**	**DIMANCHE** **Chez maman**
J'ai décidé de ne plus manger qu'au self et de prendre les menus « régime ». J'ai annulé tous mes déjeuners de travail.							
	Salade de tomates Steack grillé Haricots verts à la vapeur Yaourt nature 0 %	Salade de tomates Steack grillé Haricots verts à la vapeur Yaourt nature 0 %	Carottes rapées Cabillaud bouilli Épinards à l'eau Yaourt à 0 %	Concombre au yaourt Une sorte de rosbif Chou-fleur bouilli Yaourt à 0 %	Deux yaourts et une pomme	Un substitut de repas	Porto, cacahouètes Salade aux noix et au roquefort Gigot d'agneau Pommes de terre sautées 3 verres de vin Vacherin Tiramisu
	Que c'est bon de manger sainement !	*Un peu monotone peut-être ?*	*On finit par s'y faire.*	*Mouais…*	*J'ai repris 500 g Ça m'apprendra.*	*J'y arriverai.*	
	Une pomme	Une pomme	Une pomme	*Ras le bol des pommes ! Je mange des chocolats.*		Une pomme *Ah mais !*	***Craquages tout l'après-midi***
	Pas question de manger les chocolats qui traînent au bureau.						
Soir	**À la maison**	**À la maison**	**À la maison**	**À la maison**	**À la maison**	**Chez des amis**	**À la maison**
J'ai décidé de n'accepter aucune invitation cette semaine. Je ferai ma cuisine à part. Je ne vais pas infliger « ça » à la famille.							
	Soupe de légumes Jambon blanc Yaourt à 0 %	Filet de sole Carottes Vichy Yaourt à 0 %	Courgettes vapeur et filet de citron Rouget en papillote avec des herbes Yaourt à 0 %	Spaghetti à la carbonara 2 verres de vin Pain Fromage Danette au chocolat	Une soupe Un fromage blanc à 0 %	Panier de crudités Saumon grillé Poêlée de petits légumes Un morceau de gâteau	***Fin du régime.***
	Qu'est-ce qu'on se sent bien. J'aurais bien pris encore un fruit mais ce n'est pas dans le régime.	*J'ai fait des pâtes aux enfants. Ça ne me fait même pas envie.*	*Finalement, quand c'est bien arrangé… Formidable, j'ai déjà perdu 1 kg !*	*Ça fait du bien.* *La journée est foutue. Au point où j'en suis… je me rattraperai demain.*	*Pour rattraper mes bêtises d'hier.*	*Impossible d'éviter ce repas prévu depuis 15 jours. J'appelle Martine pour lui dire que je fais un régime. Elle prépare un repas spécialement pour moi.*	*Je suis vraiment trop nulle. Je n'ai aucune volonté. Je n'y arriverai jamais.* *Je recommencerai lundi… en huit !*

Voilà douze ans que j'accompagne mes patients dans leurs efforts pour maigrir ou pour se délivrer de leur régime. Je suis maintenant convaincu que suivre un régime amaigrissant revient à s'introduire dans un redoutable processus d'aliénation.

Les régimes amaigrissants sont comme le rêve américain. Il y en a toujours qui réussissent. La manière dont, aujourd'hui, les régimes amaigrissants sont entrepris ne laisse pas, à ceux qui souffrent de leur poids, la plus petite chance de résoudre ce problème une fois pour toutes. La seule issue possible sera invariablement d'abandonner leur espoir d'y parvenir ou de suivre des années durant un parcours jonché de tentatives douloureuses avec, en prime, la tristesse de voir leur poids s'élever inexorablement.

Ceux qui souffrent de leur poids commencent un régime pour s'en délivrer. Dans la plupart des cas, ils y parviennent, mais héritent en échange d'un rapport pénible avec leur nouveau mode d'alimentation. Après un délai plus ou moins long, selon le courage qu'ils déploient, ils finissent par l'abandonner, totalement ou en partie, et se retrouvent de nouveau face à leur ancien poids.

Ils connaissent ce que les psychologues appellent une situation de double lien. Soit ils obtiennent le poids qu'ils souhaitent mais ne supportent pas le régime qui leur permet d'y parvenir, soit ils mangent avec plaisir mais s'éloignent du poids qu'ils recherchent. La situation est véritablement kafkaïenne. Il n'existe pour eux aucun autre moyen d'atteindre le poids rêvé que de s'imposer tous les matins, par la force de la volonté, un régime qu'ils détestent et qu'ils fuient à chaque occasion. Chaque écart de régime les rapproche un peu plus du poids qu'ils fuient. Comment imaginer pire cauchemar ?

D'où vient cette relation si difficile avec tous les régimes amaigrissants quels qu'ils soient ? Sans doute de l'absolue rigidité avec laquelle ils sont suivis. Car tout régime impose ses règles. Il peut être tout aussi pénible de vouloir les suivre à la lettre que de devoir les transgresser.

Il n'est certainement pas sans intérêt de relever que le terme même de régime est aussi bien employé pour des comportements alimentaires que pour des systèmes de gouvernement ou de commandement. Quand il n'est plus question de poids, les régimes évoquent toujours des systèmes autoritaires. On parle de régime pénitentiaire, de régime policier, de régime militaire… Il y a toujours, derrière ce mot, un sous-entendu de rigidité, de sévérité. Ce n'est sûrement pas un hasard si les comportements alimentaires ont été réduits au terme de régime. On retrouve la même notion de rigidité, la même dictature dans les régimes alimentaires que dans les régimes évoqués précédemment. Comment ne pas comprendre que toute femme, tout homme, libre d'esprit, qui se soumet à des règles si rigides ne finisse un jour par devenir un rebelle, un insoumis ?

Le mangeur est un homme qui a fait des choix alimentaires et qui a appris à adapter ses choix à toutes les situations de la vie quotidienne. Ses choix sont personnels et intimes. L'alimentation constitue pour lui la plus grande entreprise humaine d'adaptation à l'environnement naturel. Ses choix lui viennent du plus loin de sa mémoire. Il les a hérités de sa famille, de son pays natal, de sa région, de son village, de sa culture. Il les marque de son empreinte personnelle par les rencontres et les expériences alimentaires qu'il fait tout au long de sa vie. Plus qu'un héritage, ses choix sont une identité, aussi précise et unique que des empreintes digitales.

De cette identité, il s'est fait une ligne de conduite, c'est-à-dire un ensemble de règles, dont il tente en tout temps et en tout lieu de se rapprocher avec une fidélité exemplaire. Il peut parfois s'en éloigner, il y revient toujours. Dans chaque circonstance, il cherche et il trouve la solution la plus compatible avec ses choix. Chaque fois qu'il le faut, il sait faire des compromis, des concessions. Mais ce sont pour lui des repères, des habitudes. Il ne les perd jamais. Il s'adapte. Cette capacité d'adaptation est le gage de son bien-être, elle le rassure. Ceux qui, accidentellement, ont pris quelques kilos dans des circonstances exceptionnelles les reperdront quoi qu'il arrive, avec ou sans efforts. Ils retrouveront leur ancien poids dès qu'ils reviendront à des circonstances de vie plus ordinaires. Ainsi, celui qui n'a habituellement pas de problème de poids et qui prend deux ou trois kilos, lors d'un séjour prolongé hors de chez lui, les reperdra très naturellement en revenant dans son milieu habituel, avec ou sans régime. S'il décide d'entreprendre un régime, il reviendra plus rapidement à son ancien poids. S'il décide de ne rien faire ou même s'il ne prend aucune décision, sa nature se chargera de le ramener à son ancien poids. Chez ceux-là, tous les régimes amaigrissants donneront satisfaction. Ils les feront maigrir et ne les feront pas regrossir. Car la nature était là qui veillait sur eux.

Cependant, lors d'un régime amaigrissant, rien ne se passe si simplement. Cette formidable capacité d'adaptation disparaît. Les nouvelles règles qu'il s'impose deviennent pour lui une entrave à sa liberté de mangeur. Il ne lui est plus possible de les transgresser. Il ne sait plus s'adapter à son environnement. Il choisit au contraire d'adapter son environnement à ses nouveaux choix alimentaires. Ceux-ci ne sont plus pour lui des repères stables et rassurants. Il appréhende de quitter sa nouvelle voie car il n'est jamais certain de pouvoir y revenir. Il s'efforce de suivre chaque jour son régime à la lettre. Et se désespère de ne pouvoir y parvenir. Comment pourrait-il d'ailleurs suivre chaque jour le même plan immuable ? Dans ces conditions, quelles que soient les règles sur lesquelles il est fondé, aucun régime ne pourra être poursuivi très longtemps car il bouleverse le mangeur, l'empêchant aussi bien de s'adapter à son environnement qu'à son monde intérieur.

La première partie de ce livre explique pourquoi il est si important pour nous de maigrir et pourquoi nous sommes si effrayés à l'idée de ces kilos que nous portons ou même qui pourraient un jour s'installer. Sommes-nous réellement aussi gros que nous le pensons ?

Et quelles sont nos chances, à l'aide de toutes les méthodes dont disposent aujourd'hui les médecins, de réussir à maigrir une bonne fois pour toutes ? Et à quel prix ?

La deuxième partie nous montre à quel point nous sommes tous uniques dans notre manière de manger. Combien nous y sommes viscéralement attachés et l'importance qu'il y a de la respecter afin de rester simplement nous-mêmes. Les régimes amaigrissants se situent à l'opposé de cette nécessité. Ils nous enferment dans une alimentation impersonnelle et moralisatrice, semée d'interdits et de frustrations. Chaque transgression à leurs règles, chaque écart alimentaire est vécu comme un écart de conduite morale et nous fait pénétrer dans l'univers des craquages. Une faiblesse coupable qui ne peut s'oublier que par des restrictions supplémentaires.

La troisième partie s'efforce de nous convaincre d'abandonner définitivement ces régimes amaigrissants, qui finalement se ressemblent tous. Si nous sommes tous uniques dans notre manière de manger et peut-être dans notre façon de grossir, nous sommes aussi tous uniques dans notre manière de maigrir. Chacun en respectant son identité de mangeur dispose des solutions qui lui sont propres. Manger est l'une des joies de la vie. Même la minceur tant espérée ne peut faire oublier la perte de cette joie. C'est parce que nous avons voulu nous le procurer ou tout simplement pas pu renoncer à ce plaisir, si fugace soit-il quand on pense à certains comportements, que bien souvent nous avons pris du poids. Grossir n'est-ce pas finalement une difficulté à renoncer au plaisir de manger ? Comment, dès lors, imaginer que l'on puisse maigrir au prix d'un renoncement à ce que nous aimons tant ? Ce plaisir, clé de tous nos apprentissages alimentaires, de tous nos excès, est aussi la clé de la perte de poids.

La dernière partie nous démontre qu'il n'est pas possible de choisir le poids que l'on atteindra, mais seulement de choisir sa manière de manger et de se dépenser. Bien que mangeant autant ou se dépensant autant, la nature a fait en sorte que nous soyons tous différents. Si le surpoids et l'obésité doivent être combattus, il n'est malheureusement pas possible pour tous de maigrir autant qu'il serait souhaitable. Enfin, nous vivons tous, et c'est notre bonheur, au milieu d'autres mangeurs. Notre alimentation constitue entre nous et les autres un exceptionnel trait d'union, elle ne doit en aucun cas devenir une barrière et nous séparer. C'est la fierté des hommes de savoir manger à la même table et de partager leur nourriture.

Au terme de cette lecture, j'espère que j'aurai un peu contribué à vous aider à maigrir et à faire de vous des mangeurs peut-être plus minces, mais aussi et surtout libérés.

Un constat accablant

PARTIE 1

TOUT LE MONDE GROSSIT ?

Qui est gros ? On a longtemps utilisé pour le savoir la formule de Lorentz (1), qui permettait d'établir un poids idéal en fonction de la taille. L'inconvénient de cette formule était son aspect normatif, qui suscitait sans cesse des questions du type : « Pour ma taille, quel poids devrais-je peser ? » Ce qui sous-entendait que tous les individus de la même taille étaient censés peser le même poids. C'est pourquoi on préfère, aujourd'hui, recourir à la notion de corpulence idéale plutôt qu'à celle de poids idéal. Cette dernière est établie à partir d'un indice de masse corporelle (IMC) dont la formule est : P/T^2. Le poids y est exprimé en kilos et la taille en mètre (2). Cet indice, jugé plus approprié, est proportionnel à la quantité de la masse grasse corporelle de l'individu, quelle que soit sa taille. Ce qui en fait un critère plus juste puisque le surpoids ne se discute que dans la mesure où il porte sur la masse graisseuse et non sur la masse musculaire ou la charpente osseuse.

1 Comment en est-on venu à parler de poids idéal ?

La notion de poids idéal a été introduite en 1890 par une compagnie d'assurances américaine, la New York Life, qui recherchait alors des indicateurs permettant de mieux évaluer le risque représenté par chaque assuré. Toute personne s'écartant, même légèrement, du poids idéal, estimé à cette époque par la formule de Lorentz, était jugée responsable de la réduction de son espérance de vie et, par conséquent, devenait passible d'une surprime. Cette relation entre le poids et l'espérance de vie a, par la suite, été confirmée par les autres compagnies d'assurances, dont la fameuse Metropolitan

1. Formule de Lorentz : Poids idéal = $T - 100 - \frac{T - 150}{N}$ (T : taille en cm, N = 4 pour l'homme, 2 pour la femme).

2. L'indice de corpulence d'une femme de 1,60 m et 54 kg est de 54/(1,6 x 1,6) = 21.

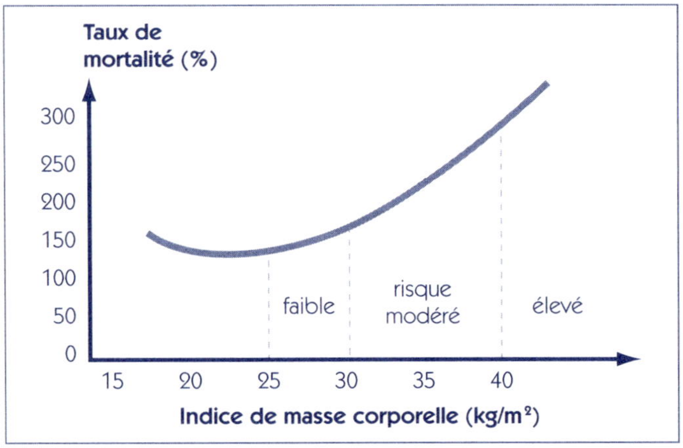

Life, auteur présumé de la célèbre formule : « Nous creusons notre tombe avec nos dents », qui en profitèrent toutes pour se rallier à cette politique de surtaxe.

Actuellement, l'influence du poids sur l'espérance de vie est mieux évaluée et permet d'affirmer que l'intervalle de corpulence idéal, celui pour lequel la mortalité est la plus faible, se situe entre 20 et 25. Une étude française, menée par des chercheurs de l'INSERM[1] en 1991, a même démontré que le risque minimal de décès s'observait pour des valeurs comprises entre 26 et 28. C'est donc l'augmentation de l'espérance de vie qui justifie aujourd'hui, médicalement, que l'on encourage un individu obèse à maigrir, même s'il est en bonne santé. En dessous de ces valeurs, on ne peut attendre de la perte de poids un bénéfice en terme de longévité. Au contraire, il semble même, on le voit dans l'étude de l'INSERM entre autre, que les individus les plus maigres présentent un risque plus grand de mourir d'un cancer. Par ailleurs, on tient compte également de la répartition de la graisse dans le corps. Une surcharge de graisse sur la partie inférieure du corps – les fesses, les hanches – est moins dangereuse que sur l'abdomen, où elle entraîne un risque de mortalité plus élevé.

Cependant, il faut ajouter qu'un surpoids ou une obésité, mis à part le risque de mortalité, peut aussi être responsable d'autres complications, notamment articulaires, cardiaques et métaboliques, ou encore aggraver certaines maladies, qui deviendraient alors à elles seules des raisons suffisantes de vouloir perdre du poids.

2 Qui est gros ?

C'est uniquement à partir de ces considérations statistiques concernant l'espérance de vie que les médecins déterminent la corpulence souhaitable d'un individu. Médicalement, le poids idéal est le poids qui assure la plus grande espérance de vie. On considère donc qu'un individu présente un surpoids quand son indice de corpulence est compris entre 25 et 30. Il est jugé obèse au-delà de cette valeur.

1. INSERM : Institut national de la santé et de la recherche médicale.

Voici pour une femme et un homme de taille moyenne les fourchettes de poids dans lesquelles ils se situeraient selon que leur indice de corpulence les fait considérer comme des individus maigres, de poids normal, présentant un surpoids ou une obésité *(voir ci-contre le tableau : les fourchettes de poids).*

On voit, en particulier pour les femmes, combien ces poids peuvent être assez éloignés de l'idéal de minceur. D'après ces critères médicaux, une femme de 1,60 m et 64 kg est encore considérée comme ayant un poids normal. Ce qui peut paraître proprement incroyable à certaines qui, à ce poids, ne supportent plus leur silhouette et assimilent leur apparence à celle d'un obèse. Elles sont pourtant médicalement normales, ne souffrent d'aucune maladie et ne s'exposent finalement… qu'à vivre plus longtemps !

À titre de comparaison, il me semble assez édifiant d'évaluer le poids de quelques top models par rapport aux normes médicalement admises. On découvre ainsi que ces jeunes femmes, qui symbolisent, aujourd'hui, pour toutes les adolescentes, le corps de rêve qu'elles souhaiteraient avoir, possèdent, en fait, une corpulence hors norme qui les fait entrer dans la catégorie de l'extrême maigreur (voir le tableau ci-contre).

En multipliant sa taille au carré par 15, chacun pourra ainsi calculer le poids qu'il lui faudrait atteindre s'il aspirait à une carrière de mannequin. Ainsi, une femme française de taille moyenne – 1,60 m – devra peser : (1,60 x 1,60) x 15, soit 38,4 kg. Avis aux amateurs !

LES FOURCHETTES DE POIDS

	Indice de masse corporelle	Femme de 1,60 m	Homme de 1,73 m
Maigreur	< 18,5	< 47 kg	< 55 kg
Poids « normal »	18,5 à 25	47 à 64 kg	55 à 75 kg
Surpoids	25 à 30	64 à 77 kg	75 à 90 kg
Obésité	> à 30	> 77 kg	> 90 kg

(pour un homme ou une femme entre 25 et 44 ans)

POIDS DES TOP MODELS

	Taille	Poids	IMC
Kate Moss	1,70 m	44 kg	15,22
Trish Goss	1,75 m	47 kg	15,34
Jodie Kidd	1,88 m	57 kg	16,22
Stella Tenant	1,83 m	50 kg	14,93

(chiffres cités par la revue *Elle*)

AVEC L'ÂGE *on prend du poids*

Il faut souligner que ces valeurs ne sont exactes que pour des individus âgés de 25 à 44 ans. En effet, avec l'âge, la corpulence idéale s'élève car le surpoids représente un risque moindre de réduire son espérance de vie. Selon des chercheurs américains, une augmentation de l'indice de corpulence de 5 kg/m^2 est jugée acceptable au cours de la vie. Elle correspond, pour un homme et une femme de taille moyenne, à une prise de poids, en 45 ans, respectivement de l'ordre de 15 et 12,8 kg.

Ces chiffres sont confirmés par les résultats de la première National Health and Nutrition Examination Survey[1] qui montrent que les adultes âgés de 25 à 34 ans sont les plus enclins à un gain pondéral d'au moins 5 kg/m^2. Les jeunes femmes sont deux fois plus exposées que les hommes à une telle augmentation de poids. Les auteurs de ce travail ne peuvent d'ailleurs s'empêcher de souligner le paradoxe entre cette nette tendance au surpoids et l'existence simultanée d'une extraordinaire pression sociale en faveur de la minceur. En dépit de tous les efforts déployés, le poids augmente avec l'âge.

Âge	Indice de corpulence idéale
19-24	19-24
25-34	20-25
35-44	21-26
45-54	22-27
55-64	23-28
65 et plus	24-29

(d'après G. Bray, *Obésité*, J. Fricker)

Une autre étude, cette fois européenne, portant sur 1 000 femmes âgées de 52 à 58 ans (françaises, allemandes, italiennes, anglaises), a montré qu'entre 20 et 50 ans un gain de poids de 10,6 kg était quasiment constant dans les pays concernés. En moyenne, ces femmes mesurent 1,63 m pour un poids de 67,3 kg, ce qui représente un indice de masse corporelle de 25,4. Il est intéressant de constater que les auteurs, dans leurs commentaires, ne tiennent pas compte de l'élévation du poids avec l'âge et considèrent, par conséquent, que la corpulence de ces femmes se situe à la limite supérieure de la normalité et à la limite inférieure du surpoids. Avec des critères si sévères, ils peuvent donc déduire que « au bout du compte, 43 % des femmes entre 52 et 58 ans sont en surpoids et 27 % parmi elles sont obèses ». Alors qu'avec d'autres critères, en l'occurrence les normes internationales, et en prenant en compte l'âge des sujets, les conclusions, nettement moins alarmantes, auraient été que seulement « 27 % des femmes entre 52 et 58 ans sont en surpoids et 16 % parmi elles sont obèses ». On sait bien qu'il existe toujours plusieurs manières de faire parler les chiffres, mais on voit là que, en matière de poids, il s'exprime partout une nette tendance à la dramatisation, dont les médecins eux-mêmes ne sont pas exempts. De plus, pour le Pr Williams, de l'université de Berkeley, la prise de poids avec l'âge est même indépendante de l'activité physique et semble inéluctable. Elle est la conséquence d'une diminution de la masse maigre, essentiellement la masse musculaire, inévitable avec le vieillissement. Après de multiples analyses, Williams estime qu'il faudrait, pour un adepte du jogging, augmenter chaque année de 2,5 km la distance hebdomadaire de course pour compenser l'effet de l'âge.

1. National Health and Nutrition Examination Survey : Centre national d'étude de la santé et de la nutrition.

3 Combien y a-t-il de gros ?

Voilà bien un sujet difficile car les statistiques à cet égard sont peu nombreuses et peu comparables, les seuils de surpoids et d'obésité n'étant pas toujours homogènes d'une étude à l'autre. Néanmoins, nous disposons, en France, de l'enquête décennale de l'INSEE[1], qui permet de nous faire une idée sur la question. L'inconvénient de ces chiffres est qu'ils n'ont pas été recueillis par des mesures mais par questionnaire. Ils ne sont donc pas parfaitement fiables, mais ils apportent néanmoins de précieuses informations, largement suffisantes.

Les résultats de cette enquête indiquent que la corpulence moyenne des hommes est de 24 alors que celle des femmes est de 22. En moyenne, les Français ne sont donc pas gros. Cependant, en affinant l'analyse, on découvre que 33 % des hommes présentent un surpoids et que, parmi eux, il y a 6,3 % d'obèses. Les femmes, quant à elles, ne présentent un surpoids que dans 20 % des cas et parmi elles 6,8 % sont obèses. Soit donc un homme sur trois et une femme sur cinq.

Les comparaisons avec les pays étrangers nous montrent que les États-Unis recensent deux fois plus d'hommes et de femmes obèses. La Grande-Bretagne affiche des chiffres comparables, avec sans doute plus de femmes obèses. Selon G. Bray, le pourcentage de sujets présentant un surpoids varie peu d'un pays à l'autre dans les sociétés occidentales industrialisées. Mais le pourcentage d'obésité massive (IMC>40) est deux fois plus élevé en Amérique du Nord qu'en Europe.

4 Avons-nous grossi depuis dix ans ?

On entend souvent dire que l'obésité (IMC>30) est un fléau, une épidémie pour reprendre la terminologie américaine, qui se répand dans le monde à la vitesse d'un cheval au galop. Chez nos voisins anglais, l'obésité masculine est passée, entre 1980 et 1990, de 6 à 13 %, et l'obésité féminine de 8 à 15 %. Soit le double en 10 ans. Quant aux Américains, l'obésité, qui prenait déjà chez eux des proportions considérables il y a 10 ans – 24 % chez les hommes et les femmes –, est passée à 33 %. Un Américain sur trois est actuellement obèse. L'augmentation touche aussi bien des pays comme le Canada, l'Allemagne, les Pays-Bas et la Finlande.

---

1. INSEE : Institut national de la statistique et des études économiques.

LE POIDS DES FRANÇAIS			
Hommes	**1970**	**1980**	**1991**
Taille moyenne (en cm)	170,10	171,60	173,10
Poids moyen (en kg)	72,00	72,20	73,70
Corpulence moyenne	24,91	24,69	24,62
Femmes	**1970**	**1980**	**1991**
Taille moyenne (en cm)	160,40	160,60	161,50
Poids moyen (en kg)	60,60	59,70	60,70
Corpulence moyenne	23,67	23,32	23,41
(source INSEE)			

ÉVOLUTION
DU POIDS ET DE LA TAILLE DES CONSCRITS

	Taille (en cm)	Poids (en kg)	Corpulence
1863	162	67	25,52
1982	172	76	25,68

Dans ce discours unanimement apocalyptique sur l'inflation pondérale, il n'est pas sans intérêt d'examiner plus précisément la situation de la France. Toujours d'après les enquêtes décennales de l'INSEE, il semble que notre pays échappe à ce phénomène. Entre 1982 et 1992, la prévalence de l'obésité est restée inchangée chez les hommes alors qu'elle a légèrement augmenté chez les femmes, passant de 5 à 6,8 %. Quant au poids moyen des Français, c'est une surprise, mais il diminue !

Depuis 20 ans, les Français maigrissent et grandissent ! Ainsi, les hommes paraissent avoir grossi de 1,7 kg entre 1970 et 1991. Mais, étant donné l'élévation de leur taille, ils auraient dû grossir de 2 kg. Ils sont donc plus minces de 300 g en moyenne. Quant aux femmes, elles ont grossi de 100 g mais auraient dû avoir une prise de poids de 700 g. À taille constante, elles ont donc perdu 600 g.

De même, les personnes présentant un surpoids (IMC>27 d'après l'INSEE) sont moins nombreuses en 1991. Elles représentaient, en 1970, 25 % des femmes et 24 % des hommes. Elles ne sont plus aujourd'hui que 22,4 et 22,1 %. Une enquête régionale, menée en Moselle, a même montré une diminution plus importante de la fréquence de l'obésité : 3,9 % pour les hommes et 4,7 % pour les femmes (1). Il est possible que, sous la pression du discours diététique, l'évolution des habitudes alimentaires et l'engouement pour les activités physiques au cours de ces dernières années aient influencé, à la baisse, le poids des Français.

On entend souvent dire que « les gens..., autrefois... » étaient plus minces qu'aujourd'hui. J'ai donc pensé qu'il ne serait pas inutile de le vérifier. Et, en effet, le jeune conscrit, en un peu plus d'un siècle, a bien pris 9 kg. Il aurait donc grossi, si l'on oubliait

1. Lluch, 1994.

de préciser qu'il a aussi grandi de 10 cm. Le conscrit pesait 67 kg pour 162 cm en 1863, et 76 kg pour 172 cm en 1982. Ainsi, la corpulence moyenne des jeunes hommes est restée pratiquement stable au cours du dernier siècle.

5 Les enfants grossissent

Si la situation est moins préoccupante pour ce qui est des adultes, elle le reste en ce qui concerne les enfants. Car l'obésité infantile progresse dangereusement dans le monde, y compris en France. 21 % des jeunes Américains âgés de 12 à 19 ans sont trop gros d'après la troisième enquête nationale sur la santé et la nutrition menée aux États-Unis, alors qu'ils n'étaient que 15 % lors de l'enquête précédente. De même, dans une autre étude, les enfants suivis entre 1984 et 1992 ont grossi, comparés à ceux qui ont été suivis de 1973 à 1981. Leur prise de poids était d'autant plus importante qu'ils étaient issus d'un milieu social défavorisé. Les garçons des communautés noires ont grossi de 7 kg, tandis que, dans le même temps, les filles des communautés blanches ne prenaient que 1 kg. Globalement, en Grande-Bretagne et aux États-Unis, l'obésité massive des enfants a doublé (+98 %) en 10 ans. Et dans l'ensemble des pays industrialisés, quel que soit le pays considéré, à l'exception de la Finlande, l'obésité chez l'enfant est en augmentation. Sa prévalence est multipliée par un facteur pouvant varier de 2 à 10, le record étant détenu par un nouveau pays industrialisé : Singapour.

Enfin, on constate un rebond précoce de l'adiposité. Ce stade où l'enfant perd sa minceur caractéristique et commence à s'étoffer intervient, en moyenne, aujourd'hui à 5 ans

L'OBÉSITÉ INFANTILE

En France, on compte environ 10 % d'enfants obèses, ce qui est bien supérieur à la moyenne de la population française. Selon l'âge et le groupe social, les chiffres peuvent varier de 2 à 15 %.
Mais c'est surtout la progression qui est alarmante : 17 % pour l'obésité et 28 % pour la super-obésité (IMC>40) entre 1980 et 1990. Une véritable explosion. Les courbes de référence française entre 1953 et 1970 établissaient à 2,3 % le taux de l'obésité infantile. On remarque également une grande disparité selon les régions. Une étude réalisée en Lorraine en 1980 et répétée en 1990 a montré une augmentation de 30 % de l'obésité infantile. Dans la région lyonnaise : 6,2 % des enfants de 5-6 ans sont de vrais obèses. Autour de Nancy, c'est pire : 11,7 % d'obèses et 3,2 % de super-obèses entre 4 et 17 ans. En région parisienne, entre 1978 et 1995 : le nombre de « très haut poids » d'enfants de 10 ans a plus que doublé : de 3 % en 1965, ils sont passés à 6 % en 1978, jusqu'à atteindre 14 % en 1995.

et demi, soit un an plus tôt que les enfants nés il y a 30 ans. Or, plus ce rebond survient tôt dans la vie, plus il annonce un risque élevé d'obésité à l'âge adulte.

Il est difficile de savoir pourquoi les enfants sont plus exposés que les adultes à cette prise de poids. Il semble qu'ils soient plus sensibles aux évolutions de notre mode de vie, particulièrement à la sédentarité et à une certaine modification de l'organisation des repas. Plus précisément, les différentes études qui leur ont été consacrées n'ont pas montré que les enfants obèses mangeaient plus que les enfants non obèses. En revanche, il apparaît qu'ils consomment l'essentiel de leurs aliments dans la seconde partie de la journée. Moment où l'organisme est plus enclin au stockage.

Le poids, conséquence de l'évolution des modes de vie

Certains indices nous font penser que le poids des Français n'est peut-être pas à l'abri d'une augmentation dans les prochaines années. On ne peut s'empêcher de constater que le développement économique des pays s'accompagne, dans la plupart des cas, d'une augmentation de la fréquence de l'obésité. Il paraît se confirmer que l'évolution des modes de vie favorise l'apparition d'un surpoids ou tout au moins de difficultés à maintenir un poids stable. Examinons les facteurs à l'origine de cette évolution.

ON SE DÉPENSE *moins*

Depuis la seconde moitié du XIXe siècle, début de la révolution industrielle en Europe, les dépenses énergétiques des habitants des pays développés n'ont cessé de décroître. Mais il est difficile de réaliser à quel point les changements survenus ont influencé les métabolismes.

Si l'on considère qu'une année pleine comprend 8 760 heures [1] entre la fin du XIXe siècle et la fin du XXe, le travail occupait la moitié du temps des Français, alors qu'aujourd'hui il n'en représente plus que le cinquième.

Parallèlement, la scolarité obligatoire, l'entrée tardive dans la vie active, l'âge avancé de la retraite réduisent d'autant le nombre d'années de travail. Surtout, la structure de la population active est bouleversée par l'augmentation de la productivité industrielle et agricole. Des millions de travailleurs abandonnent ces secteurs, les plus consommateurs en énergie humaine, et investissent massivement les bureaux et les services. La population agricole ne représente

1. Dupin, 1992.

plus aujourd'hui que 4 % de la population active alors qu'elle atteignait 90 % avant l'ère industrielle. Même dans l'industrie, les conditions de travail sont rendues moins pénibles par les progrès de la mécanisation et de la robotisation. La pénibilité du travail est aujourd'hui moins liée à l'effort physique qu'à la charge mentale occasionnée par l'apparition des nouvelles tâches.
L'accès au lieu de travail est facilité par l'apparition des moyens de transport individuels ou collectifs, les dépenses physiques liées au déplacement d'un lieu à un autre sont réduites et rendues inutiles par le développement des nouveaux moyens de communication, comme en témoigne ce récit d'Alphonse Daudet, se rendant chez son ami Frédéric Mistral :
« Dimanche dernier, [...] il pleuvait, le ciel était gris. J'ai eu peur de passer chez moi cette froide journée de pluie, et tout de suite l'envie m'est venue d'aller me réchauffer un brin auprès de Frédéric Mistral, ce grand poète qui vit à trois lieues de mes pins, dans son petit village de Maillane. Sitôt pensé, sitôt parti : une trique en bois de myrte, mon Montaigne, une couverture, et en route ! Je fis le chemin tout d'une haleine, et enfin, après trois heures de marche, j'aperçus devant moi les petits bois de cyprès au milieu desquels le pays de Maillane s'abrite de peur du vent. »
Les dépenses énergétiques de thermorégulation pour lutter contre le froid sont aussi beaucoup plus faibles qu'au début du siècle.

L'ÉVOLUTION DU TEMPS DE TRAVAIL

Le temps de travail a considérablement diminué.
En 1825, l'Angleterre, pour la première fois, légifère sur le temps de travail et réduit à 69 heures la semaine des ouvriers de moins de 18 ans, soit cinq journées de 12 heures et une de 9 heures le samedi. Pour les autres, la loi de 1833 établit la journée de travail normale à 15 heures et à 9 heures le samedi. En l'absence de congés payés, les durées annuelles correspondaient donc à ces chiffres multipliés par 52 semaines, moins une demi-douzaine de jours fériés, soit 3 800 à 4 000 heures. Certaines régions d'Europe pouvaient atteindre jusqu'à 4 700 heures. Or, dès cette période, la durée du temps de travail ne cessera plus de décroître, pour s'établir à moins de 3 000 heures en 1860, à 2 000 heures en 1960, et atteindre finalement en 1990, en France, 1 649 heures. [1]

Les habitations, les lieux de travail, les moyens de transport sont chauffés pendant l'hiver. C'est ainsi que l'historien François Sigaut rappelle qu'au début du siècle un livre de cuisine affirmait que la température convenable dans la salle à manger était de 14 °C. De même, à la fin du XVIIIe siècle, l'écrivain Tissot préconisait une température de 13 °C comme la plus appropriée au travail des gens de lettres. Il est évident que, pour la plupart d'entre nous, ces températures seraient parfaitement intolérables autant pour le travail que pour la prise des repas. Notre seuil de confort se situe aux alentours de 19 à 20 °C.

1. Rocard, 1997.

Bref, les dépenses énergétiques ont considérablement diminué et personne ne s'en plaindra. Mais il est peu probable que la civilisation des loisirs, également consommatrice d'énergie, soit parvenue à compenser ce déficit énergétique.

ON MANGE *autrement*

Au cours du dernier siècle, l'alimentation, comme les modes de vie, a été marquée par de profonds bouleversements. À l'exception des dernières décennies, toute l'histoire de l'humanité est conditionnée par la recherche de nourriture. Et même s'il y eut des époques d'abondance, la pénurie a toujours été au centre de l'organisation des sociétés. Pour la première fois, l'homme doit gérer une situation d'abondance alimentaire et se préoccupe davantage de choisir ses aliments que de se les procurer. La question du combien a été remplacée par la question du quoi.

Rations alimentaires	Dépenses énergétiques (en cal.)
• Ration d'un marin provençal au XVIe siècle (commerce)	4 304
• Ration d'un soldat hollandais en 1648	3 407
• Ration d'un chef de famille paysanne au XVIIe siècle	3 604
• Ration d'un adulte irlandais à la fin du XVIIIe siècle	3 843
(d'après M. Morineau, *Histoire de l'alimentation*)	

Au contraire de ce que nous pouvons parfois entendre, nous mangeons, aujourd'hui, moins qu'avant, et autrement. Nous mangeons, avant toute chose, pour compenser ce que nous dépensons et donc pour reconstituer notre force de travail, comme le rappelle ce témoignage du début du siècle.

« Le père mangeait en premier, afin de restaurer ses forces... Il dînait tout seul, parfois avec son épouse. Les enfants qui apportaient un salaire avaient droit à la seconde place, tandis que les plus jeunes attendaient, en craignant de voir disparaître tous les petits morceaux appétissants avant que n'arrive leur tour. Pour les petites filles, il ne restait bien souvent pas grand-chose dans le plat (1). »

Le partage de la nourriture s'effectuait tout naturellement en accordant la priorité à ceux qui travaillaient, afin de leur permettre de maintenir leurs efforts physiques, source de revenus pour la famille.

Les quelques sources historiques que nous possédons montrent, dans les périodes de suffisance, une alimentation abondante et peu variée, essentiellement constituée de pain et de céréales, dont le niveau énergétique atteignait fréquemment 3 500 à 4 000 calories.

De nos jours, le travail n'occasionne plus les mêmes dépenses. Ces dernières se sont considérablement réduites et nous avons donc également diminué nos besoins alimentaires.

1. Robert, 1973.

Les besoins énergétiques sont actuellement estimés, pour la majorité de la population active, à 2 700 calories pour les hommes et à 2 000 calories pour les femmes. Et il n'est pas rare de constater dans les enquêtes alimentaires que ces valeurs ne sont pas atteintes et se situent autour de 2 500 calories pour les hommes et de 1 700 calories pour les femmes (1). Cette diminution, par rapport aux apports conseillés, est souvent attribuée par les auteurs à la vogue et à la médiatisation de la lutte contre le surpoids. En définitive, cette réduction de la ration journalière peut atteindre 30 % de la consommation d'un paysan à la fin du XVIIIe siècle.

La structure de l'alimentation s'est également transformée. La part des lipides est passée de 17 % après la Révolution française, à 22 % avant la Première Guerre mondiale, à 28 % avant la Seconde Guerre mondiale et à 42 % en 1970 (2) pour ensuite redescendre, en 1995, aux environs de 38 %. Ainsi, cette croissance historique de la consommation des graisses marque pour la première fois un net fléchissement. Les Français, depuis 20 ans, mangent moins gras. Parallèlement, la part des glucides s'est réduite, passant globalement de 79 % à 45 %, incorporant une quantité importante de sucres rapides qui n'existaient quasiment pas jusqu'en 1840 (2 kg par an et par personne contre 36 kg en 1970). La traduction alimentaire de cette évolution, rappelée par H. Dupin, est sans doute plus parlante pour le consommateur.

HIER ET AUJOURD'HUI...

Les Français consomment en moyenne :

- 2 fois moins de pain qu'il y a 40 ans, et 3 fois moins qu'il y a un siècle
- 2 fois moins de pommes de terre qu'il y a 50 ans
- 7 fois moins de légumes secs qu'il y a 50 ans
- 2 fois plus de sucre qu'au début du siècle, et 18 fois plus qu'en 1840
- 2 fois plus de viande qu'il y a 50 ans
- 2 fois plus de fromage qu'il y a 20 ans

Ce qui est remarquable, c'est que l'alimentation évolue avec le niveau de vie. On retrouve cette évolution, aujourd'hui, en fonction du niveau de développement économique des pays.

Quels que soient les pays et les époques, le pourcentage de calories d'origine protéique reste relativement stable, entre 12 et 14 % de la ration. Mais dans les pays à haut niveau économique, 70 % des protéines consommées sont d'origine animale alors que c'est l'inverse pour ceux qui sont économiquement défavorisés, où 70 % des protéines sont de nature végétale. Sur le plan mondial, plus on est riche, moins on consomme de glucides complexes, plus on consomme de glucides sous forme de sucre. Les protéines animales prennent le pas sur les protéines végétales. Les lipides d'origine animale augmentent. Ce schéma évolutif correspond à ce qui se passe en France depuis le milieu du siècle.

1. Vol *et alii*.
2. Toutain, 1971.

Ainsi, tandis que les pays en voie de développement deviennent plus riches et remplacent leur alimentation traditionnelle, composée largement de nourriture végétale non traitée, par une alimentation « riche », hyperlipidique et pauvre en fibres, produite par la technologie moderne, de nouveaux problèmes de santé publique surviennent (obésité, maladies coronariennes).

Mc Murray et ses collaborateurs (Oregon Health Sciences University, Portland) ont remplacé pendant cinq semaines l'alimentation traditionnelle d'un groupe d'Indiens Tarahumaras du Mexique par une alimentation hypercalorique. Les Tarahumaras ont une alimentation hypolipidique, riche en fibres (maïs, haricots, autres légumes, fruits, petite quantité de gibier, poissons et œufs) et sont connus pour avoir une très faible incidence de facteurs de risque.

Treize Indiens (5 femmes et 8 hommes) ont consommé leur alimentation traditionnelle (2 700 cal./j.) pendant une semaine puis, pendant cinq semaines, une alimentation typique des sociétés riches, excessive en graisse totale, en graisse saturée et en cholestérol (fromage, beurre, lard, jaunes d'œuf et farine blanche ont remplacé les tortillas de maïs et une partie des haricots ; confiture et sucre en plus). Tous les sujets prirent du poids, 3,8 kg en moyenne (7 %).

De la même façon, le poids moyen des populations émigrées japonaises rattrape rapidement celui de la population américaine au fur et à mesure que l'alimentation traditionnelle est remplacée par celle du pays d'accueil.

Nombre d'auteurs voient dans cette recomposition historique de l'alimentation la cause principale de la prise de poids dans les pays ou la fréquence de l'obésité augmente. Il est vrai que l'organisme humain est génétiquement programmé pour mettre le plus de lipides possible en réserve.

C'est l'héritage des caractères génétiques les plus favorables qui a permis la survie de l'espèce humaine. Lors des famines, l'individu qui ne possédait pas les réserves de graisses suffisantes était destiné à disparaître. Il est donc possible que la sélection naturelle ait favorisé les individus capables de stocker les lipides, surtout quand ceux-ci étaient disponibles en quantité limitée. Or, au regard de l'évolution, les 10 000 ans qui nous séparent de nos ancêtres sont négligeables sur le plan biologique. Et nous pouvons considérer, que, à peu de choses près, nous avons toujours le même organisme qu'au temps où l'homme se nourrissait de sa chasse et de sa cueillette.

LA DÉSTRUCTURATION *des repas*

Les sociétés riches vivent une autre évolution, non plus cette fois dans leur assiette mais dans leurs manières de table. Nous assistons à la disparition progressive des repas, c'est-à-dire à la forme la plus socialisée et codifiée de l'acte alimentaire, au profit d'un mode d'alimentation fractionné, fondé sur des prises multiples et sur un grignotage constant, qui échappe,

par conséquent, aux contraintes et aux contrôles socioculturels traditionnels[1].
Le repas traditionnel, préparé à la maison, composé d'un ou de plusieurs plats et pris en commun, est pratiquement en voie de disparition aux États-Unis. Dans les familles des couches moyennes citadines, il arrive que nous ne nous trouvions plus réunis autour de la table familiale que deux ou trois fois par semaine, et que le repas ne dure alors guère plus de vingt minutes. 10 % des repas sont pris dans les voitures particulières, au point que les constructeurs, pour s'adapter à ce nouveau mode de consommation, ont conçu, sur les tableaux de bord, à la place de l'allume-cigares, des petites tablettes prêtes à recevoir sandwich et verre de soda. L'Américain d'aujourd'hui est contre le tabac mais exige de pouvoir manger partout où il se trouve, quelles que soient ses occupations. L'alimentation est ainsi « portabilisée » et « nomadisée »[1].
Des phénomènes du même ordre, quoique à une moindre échelle, sont déjà observés en Europe, et liés aux contraintes nouvelles de la vie moderne et aux horaires de travail en particulier.
Cependant, là encore, la France conserve sa spécificité. L'enquête du CREDOC[2] sur le comportement alimentaire des ménages indique une évolution différente de la société française. Il semblerait que l'on n'assiste finalement pas à la large déstructuration des modes de vie et d'alimentation que l'on pouvait pressentir il y a une quinzaine d'années. Si des individus, souvent de jeunes adultes célibataires, ou bien des familles avec de jeunes enfants, ont adopté une alimentation très peu contraignante, la grande majorité des ménages maintient une certaine forme de tradition dans son comportement alimentaire. Seul se développe le comportement de grignotage en dehors des horaires des principaux repas, le plus souvent en compensation d'une alimentation allégée, en particulier le midi pour les actifs qui ne trouvent pas facilement le temps de s'alimenter comme ils le souhaitent[3].
En France, malgré tout, les usages interdisent en règle générale le mélange des activités. Il n'est pas habituel de manger en travaillant, en écoutant un cours, en faisant ses courses. L'alimentation reste une activité socialement protégée.

ON FAIT *des régimes*

Le dernier point que nous ne ferons qu'évoquer, mais pour y revenir plus loin très longuement, est l'explosion de la pratique des régimes amaigrissants. Beaucoup d'auteurs étrangers constatent que, dans leur pays, l'obésité progresse en dépit d'une multiplication extraordinaire du nombre de personnes suivant un régime

1. Fischler, 1990.
2. CREDOC : Centre de recherche pour l'étude et l'observation des conditions de vie.
3. Babayou, 1997.

amaigrissant. Loin de freiner l'évolution de l'obésité, les régimes semblent accompagner sa progression. Nous émettons l'hypothèse que les régimes amaigrissants contribuent pour une bonne part au développement de l'obésité et surtout à celui des troubles du comportement alimentaire.

Finalement, que doit-on retenir de ce tour de France du poids ? La situation paraît assez nuancée. Les Français, depuis 20 ans, auraient plutôt tendance à mincir, et, dans le même temps, l'obésité n'a que très peu progressé. Ils sont peut-être sensibles aux recommandations des nutritionnistes car ils mangent moins gras qu'avant. Par ailleurs, leurs repas, malgré quelques exceptions habituelles comme chez les célibataires, restent dans l'ensemble assez structurés. De ces points de vue, il semble bien qu'il existe, là encore, une exception française. Cependant, on peut se poser la question de savoir si la France est réellement une enclave de minceur, ou si elle est simplement en retard sur une évolution qui semble toucher tous les pays développés. Car, d'un autre côté, tous les pays voisins ou possédant un mode de vie proche du nôtre connaissent de grandes difficultés et une progression plus inquiétante de l'obésité. En particulier, les enfants grossissent dans l'ensemble du monde occidental et la France n'est pas épargnée. C'est donc l'avenir qui est préoccupant.

Malgré tout, nous sommes loin du discours alarmiste que l'on entend partout. Il existe un net décalage, tout à fait disproportionné, entre la réalité et le discours. Si les Français ne sont pas gros, ils le pensent sincèrement. Leur poids ne les satisfait pas et ils font tout pour maigrir. S'ils le croient, c'est que les critères médicaux sont eux-mêmes très décalés par rapport aux critères esthétiques de notre société. Ce décalage entre norme médicale et norme esthétique est, sans aucun doute, la source de l'insatisfaction constante d'un grand nombre de personnes. La norme médicale n'a été établie qu'en fonction de l'état de santé des individus, elle ne prend pas en compte leur imaginaire, qui, lui, se rapporte à un corps idéal, produit de notre société.

Ainsi, parce qu'ils se trouvent gros, bien qu'ils ne le soient pas médicalement, la plupart des Français sont entrés massivement et sans frein dans l'ère du régime amaigrissant.

TOUT LE MONDE VEUT MAIGRIR

La forme, c'est le fond qui remonte à la surface. Victor Hugo
L'habit ne fait pas le moine. Proverbe populaire

Selon Victor Hugo, que beaucoup considèrent comme le plus grand de nos écrivains, il ne fait pas de doute que la carapace du gros traduit toute son intériorité. Elle révèle le fond de son âme et exprime sa vraie personnalité. En cela, il serait assez d'accord avec Honoré de Balzac, qui, lui, pensait que l'on portait « son âme sur son visage ». Pour l'un et l'autre le beau exprime le bon tandis que le laid exprime le mauvais. À l'opposé, le bon sens populaire prétend que l'habit ne fait pas le moine. L'enveloppe graisseuse de l'obèse, son habit, le caractérise, lui donne un air. Mais peut-être, dit le dicton, est-il différent de ce qu'il paraît ? Car, comme nous allons le voir, être gros, c'est être affecté des caractéristiques que l'on prête à l'obèse. Celui-ci est soupçonné d'avoir une personnalité particulière qui justifie son état d'adiposité.

Ainsi, Hugo et le bon sens populaire se rejoignent pour admettre que l'apparence renvoie une image de l'être. Mais le premier proclame qu'il faut s'y fier, alors que le second prétend qu'il faut s'en méfier. Nous verrons dans ce chapitre quelle est la signification sociale de l'obésité, et par conséquent de la minceur.

Mais, au préalable, nous retracerons l'histoire de la silhouette et de la beauté féminine. Il se trouve aujourd'hui, comme nous l'avons démontré, que la plupart des femmes et des hommes souhaitent habiter un corps plus mince. Mais il n'en a pas toujours été ainsi et le corps idéal, selon les lieux et les époques, a dû adopter bien des formes et des contours pour satisfaire aux exigences de beauté de ses contemporains.

1 L'histoire de la silhouette féminine

Les premières représentations du corps humain remontent au paléolithique supérieur avec ses 150 statues de Vénus préhistoriques, dont la très fameuse de Willendorf, déesse de la fécondité, représentée sans visage mais avec d'imposants attributs sexuels et de volumineuses réserves graisseuses, à la fois symboles de sa fertilité et de son autosuffisance alimentaire. Elle nous montre une femme aux seins lourds tombant sur un ventre proéminent qui recouvre lui-même des cuisses rebondies.

La période gréco-romaine, à travers toute son imagerie – fresques, mosaïques et sculptures –, s'emploie à représenter le corps des dieux et des déesses. L'idéalisation du corps humain est ici poussée à l'extrême. Elle nous fait découvrir des formes arrondies et pulpeuses recouvrant un corps musclé mais qui conserve une allure gracile. C'est un fait, assez remarquable pour le souligner comme une parenthèse dans l'histoire, le corps idéal est décrit sans réserve adipeuse. Cependant, d'après nos critères actuels, même la Vénus de Milo devrait encore perdre 10 à 15 kg pour espérer figurer dans l'un de nos magazines de mode.

Le Moyen Âge, long d'un millénaire, se distingue, au moins pendant l'une de ses périodes, comme la deuxième parenthèse de l'histoire où l'on apprécie un corps mince. Les formes sont fluettes mais dépourvues de muscles. Cependant, certaines rondeurs ne sont pas méprisées et contribuent à situer l'origine sociale. C'est à cette époque, en Italie, que l'aristocratie se fait désigner par le terme de *popolo grosso*, (« peuple gros »), tandis que le peuple est le *popolo magro* (« peuple maigre »).

Par la suite, dès la Renaissance, comme l'écrit l'historien P. Perrot, les formes ne font plus qu'enfler : « Après la mode médiévale des formes menues et effilées s'est ouverte une ère d'opulence anatomique, de contours radieux et de graisse triomphante. » Dès lors, la belle femme grossira.

Au XVIe siècle, la Belle Nani de Véronèse incarne l'idéal qui triomphait dans les milieux aristocratiques. On admet alors qu'une femme puisse être très grasse et très belle tandis que la maigre se trouve immanquablement reléguée dans l'enfer des laides. La femme idéale est « charnue et pleine de suc », elle présente une complexion idéale qui se manifeste dans la plénitude de la poitrine, où l'on ne voit pas même « un soupçon d'os », la rondeur des seins et l'aspect « potelé » des mains, parfaits en tous points au demeurant (1).

Le XVIIe siècle est celui de Mme de Montespan, celui des *Trois Grasses* et de l'opulente majesté. Primo Visconti, l'ambassadeur d'Italie à la cour de Louis XIV, parlant justement de la Montespan, n'a-t-il pas noté dans ses

1. Phan, 1987.

carnets : « Cependant qu'elle descendit de voiture, je pus voir une de ses jambes presque aussi grosse que moi [1] ».

Le XVIIIe siècle poursuit sur la lancée du XVIIe siècle. Les qualités de la femme idéale sont décrites par un journaliste de mode : « Le cou qui porte cette charmante tête est droit, un peu long. Les épaules, moins larges que les hanches, soutiennent des bras ronds et fermes, des mains fines aux doigts "arrondis". La taille fine et dégagée contraste avec des cuisses pleines de chair s'amincissant vers un genou rond et bien tourné. Les jambes fines et bien déliées, au mollet quelque peu "enflé", se terminent par un pied petit, bien en pointe. » Et la pauvre Marie-Antoinette, belle femme de son époque, ne pourrait plus aujourd'hui prétendre qu'à un second rôle dans un film de Fellini.

Le XIXe siècle, à l'exception de la période Empire, qui renoue, jusque dans le corps de ses femmes, avec l'esthétique gréco-romaine, apprécie la femme honnête, comme on disait « c'est un honnête homme ». Elle est le faire-valoir de son mari, son image et sa représentante dans la « bonne société » ; à la fois bonne épouse et bonne mère, parfois amante se faisant désirer. Son physique opulent inspire la bonne santé, ses formes sont renflées, le fessier et la poitrine traduisent la vie confortable et à l'abri du besoin que son mari se charge d'assurer. Néanmoins, dès le milieu du siècle, afin de mieux mettre en valeur ses chairs généreuses, le corset fait son apparition. Imposé dès le jeune âge aux petites filles, cet appareillage compliqué fait d'os de baleine, de ressorts d'acier et de bourrelets de crin, occasionnait à la longue des meurtrissures au niveau de la poitrine et une déformation du thorax, au point d'altérer la morphologie des organes qu'il enserrait. La physiologie respiratoire et digestive en était perturbée, entraînant des désordres fonctionnels et organiques.

Le XXe siècle débute par une libération du corps. La femme commence son émancipation physique et s'engage dans un long processus d'amincissement qui durera jusqu'à nos jours. C'est par le décret d'un couturier, Paul Poiret, que la minceur fait véritablement son apparition. En 1908, avec ce qui devait devenir la ligne « néo-Empire », Poiret transforme la silhouette féminine en gommant la taille, en allongeant la jambe, qui, pour la première fois, semble prendre la vedette, en supprimant les sous-vêtements compliqués et autres accessoires contraignants, et en faisant ainsi affleurer le corps sous le vêtement, sans médiation ni autre appareillage. En vérité, Poiret ne fait que traduire la fin d'un demi-siècle de lutte contre le corset. En 1853, l'Académie de médecine avait déjà été saisie des inconvénients de l'objet pour la santé des femmes. En 1899, les suffragettes déposent une pétition à la Chambre, réclamant « l'affranchissement ». Puis c'est au tour de la Ligue des mères de famille, en 1909, qui édite une brochure *Contre la mutilation de la taille par le corset*, la plus cruelle de « toutes les barbaries que

1. Leroy et Vivian.

les races jaune et blanche imposèrent au sexe faible ». Vingt mille exemplaires sont envoyés aux médecins, pharmaciens, couturiers… Les médecins répondent, rendant le corset coupable de lésions du foie, d'états de demi-asphyxie, de mauvaise circulation… la presse s'en mêle. Les fabricants de corsets, qui occupent trente mille ouvriers, dont vingt mille femmes, montent au créneau devant cette menace de faillite. Peine perdue, et ce n'est ni Poiret ni les femmes qui feront disparaître le corset mais la Première Guerre mondiale. Les femmes, derrière le front, se mettent à travailler pour soutenir l'effort de guerre. Elles adoptent les longues robes plus fonctionnelles et remisent définitivement les corsets dans leur grenier[1].

Et c'est ainsi que, débarrassée de son corset, commence pour la femme une évolution unique dans l'histoire : le plus long et plus important phénomène d'amincissement jamais rencontré. Ce que tous les auteurs contemporains décrivent sous les formules évocatrices de tyrannie, culte, mystique de la minceur.

2 Le corps se met à la mode

La femme du début du siècle est sous l'influence d'un double mouvement : d'une part, elle se libère de tous les accessoires vestimentaires qui la contraignent ; d'autre part, elle se réconcilie avec son corps et commence à le montrer. La conséquence inattendue de cette évolution est que le corps lui-même s'est mis à la mode, de ce fait, comme le dit Claude Fischler, « le corps va devenir son propre corset ».

La fonction dévolue au vêtement est de définir l'apparence de l'individu afin de lui permettre « d'avoir l'air ». Il permet de renvoyer aux autres l'image que l'on veut qu'ils aient de nous et de dire ainsi : « Voilà qui je suis. » Or, depuis cent ans, l'évolution de la mode vestimentaire se distingue par un raccourcissement progressif du vêtement. Sans rappeler les périodes les plus puritaines – où la robe redessinait tout le corps, remontant jusqu'au cou, descendant au poignet et couvrant même le pied –, le vêtement a toujours cherché à dissimuler le corps, laissant parfois, il est vrai, affleurer certaines parties suggestives de l'anatomie féminine, plus pour suggérer que pour exhiber. L'anatomie du corps s'effaçait derrière le vêtement, aidé en cela par différents appareillages qui pouvaient, selon son gré, arrondir les formes et les mettre en valeur (crinolines, cerceaux,

1. Chaussin, 1996.

paniers) ou au contraire les contenir afin de mieux faire ressortir les rondeurs supérieures ou inférieures (corsets, guêpières, gaines). Peu à peu, sous l'effet conjugué de la mode et du confort, car il n'est plus utile de se couvrir autant pour se protéger du froid, la longueur de la robe diminue, remontant du pied à la cheville, au mollet, au genou, pour atteindre finalement, avec la mini-jupe, le haut de la cuisse. Parallèlement, les nombreuses couches de vêtements s'évanouissent. Les gaines disparaissent, les soutiens-gorge aussi. Le corps remonte progressivement à la surface du vêtement, pour parfois n'en plus cacher que les parties les plus intimes, quand la mode est au short et à la brassière.

Dans le même temps, un grand courant de réconciliation avec le corps prend naissance. Descamp fait remarquer que jusqu'en 1930, mis à part quelques lignes éparses chez Platon, Descartes et d'autres exceptions, « aucun auteur n'a écrit un livre sur le corps propre, ni même un chapitre, que ce soit en psychologie, en histoire, en sociologie, ou en philosophie ». Le premier ouvrage intitulé *Le Corps* paraît en 1963. Jusque-là, la civilisation occidentale a tout fait pour opposer le corps et l'esprit. « Tout le bien était dans l'esprit et tout le mal dans le corps. C'est lui qui était fondamentalement vicié et corrompu en gardant les traces du péché originel. Il en a découlé un mépris du corps et de toutes les fonctions corporelles qui apparaissaient sales, impures ou tentatrices. Ce corps inférieur et tenu en suspicion était subordonné à l'esprit ; on devait le dompter, le dresser, le juguler. » L'affaiblissement des valeurs religieuses laisse le corps se montrer et le réconcilie avec l'esprit. Ce corps, à la fois craint et haï, se laisse enfin apprivoiser et découvrir, dans les deux sens du terme.

Cependant, ce double courant, simplicité vestimentaire et retrouvailles du corps, fait que les fonctions habituellement dévolues au vêtement disparaissent et se transfèrent au corps. Ce n'est plus le vêtement qui permet « d'avoir l'air », c'est le corps lui-même. Ce n'est plus avec l'habit que l'on parle aux autres, qu'on leur adresse des messages mais directement avec son corps. Le corps est devenu à la mode.

À QUOI RESSEMBLE *ce nouveau corps à la mode ?*

Ce corps désiré par nos contemporaines se caractérise par sa minceur et son rejet « épidermique » de la moindre trace de graisse. Elles le souhaitent tout en muscle et en fermeté, dépourvu de ces attributs féminins. La culotte de cheval et la cellulite, que les médecins considèrent, au même titre que la poitrine, comme un caractère sexuel secondaire, sont la cible de tous les traqueurs de graisse.

Depuis le début du siècle, ce corps idéal n'a cessé de mincir et par là même de s'éloigner de sa réalité. Plusieurs études sont là pour le confirmer.

Deux psychologues, Garner et Garfinkel, ont étudié entre 1969 et 1978 l'évolution des mensurations des playmates, ces jeunes femmes qui font la page centrale du magazine *Playboy* et sont affichées sur les murs de leurs admirateurs. Ces auteurs les considèrent comme de bonnes représentantes de la beauté idéale, tout au moins du point de vue des hommes. Leur silhouette s'est progressivement transformée, avec des tours de taille et de hanche en constante diminution, tandis que leur poids allait lui aussi en diminuant. Tandis que dans les trente dernières années, la jeune fille américaine âgée de 17 à 24 ans voyait son poids augmenter de 2,5 à 3 kg. Selon cette étude, seulement 5 % de la population féminine actuelle correspondrait aux normes pondérales de *Playboy*. Et ces dernières sont particulièrement indulgentes si l'on considère les mensurations des mannequins qui font aujourd'hui la couverture des journaux de mode.

Miss America, qui, chaque année, est élue championne de la beauté, a été étudiée par Roberta Pollack Seid. Entre les années 50 et 80, son indice de corpulence est passé de 19,5 à 17,6. Soit une perte de 5 à 7 kg selon sa taille. De plus, à partir de 1970, la gagnante est toujours plus mince que les autres concurrentes. Cette progression s'est encore poursuivie puisque la corpulence des mannequins se situe aujourd'hui aux environs de 15,5 tandis que celle de la Française moyenne tourne autour de 22. Inexorablement, sans que rien ne vienne l'empêcher, l'écart entre le corps idéal et le corps réel ne cesse d'augmenter, rendant la beauté de plus en plus inaccessible.

Mais la beauté n'est pas qu'une affaire de kilos et il serait abusif de vouloir la réduire à une question de corpulence. Ce qui caractérise la période que nous vivons, c'est l'aspect de ce corps, qui doit dorénavant se doter d'une impeccable musculature. Et, fait sans précédent dans l'histoire de la beauté féminine, il ne doit plus seulement être mince et gracile mais sec et sans moelleux. C'est pourquoi, non content de le priver de manger pour atteindre le poids rêvé, il faut encore le sculpter et lui donner une allure tonique.

DE L'IDÉAL DE MINCEUR À L'ANOREXIE

Brett Silverstain a étudié les mensurations des mannequins photographiés dans les revues *Vogue* et *Ladies Home Journal* entre 1900 et 1980. Pour les comparer et mesurer leur minceur, il établit un indice : le rapport entre le tour de poitrine et le tour de taille. Le modèle dominant en 1901 est celui du sablier. La poitrine et les hanches se développent généreusement autour d'une taille très fine, l'indice est alors de 2,1. À partir de 1910, il chute, pour atteindre 1,1 en 1925. C'est, avec l'époque actuelle, le record de minceur. Les femmes sont costumées, coiffées et façonnées à la garçonne. La beauté idéale a la fesse plate et le sein effacé. L'indice augmente de nouveau pour atteindre un maximum après la guerre – 1,7 – puis redescend, pour retrouver progressivement un niveau identique à celui des Années Folles. Les femmes reprennent un aspect tubulaire, la poitrine et les fesses s'estompent et se rapprochent de plus en plus de l'aspect androgyne des années 1960 incarné par le mannequin Twiggy, à la figure d'anorexique. Ce qui n'est d'ailleurs pas sans rappeler l'aventure de cette jeune anglaise de 15 ans, hospitalisée pour anorexie mentale, et qui fut, dès sa sortie, contactée par deux agences de modèles.

Pour y parvenir, le sport est l'allié de choix et, de fait, les années 80 ont vu naître la formidable explosion du sport de masse. Les femmes se précipitent dans les salles de gymnastique pour suer sur des appareils qui indiqueront chacun combien de calories auront été dépensées. Jogging, body-building, aérobic : le sport devient l'instrument de maîtrise du corps.

Ainsi, jusqu'au milieu de ce siècle, ce sont le vêtement et ses accessoires qui garantissaient l'apparence. Aujourd'hui, le corps, au lieu du vêtement, devient le premier objet visible dans la relation avec l'autre. Pour maîtriser son apparence, il faudra de plus en plus contrôler son corps. Car ce corps que nous montrons, nous lui attribuons une signification. Par lui, nous adressons un message. Quelle est donc la signification de ce corps mince et maîtrisé ? Que dit-il aux autres ?

Au terme de cette revue d'histoire, on voit que le corps de la femme idéale ne cesse de se transformer d'un siècle à l'autre. Tour à tour, il maigrit, grossit ou se déforme. Il s'impose au corps réel comme si celui-ci n'était qu'une pâte à modeler, une cire à laquelle chaque époque pouvait imprimer son empreinte. Chaque fois, les femmes n'ont d'autre choix que de s'y soumettre. Mais la différence aujourd'hui avec les autres périodes de l'histoire, c'est que les critères esthétiques n'ont jamais atteint ce degré d'exigence, au point que seule une toute petite minorité, 2 ou 3 %, peut prétendre y parvenir. Toutes les autres, si elles s'entêtent, ont l'obligation de martyriser leur corps pour accéder à cette minceur idéale.

3 Il faut souffrir pour être belle

Une femme n'est jamais trop mince ni jamais trop riche.
Duchesse de Windsor

LA SIGNIFICATION SOCIALE *de la beauté*

De nos jours, la minceur est devenue un critère obligatoire de la beauté. Naturellement, il n'est pas suffisant d'être mince pour être beau. Mais, d'un point de vue strictement plastique, c'est tout de même une condition nécessaire. Il est pour le moins étrange de constater que cette minceur que nous vénérons aujourd'hui n'a jamais inspiré jusque-là que répulsion et discrimination, comme c'est encore le cas dans d'autres sociétés contemporaines. Force donc est de reconnaître que, mis à part l'époque actuelle, l'embonpoint a toujours été un critère de beauté plus universellement admis dans le temps et l'espace que la minceur. Comment alors la minceur, qui a toujours été considérée comme un signe de fragilité, voire de maladie, est-elle devenue aujourd'hui un critère de beauté ? Pour répondre à cette question, un petit voyage dans le temps et sur la planète nous aidera à comprendre.

Rondeurs d'ailleurs

L'embonpoint est dans certaines sociétés africaines un critère de beauté spécialement apprécié, au point qu'il peut justifier le déploiement d'efforts intenses et l'existence de véritables cures d'engraissement qui, vues de là-bas, peuvent ressembler étrangement aux cures d'amaigrissement que nous connaissons ici. Ainsi chez les Massa du Tchad et du nord du Cameroun sont organisées tous les ans des compétitions entre les villages, qui présenteront chacun leurs champions préalablement engraissés après avoir suivi une cure de lait (*guru*). Au cours de celle-ci, le participant ingère d'importantes quantités de lait et de bouillie de sorgho, représentant environ 13 000 calories par jour et acquiert, au bout de deux mois, un embonpoint supplémentaire d'au moins 20 kilos. Il en obtiendra une silhouette caractéristique : un ventre bombé, des fesses dont le volume sera accentué par la cambrure des reins, et dont se moqueront les populations voisines, et enfin un poids élevé qui rendra le champion impossible à déséquilibrer dans la compétition de lutte. C'est ce moment qui constitue le point culminant de la cure. Le participant témoigne ainsi de sa richesse et de celle de tous ceux qui ont organisé son engraissement. Il suscite l'admiration de tous et, en ce sens, il devient « beau » (*naa*). Un participant au guru désire devenir un « sa ma naana », quelqu'un qui est à la fois beau, bon et aimable. La maigreur (*noka*), quant à elle, est ridicule, et est considérée comme un signe de pauvreté. Et si l'adepte du guru est, d'une certaine façon, beau, c'est en effet parce qu'il symbolise la richesse [1].

Par ailleurs, les Massa combattent à pied, à l'aide de gourdins, d'épieux et de cuirasses. La force, le poids et l'embonpoint sont des qualités physiques indispensables à cette forme de combat. Alors que leurs voisins, les Moussey, combattent, eux, à cheval et lancent des couteaux. L'agilité, la légèreté et la détente sont pour eux des qualités autrement plus vitales. Mais, phénomène intéressant, pour les Moussey, qui vivent donc côte à côte avec les Massa, l'embonpoint est un signe de laideur alors que la minceur devient un critère essentiel de beauté. Dans un milieu où le guerrier est vénéré, où la force physique est une condition capitale de la survie, et donc la valeur la plus recherchée, il est frappant de constater que les critères de beauté correspondent à la possession des qualités requises pour la technique de combat utilisée par les guerriers.

Le bel homme sera donc celui qui possédera les qualités les plus essentielles pour la société dans laquelle il vit.

---

1. De Garine, 1997.

Rondeurs d'avant

En Europe, entre le Moyen Âge et le début du XXe siècle, les rondeurs ont rendu les femmes plus belles et plus désirables. L'homme non plus ne pouvait se permettre d'être trop maigre. Cependant, à travers leur corps, l'un et l'autre exprimaient des valeurs différentes.

Dans toutes les sociétés, la femme est objet de désir mais ce n'est que dans les sociétés technologiquement avancées que ce désir est dissocié de son aptitude à la maternité. Dans la plupart des sociétés traditionnelles, l'embonpoint est considéré chez la femme comme le signe de sa capacité à porter des enfants. Elle est, dans une certaine mesure, belle parce que féconde[1]. Cette fécondité est le gage d'une nombreuse descendance, indispensable à la préservation et à la transmission du patrimoine familial. Et, surtout, dans un temps où il n'existait pas de système de prévoyance de la retraite, les enfants étaient la seule assurance d'une fin de vie à l'abri du besoin. On comprend alors que la stérilité soit considérée comme un événement dramatique dans la vie d'un couple. Il n'est pas difficile de concevoir qu'une femme dont l'embonpoint symbolise la fécondité sera regardée avec plus de convoitise et même d'amour qu'une femme dont la maigreur signifie absence de descendance, dispersion du patrimoine familial et fin de vie difficile.

La corpulence de l'homme, quant à elle, dans une société où l'état de pénurie est présent dans tous les esprits, se doit d'inspirer une certaine richesse. La graisse qu'il arbore avec fierté le protège des incertitudes de l'avenir. Elle est, encore plus que son bas de laine, son assurance contre les difficultés de l'existence. Elle traduit concrètement l'opulence et le confort de sa vie matérielle. Elle est aussi signe de respectabilité. En effet, un homme corpulent est un homme que son travail peut nourrir au-delà de ses besoins, il dispose même d'un excédent. Sa graisse devient le signe visible de sa richesse, elle est à la fois partie et image de son capital. Là encore, on conçoit qu'une jeune femme convoite davantage un homme qui représente à ses yeux force et prospérité qu'un autre qui lui fasse craindre un avenir difficile et précaire.

On voit que la beauté n'a rien de neutre, elle exprime dans tous les cas les valeurs essentielles de la société : force physique, fécondité, richesse… Et comme le fait remarquer M. A. Descamps : « Le corps que nous vivons n'est donc jamais pleinement le nôtre. Nous sommes pénétrés par la société qui nous traverse de part en part. Ce corps n'est pas mon corps, c'est une image sociale. » Par sa forme, son apparence, le corps parle et s'adresse aux autres. Il dit : « je chasserai pour toi, tu n'auras pas faim », « je t'assurerai une descendance et une vieillesse

1. Les cures d'engraissement auxquelles sont soumises, avant leur mariage, les jeunes filles dans beaucoup de sociétés musulmanes sont destinées à les rendre « belles », désirables et aptes à concevoir le plus rapidement possible.

heureuse », ou encore « ne crains rien, j'ai suffisamment de richesses pour nous deux ». C'est alors que l'homme ou la femme adressant ce message devient soudain beau et par conséquent désirable pour les autres.

LA BEAUTÉ : *facteur d'intégration*

Bien souvent, ces valeurs qui s'insèrent dans les critères de beauté sont dictées par les classes dominantes. Être beau, c'est adopter l'apparence des classes qui imposent leurs valeurs, soit parce que l'on en fait partie soit parce que l'on désire y être intégré. Pour ce chirurgien esthétique, qui s'exprime sur les motivations de ses patients, il s'agit d'affirmer « un désir de s'identifier à un idéal collectif de beauté pour mieux s'intégrer à la société et à la vie économique ». Quittons un instant l'embonpoint et penchons-nous sur la pigmentation de la peau. Depuis la Haute Antiquité, la pâleur a été décrite comme un atout essentiel de la beauté féminine. En un temps où la majorité de la population occidentale était rurale ou même paysanne, elle était considérée comme un signe de distinction sociale, qui permettait de distinguer ceux qui n'avaient pas besoin de travailler en exposant leur corps aux rayons du soleil. La blancheur était alors le fond de teint de l'élégante occidentale. De nos jours, le bronzage permanent de la peau d'un citadin est la preuve irréfutable de ses séjours répétés sous des latitudes lointaines et évoque la possibilité financière de voyager vers des destinations onéreuses. Il s'agit donc pour le bronzé de suggérer son appartenance aux classes sociales élevées et au mode de vie qui en découle. En adoptant les signes extérieurs du groupe des décideurs, en mimant son apparence, que ce soit la silhouette ou la pigmentation de la peau, l'individu peut ainsi s'identifier et faciliter son intégration dans le groupe dominant. C'est exactement ce qu'exprime la duchesse de Windsor quand elle affirme qu'une femme qui veut prétendre à la haute société ne sera jamais ni assez mince ni assez riche. Et beaucoup d'études ont tristement confirmé qu'elle avait parfaitement raison. Plus un individu est gros, plus il rencontrera de difficultés et d'obstacles dans son ascension sociale. Plus il est gros, plus l'image de son corps s'éloigne de l'image idéale du corps qui a socialement réussi.

LE CORPS *martyrisé*

Comment s'étonner dès lors que chacun s'efforce de parvenir à cet idéal corporel promesse à la fois d'amour et de réussite sociale. Malheureusement, si ce dernier change au gré des évolutions de la société, le corps reste celui que l'on a et ne correspond pas toujours à l'humeur du temps. Pour le mettre à la mode, aucune société n'a su résister à la tentation de vouloir le transformer. On connaît, dans le monde, toutes sortes de transformations corporelles qui, de notre point de vue occidental, paraissent sauvages et barbares. Citons simplement les femmes à plateau du Tchad, la déformation du pied en Chine, l'allongement du cou des femmes Padaung en Birmanie. Mais citons aussi les scarifications des sociétés africaines ou le percement du nez ou des oreilles, qui ne va pas sans nous rappeler la mode du *percing* en vogue parmi certains groupes de jeunes. De même, la compression de la taille ou de la poitrine nous évoque le fameux corset qui fit son apparition en Europe au XVe siècle. Les femmes japonaises ou vietnamiennes se sont mises très tôt à porter des bandes qui leur comprimaient les seins tandis que les femmes Dayak de Bornéo portaient, comme en Europe, des corsets de rotin qui, également, occasionnaient un puissant inconfort et parfois certaines blessures graves.

Toutes ces techniques du corps se justifient, dans les sociétés qui les pratiquent, par le fait qu'elles contribuent à embellir l'individu. Elles sont toujours réalisées dans le dessein de faciliter l'identification du sujet par son groupe social en modifiant son corps de façon visible et reconnaissable par les autres membres de sa société. Qui aujourd'hui soutiendrait que de telles pratiques, toujours effectuées sur des femmes, contribuent à accroître leur bien-être et leur épanouissement ? Mais qui aujourd'hui oserait les comparer avec nos opérations de chirurgie esthétique : rhinoplastie, liposuccion, remodelage des seins. Vu de loin, il ne s'agit finalement que de casser des nez et d'aspirer ou de trancher des chairs, anesthésie en plus. « Dans tous les cas, il s'agit d'être beau et belle ; c'est une mise en conformité avec un idéal culturel, un standard type social. Le groupe détermine un modèle du corps dont chaque membre cherche à se rapprocher. »

Est-il critiquable de vouloir être beau pour en être aimé davantage ? Je crois que ma réflexion de nutritionniste s'arrête ici et que je ne répondrai pas à cette question. Toutefois, il faut prendre conscience que l'amaigrissement est une transformation du corps qui, dans la plupart des cas, ne se justifie que par des convenances sociales et ne s'explique par aucune nécessité médicale[1]. Vivre en dehors des normes de son temps peut occasionner une véritable souffrance psychologique et justifier un certain nombre d'actions pour y remédier. Mais cet acharnement à vouloir rejoindre une norme, par ses excès, finit lui aussi par devenir une souffrance du corps et de l'esprit.

LA SIGNIFICATION SOCIALE *de la minceur*

Il nous reste à comprendre la signification particulière de la minceur dans notre société. Quelles sont donc les valeurs de la société qui s'incarnent dans cet idéal de minceur ? Qu'exprime-t-on avec un corps mince ?

1. Le nombre de personnes au régime dépasse largement le nombre de personnes présentant un poids médicalement excessif.

La maîtrise de soi

Pour de nombreux sociologues et psychologues, la minceur est devenue synonyme de maîtrise du corps et donc de soi-même. Ce dont témoigne aujourd'hui le corps, ce n'est plus comme autrefois d'un pouvoir social mais d'un pouvoir sur soi-même. Il exprime désormais le contrôle de ses émotions, de ses pulsions et de ses faiblesses. Il prouve ainsi la supériorité de l'esprit sur le corps, la domination du corps par la volonté.

Avec l'apologie de l'individualisme, la société cultive chez chacun le goût des activités centrées sur soi au détriment de celles qui nécessitent la préservation du lien social. Elle privilégie les activités riches de sensations mais pauvres d'échanges. Le corps, dans cette optique, devient un instrument de puissance qui renforce le sentiment d'exister. Le succès des activités physiques individuelles et des sports extrêmes sont les témoins de cette évolution. Ainsi, selon Patrick, adepte du body-building, le modèle corporel idéal devient mince et musclé : « Quand je me regarde dans la glace, ce n'est pas moi que je vois, c'est mon œuvre d'art. » Il manifeste ainsi la toute-puissance de sa volonté. Après un régime et quelques heures passées dans les salles de sport, cette jeune femme ne dit pas autre chose : « Mes amis me trouvent épanouie et en pleine forme, sans remarquer que j'ai maigri. Mais moi, je sais que je me sens bien dans ma peau parce que je me contrôle et que j'ai repris confiance en moi. » Le corps devient ainsi le moyen de dire aux autres que l'on possède l'une des valeurs cardinales de la société : la volonté.

Un corps mince, taillé, travaillé, sculpté par le sport et les régimes, devient la meilleure preuve de cette maîtrise. Autrefois, un regard suffisait à situer l'aisance matérielle de l'homme qui se « portait bien ». Aujourd'hui de même, l'apparence suffit à dire : « Regardez mon corps. N'est-il pas la preuve que je suis quelqu'un qui se domine, qui assure dans toutes les situations ? »

Pour la sociologue américaine M. Mackenzie, cette idéologie du « self-control » exprime l'une des valeurs morales les plus profondes de la culture américaine. Elle est la clé indispensable de toute réussite sociale et professionnelle. La traduction corporelle de cette idéologie en est le corps mince, qui devient la preuve visible de la maîtrise du corps. Ses travaux sur les obèses retrouvent de façon quasi constante des associations subjectives entre, d'une part, minceur et self-control et, d'autre part, obésité et perte de contrôle. Le gros est soupçonné de laisser-aller et de manque de volonté. Il s'en trouve honteux et cherche à s'en cacher, comme le raconte très bien ce témoignage.

> Isabelle, 47 ans, 167 cm et 62 kg, travaille dans une société de publicité où l'on considère que l'image des cadres doit venir renforcer l'image de l'entreprise. À la suite de graves difficultés avec son supérieur, Isabelle a perdu pied et s'est rendue compte qu'elle parvenait à calmer son anxiété en mangeant. Elle a rapidement grossi de 12 kg en quelques mois. Cependant, dans une entreprise où le niveau des exigences est très élevé, Isabelle n'a pas supporté que ses collègues puissent

la suspecter de manquer de contrôle sur elle-même. Pour dissiper cet intolérable soupçon, elle a imaginé s'arrêter de fumer afin de donner une explication plus valorisante à sa prise de poids. Ainsi, non seulement elle masquait sa perte de contrôle rendue visible par sa prise de poids mais, très astucieusement, elle proposait une explication où, au contraire, la prise de poids se justifiait par un effort de volonté, et qui lui redonnait une position de leader dans la compétition que se livraient les cadres de sa société. Isabelle a très bien senti qu'on ne lui reprocherait pas tant ses quelques kilos en trop que son absence de self-control. On ne peut avoir mieux saisi le sens de l'image du corps.

Ce témoignage vient parfaitement corroborer ce que pense ce responsable des ressources humaines : « L'image que l'on donne de soi est un moyen d'affirmer son appartenance et son intégration à un groupe. La personnalité profonde de l'individu doit coïncider avec ce qu'il représente socialement. » Ainsi, quelles que soient leurs vraies natures, les minces seront crédités de volonté, contrôle et maîtrise de soi, tandis que les gros, eux, seront soupçonnés de laisser-aller, de faiblesse et de manque de contrôle.

On soupçonne ici, le dilemme qui naîtra. Le patient qui veut devenir mince pour inconsciemment démontrer la vaillance de sa maîtrise entreprendra un régime qui a toutes les chances de se terminer par une perte de contrôle. Ce contrôle qu'il cherche à afficher lui échappe par les moyens mêmes qu'il emploie pour l'obtenir.

La jeunesse éternelle

Il semble bien que, de surcroît, le corps mince traduise le désir de conserver une éternelle jeunesse. Certains travaux nous ont bien montré que l'estimation de l'âge de la silhouette dépendait davantage de son poids que de ses contours. Les corps les plus minces étaient évalués comme étant les plus jeunes alors que la graisse était vue comme une marque d'âge.

Or, les marques de l'âge ne sont pas valorisées. Et, comme nous l'avons montré, la prise de poids est naturelle avec l'âge. Le poids, quel que soit l'âge de la personne, sera donc considéré comme une marque de vieillissement. Au même titre que les rides, le blanchissement des cheveux, il sera traqué et dissimulé. Notre société fait tout ce qu'elle peut pour oublier la vieillesse et la mort. L'image séculaire du patriarche, le cheveu blanc, entouré de sa descendance, ne fait plus recette. Elle est d'ailleurs remplacée par une réalité très différente : les vieillards sont des solitaires isolés dans des habitations sans enfants ou encore écartés dans des maisons de retraite. Pour l'oublier, on préfère projeter l'image d'individus éternellement jeunes, sportifs et dynamiques. La lenteur de l'âge doit céder la place à une constante hyperactivité. Les adolescents, eux-mêmes, ne souhaitent plus ressembler aux adultes, ce sont les adultes qui souhaitent rester d'éternels adolescents. Ils empruntent à ces derniers leurs tenues vestimentaires, leur langage et leurs manières, cherchant ainsi à se faire accepter par les jeunes. Pour y parvenir, ils doivent aussi effacer les marques visibles de leur vieillissement et s'efforcer de conserver un corps juvénile. Une patiente âgée de 62 ans, qui consultait pour perdre du poids, fit à ce sujet un lapsus révélateur. Parlant du poids qu'elle souhaitait atteindre, elle dit : « je voudrais revenir à 52 ans », confondant son poids et son âge.

Nous vivons donc dans une société qui valorise la minceur car elle symbolise deux valeurs essentielles : la maîtrise de soi et la jeunesse. Voyons le sort qu'elle réserve à ceux qui s'écartent de cette norme.

LE POIDS *des préjugés*

Plusieurs études nous confirment que les gros sont constamment victimes des préjugés qui sévissent à leur encontre. Ils en sont affectés dans tous les aspects de leur vie : professionnelle, sociale ou sentimentale. Et ils sont mal jugés aussi bien par les enfants que par les adolescents et les adultes. Ils sont soupçonnés de laisser-aller, de manque de volonté. Les adjectifs qui les décrivent sont : sale, mou, laid, indolent, fainéant.

Mal jugés par tout le monde...

Les préjugés concernant les gros apparaissent dès le plus jeune âge. De très jeunes enfants à qui l'on propose de jouer avec des poupées de corpulences variables évitent systématiquement les plus grosses. Ou encore, quand on demande à des garçons de 6 à 10 ans d'attribuer des adjectifs concernant des silhouettes d'enfants de leur âge, minces ou obèses, alors que les premières sont toujours jugées positivement, les secondes sont qualifiées d'adjectifs dévalorisants : tricheur, paresseux, sale, méchant, laid, bête, etc. (1).

Dans une dernière étude, on leur demande de classer par ordre de préférence des images représentant des enfants de leur âge souffrant de divers handicaps et un obèse. C'est généralement ce dernier qui est classé avec le moins d'indulgence (2).

Ces préjugés se perpétuent à l'adolescence. Ainsi, quand on présente à des adolescents les curriculum vitae de candidats à un emploi, en fournissant une photographie ou une description écrite des candidats en question, les obèses obtiennent de moins bons scores que les minces. Et cela uniquement en raison de leur poids, car les qualités des candidats étaient équivalentes en tous autres points (3).

Quant à l'adulte, son image de l'obèse est une femme de 1,60 m et 80 kg, âgée de 30 à 50 ans, malade, fidèle, patiente, gaie, douce, grosse mangeuse, angoissée. Elle est peu attirante, pas moderne, passive, vulgaire, se laisse aller et ne travaille pas. Si elle travaillait, elle serait commerçante, femme de ménage ou caissière. Elle doit porter des vêtements sobres, vit dans une HLM et a des goûts populaires pour ses distractions et ses lectures.

---

1. Staffieri, 1967.
2. Richardson *et alii*, 1961 ; Goodman *et alii*, 1963.
3. Rothblum *et alii*, 1988.

Pire que tout, les médecins eux-mêmes ont une mauvaise opinion de leurs patients obèses. Dans une étude sur 318 médecins de famille américains, 47 % ne pensaient pas qu'entreprendre le traitement d'un obèse était un acte thérapeutique gratifiant. 39 % d'entre eux qualifiaient même leurs patients obèses de paresseux.

OBÉSITÉ ET VIE ACTIVE

Au Danemark, S. Sonne-Holme a montré que les obèses accèdent à une position sociale inférieure à celle d'hommes non obèses de la même population. Pour des occupations professionnelles cotées de 0 à 7, seulement 30 % des obèses dépassent la classe 2, comparé à 51 % pour les non-obèses. Et cela indépendamment du niveau social des parents, du degré d'instruction et du résultat des tests d'intelligence des sujets. L'obésité est donc à l'origine d'un handicap social important.

... et pénalisés dans leur vie

• *Depuis l'enfance,* on constate des échecs successifs qui conduisent l'enfant dans un cercle vicieux dès l'âge scolaire, avec un handicap physique qui l'exclut de l'activité de groupe. Il est rejeté à l'école comme à la maison et on a déjà sur lui le regard porté sur « l'obèse », à savoir un enfant sans volonté, mou, solitaire, parfois coléreux, et son surpoids, qui peut n'être qu'une simple variation de la norme, devient la source de conflits psychologiques. Pour soulager cette blessure, ces enfants se réfugient alors dans un monde où ils trouvent une récompense, l'alimentation et la télévision.

• *À l'université,* aux États-Unis, des études ont montré, dès les années 60, que les obèses étaient victimes d'une discrimination. De fait, ils avaient moins de chances que les minces d'être admis dans une université.

• *Les débuts professionnels :* une expérience réalisée aux États-Unis a consisté à soumettre des sujets à une série d'enregistrements vidéo de personnes sollicitant un emploi. Seules celles qui avaient une apparence de poids normale ont été jugées susceptibles d'être engagées. Or, c'étaient les mêmes comédiens qui jouaient les rôles des personnes de diverses corpulences. Leur aspect était simplement modifié au moyen d'effets spéciaux. Il n'est pas difficile de trouver des exemples de discrimination à l'emploi. La presse se fait chaque année l'écho de personnes refusées à un emploi ou même licenciées pour cause d'inaptitude au travail. Même quand il s'agit d'emploi ne requérant aucune sollicitation physique. À mérite égal, lorsqu'ils postulent à un emploi on leur préfère plus souvent un candidat mince.

• *L'évolution professionnelle :* une fois engagés, ils risquent d'être plus mal notés que les minces ; de plus, la promotion au sein de leur entreprise est généralement moins rapide que celle des non-obèses [1].

1. Seid, 1989.

• *L'ascension sociale :* comparées aux femmes de poids normal, les obèses auront plus souvent une situation socio-économique moins bonne que celle de leurs parents. Et le passage dans une classe sociale aisée, par le biais d'un mariage, concernera davantage les femmes minces que les obèses. Pour paraphraser le dicton : dans la vie, mieux vaut être riche et mince que pauvre et obèse.

TOUT LE MONDE FAIT DES RÉGIMES

1 Les Français font des régimes

Si, comme nous l'avons vu, l'obésité progresse peu en France, on ne peut en dire autant des régimes amaigrissants. Depuis 30 ans, les articles qui leur sont consacrés ne cessent de se multiplier. Les revues féminines et les revues de santé leur accordent une place de plus en plus grande, chaque printemps voit revenir des numéros spéciaux de ces journaux sur ce sujet. Et certains titres (*Mille et une calories*, *Poids et santé*) leur sont même exclusivement dédiés. Garner *et alii* (1980) ont recensé les articles destinés aux régimes amaigrissants dans les magazines féminins entre 1969 et 1978. Leur nombre s'est accru de 70 % par rapport à la décennie précédente. Et cette évolution ne s'est certainement pas ralentie depuis.

En France, une enquête du CREDOC de 1985 nous apprenait que 22 % des Français étaient au régime [1]. Une autre, conduite en Moselle, en 1992, nous révélait que 20 % des hommes et 32 % des femmes suivaient un régime amaigrissant, qu'ils soit personnel ou effectué sous contrôle médical ou les deux. En quatre ans, de 1988 à 1992, leur nombre avait augmenté de 4,4 % [2]. Quant aux Américains, un tiers d'entre eux étaient au régime en 1989, soit 80 millions de personnes. En réalité, il faut probablement considérer ces chiffres comme une sous-estimation, dans la mesure où ils ont été recueillis à partir des réponses des personnes interrogées. Or, un grand nombre d'entre elles intègrent déjà inconsciemment des restrictions alimentaires qu'elles situent spontanément en dehors de tout régime amaigrissant. Cependant, un interrogatoire plus approfondi leur fait rapidement admettre qu'elles se comportent ainsi dans le dessein de contrôler leur poids.

Savoir qui est au régime n'est donc pas une chose facile. À partir de quand la limite est-elle franchie ? Décider de ne pas se resservir

1. Haeusler.
2. Lluch, 1994.

deux fois, renoncer à manger certaines catégories d'aliments, éviter des invitations sont autant de conduites qui, selon la perception que l'on a de ses efforts, peuvent aller de la simple surveillance à la pratique stricte d'un régime amaigrissant.

2 Les Français se trouvent gros

Nous disposons, depuis 1990, d'une enquête nationale, réalisée par l'institut de sondages SOFRES, sur la perception qu'ont les Français de leur poids. Cette dernière nous apprend que les deux tiers (68 %) des Français ont eu à un moment donné envie ou besoin de perdre du poids. Parmi eux, 77 % de femmes et 58 % d'hommes. Soit quatre femmes sur cinq et un homme sur deux. Soit encore 25 millions de Français âgés de plus de 18 ans ! Une écrasante majorité est donc insatisfaite de son poids. Et cette tendance se répand dans toutes les classes d'âge, toutes les régions et tous les secteurs d'activité.

La classe d'âge la plus préoccupée de son poids est celle des 50-64 ans, les régions les plus touchées sont Paris et la Côte d'Azur, et les employés du secteur tertiaire le sont davantage que ceux des secteurs agricole et industriel.

Leurs motivations sont pour 37 % de se sentir à l'aise, sans que l'on sache s'il s'agit de se porter mieux dans sa tête ou dans son corps, pour 29 % d'améliorer leur apparence physique et pour 26 % de préserver leur santé. Les femmes avouent plus facilement être sensibles à l'apparence alors que les hommes se disent plus préoccupés par leur santé. Mais plus on avance en âge et plus l'apparence laisse la place aux préoccupations de santé.

Ainsi, d'après l'enquête de la SOFRES, le profil type de la personne au régime serait une femme d'une cinquantaine d'années, vivant à Paris, employée dans une activité de services, plus préoccupée de son apparence que de sa santé.

3 Le sentiment d'être gros progresse

En comparant ces résultats avec ceux d'un sondage réalisé par l'IFOP en 1979, on constate que le sentiment d'insatisfaction progresse. À cette époque, seulement 24 % des hommes et 40 % des femmes s'estimaient « plutôt trop gros ». De même, en

Italie, en 1976, 33 % des hommes et 47 % des femmes voulaient maigrir. 10 ans plus tard, ils étaient respectivement 42 et 47 %. Il est frappant de constater que les hommes n'échappent plus aux préoccupations pondérales et que de ce point de vue ils rejoignent presque les femmes dans leur désir de se conformer à une norme esthétique.

4 Le sentiment d'être gros ne concerne plus que les gros

Nous vivons une époque où les normes esthétiques l'emportent sur les normes médicales. Les personnes jugées de poids normal par les médecins ont de plus en plus de difficultés à atteindre le poids idéal affiché par les mannequins de cette fin de siècle. Alors que le poids « normal » d'une femme mesurant 1,70 m se situerait entre 58 et 72 kg, elle ne devrait peser selon les critères de beauté que 43 kg pour espérer être photographiée dans un magazine de mode. Autant dire que la plupart des femmes normales n'ont aucune chance de pouvoir se reconnaître dans l'apparence des mannequins, qui représente aujourd'hui l'idéal de beauté féminin. On peut donc dire que le poids idéal s'éloigne de plus en plus de l'idéal du poids.

Le décalage croissant entre normes esthétiques et normes médicales entraîne des conséquences sur la perception qu'ont les Français de leur poids. La première d'entre elles est la difficulté des femmes et des hommes à qualifier leur poids, et en particulier à savoir ce que l'on peut véritablement considérer comme un « surpoids ». Ainsi, de nombreuses personnes de poids normal se considèrent comme trop fortes et de nombreuses personnes maigres n'arrivent plus à se percevoir comme telles.

POIDS ET IMAGE DE SOI

Une enquête réalisée en 1991 dans vingt pays d'Europe auprès de 16 500 étudiants des deux sexes a révélé que 55 % de ceux dont le poids était normal (IMC entre 20 et 25) se trouvaient cependant trop gros [1]. Dans la même veine, en 1984, le magazine américain *Glamour* effectua avec l'aide de deux médecins une enquête sur 33 000 femmes, 75 % des répondantes se jugèrent trop grosses. Et pourtant, d'après les normes de la Metropolitan Life Insurance Company, 25 % seulement étaient au-dessus du poids souhaitable pour leur taille et leur âge. Même celles qui étaient trop maigres se trouvaient trop grosses dans 45 % des cas. Et 66 % rapportaient que, souvent, elles voulaient se mettre au régime pour maigrir.

1. Monneuse *et alii*, 1993.

5 La perception déformée de son apparence commence dès l'enfance

Cette pression sociale vis-à-vis de la minceur ne touche pas exclusivement les adultes et les adolescents mais est déjà présente chez les enfants. A. Page a étudié, chez les enfants âgés de 11 ans, les relations entre les dimensions corporelles, le degré d'adiposité et la restriction alimentaire. Un tiers des enfants expriment un sentiment de mécontentement envers leur image corporelle et désireraient un corps différent du leur. A. J. Hill a montré qu'à l'âge de 9 ans, dans une échelle de poids normal, les filles souhaitaient être plus minces en moyenne de 15 % par rapport au poids moyen du groupe. « Cela fait vingt-cinq ans que j'exerce, et je suis effrayée, dit Mariam Apfelbaum, professeur de nutrition, de voir des gamines de 11-12 ans se lancer dans des régimes de famine. La majorité des adolescentes, plus sensibles qu'hier à la pression sociale, elle-même plus forte, suit actuellement un régime. Résultat : un nombre croissant de troubles du comportement alimentaire particulièrement graves sur des organismes déjà soumis à une certaine instabilité hormonale. » Le professeur Apfelbaum est persuadé que nous allons bientôt connaître une situation « à l'américaine », où 80 % des adolescents ont commencé un régime dès l'âge de 9 ans. « Aussi, je pense qu'il est dangereux et même criminel de laisser une adolescente se mettre au régime sans en avoir besoin. À coup sûr, le régime augmente ses chances de devenir obèse. »

Pour conclure ce tour de France du poids, on peut dire que la majorité de la population féminine, dès son plus jeune âge et quel que soit son poids, qu'il soit élevé, normal ou inférieur à la normale, se voit grosse, se rêve mince et se met au régime.
Après avoir compris à quoi correspond cet idéal de minceur et cette phobie de grossir, il nous faut enfin nous demander ce qu'il adviendra de toute cette population qui fait des régimes et qui, malgré cela, ne maigrit pas.

PERSONNE N'Y PARVIENT

> Voilà 15 jours que je suis au régime.
> Et j'ai déjà perdu… deux semaines.
> Muriel Robin

Il y a 40 ans, un célèbre spécialiste des problèmes de l'amaigrissement, Albert J. Stunkard, faisait déjà les mêmes observations et déclarait : « La plupart des obèses ne poursuivent pas leur programme amaigrissant. Parmi ceux qui le poursuivent, la plus grande part ne maigrit pas et parmi ceux qui maigrissent, la plupart reprennent leur poids. » Voilà qui aurait pu décourager la meilleure volonté de plus d'un médecin et pourtant la plupart persévèrent dans leurs efforts. Tout comme les patients d'ailleurs !

Il ne semble pas depuis que la situation se soit beaucoup améliorée. Au contraire, les problèmes de poids préoccupent un nombre sans cesse grandissant de personnes, et des millions de gens s'astreignent chaque jour à suivre un régime. Cependant, avec le recul, nous découvrons que la pratique des régimes amaigrissants n'est pas aussi dépourvue de conséquences qu'elle le paraît. Car, en même temps qu'eux, se développe un certain nombre de complications qui leur sont liées et que l'on peut considérer aujourd'hui comme de nouvelles pathologies. Des effets secondaires que je propose de rassembler sous le terme générique de diétopathies. Car, non seulement, comme nous le verrons, les régimes amaigrissants ne permettent que rarement de perdre du poids durablement mais ils entraînent en plus des effets secondaires sur les plans physique et psychologique.

1 Évaluation des différentes méthodes d'amaigrissement

Avant d'envisager ces diétopathies, passons ensemble en revue les résultats obtenus jusqu'à aujourd'hui par les différentes méthodes d'amaigrissement. Nous pourrons, dans le même temps, nous faire une idée des moyens dont disposent actuellement les médecins pour lutter contre les problèmes de poids (voir encadrés ci-dessous).

LES RÉGIMES CLASSIQUES (1)

Les résultats obtenus en matière de perte de poids peuvent être jugés satisfaisants si l'on se contente de considérer que, le plus souvent, ceux qui souhaitent maigrir y parviennent, et cela dans 85 à 90 % des cas. Cependant, dès qu'il s'agit d'envisager la durée de ces résultats, rien ne va plus. En effet, la plupart de ceux qui y sont parvenus regrossissent dès la première année. Toutes les enquêtes le démontrent : quelles que soient les méthodes, la reprise du poids est presque systématique. Un sondage de la SOFRES, réalisé en 1990, montre, dans une enquête nationale, que 60 % des Français ont déjà essayé de maigrir. Parmi eux, 15 % n'ont rien perdu, 45 % ont maigri puis regrossi et seulement 40 % ont maigri et se sont ensuite maintenus. Ce qui signifie qu'environ les deux tiers ont subi un échec à long terme. Par ailleurs, plus les candidats étaient âgés plus leurs chances d'y parvenir s'amenuisaient.

Ces chiffres, recueillis dans l'ensemble de la population, sont encore sensiblement différents de ceux que rapportent les études scientifiques effectuées dans les services hospitaliers.

Dans la plupart de ces études, menées à travers le monde entier, le nombre de personnes qui stabilisent leur poids après un ou deux ans de traitement se situe entre 10 et 15 %. Il faut sans doute relativiser ces mauvais chiffres car ils sont probablement liés au fait que les patients inclus dans ces études se trouvent à l'origine dans des situations généralement plus difficiles et présentent sûrement, après plusieurs échecs, une plus grande résistance aux effets du régime.

LES RÉGIMES À TRÈS BASSES CALORIES (2)

Assez logiquement, comparée à celle des régimes classiques, la perte de poids obtenue avec ces techniques est plus importante à court terme. Avec un régime si sévère, 90 % des patients perdent au moins 10 kg en 12 à 24 semaines, alors qu'avec un régime équilibré

1. On appelle régimes classiques les régimes équilibrés modérément restrictifs et dont le niveau énergétique est supérieur à 1 000 calories.
2. Il s'agit de régimes très restrictifs dont le niveau énergétique se situe entre 400 et 800 calories par jour.

60 % seulement des patients perdent au moins 10 kg. Dans les années 50, c'était seulement 25 %. En moyenne, la perte de poids sera de l'ordre de 1,5 à 2 kg par semaine pour les femmes et de 2 à 2,5 kg pour les hommes. Soit, en moyenne, 20 kg en 12 semaines. Tandis qu'un régime équilibré ne permettra de perdre que 500 g par semaine et seulement 8,5 kg en 20 à 24 semaines.
À long terme, cependant, ces régimes très restrictifs n'entraînent pas de perte de poids supérieure à celle qui est obtenue avec des régimes moins restrictifs à 1 200 calories par jour. Et leur taux de maintien du poids, au bout de cinq ans, n'est que de 2 %.

LES THÉRAPIES COMPORTEMENTALES ET COGNITIVES

Il s'agit de techniques qui permettent d'intervenir sur le comportement alimentaire d'un individu en introduisant de nouveaux conditionnements, plus adaptés au poids qu'il souhaite maintenir. D'une manière générale, on reconnaît qu'à court terme ces techniques donnent de meilleurs résultats que les méthodes diététiques. Mais, passé un an, les résultats restent tout aussi navrants. En 1959, Stunkard, l'un des premiers à avoir entrepris ce type de traitement, n'enregistrait que 2 % de résultats maintenus après 2 ans de suivi. D'autres spécialistes, plus récemment, rapportaient des résultats situés entre 3 et 5 % de réussite avec un recul de cinq ans.

L'ACTIVITÉ PHYSIQUE

Quand on passe en revue l'ensemble des travaux qui ont testé l'effet isolé de l'activité physique sur le poids, c'est-à-dire non associée à la pratique d'un régime amaigrissant, seuls les programmes les plus lourds ont entraîné un amaigrissement. Certains médecins sont parvenus à stabiliser le poids de leurs patients à 30 kg au-dessous de leur poids initial, mais au prix d'un entraînement de 100 à 130 km à pied par semaine. Soit plus que la distance hebdomadaire habituellement parcourue par un marathonien professionnel. Les programmes plus modérés n'ont permis, quant à eux, d'obtenir que des résultats modestes et inconstants. Donc, pour perdre du poids en faisant du sport et sans suivre de régime, il faut soit faire beaucoup de sport, soit ne pas avoir trop de poids à perdre.
Il faut également signaler que, là encore, les résultats obtenus ne se maintiennent pas à l'arrêt des activités physiques. Mais il semble cependant que le poids soit moins intégralement repris qu'avec les autres méthodes.

LA CHIRURGIE

Les techniques chirurgicales ne sont réservées qu'aux obésités massives associées à de graves complications. Les plus employées à l'heure actuelle consistent à réduire le volume de l'estomac. Elles sont souvent difficiles à mettre en œuvre et entraînent de nombreuses complications postopératoires tardives. Dans une série belge de 1 000 interventions, bien que la perte de poids – 30 kg –, se soit maintenue entre un et huit ans, 829 patients ont dû être réopérés. En fait, il s'agit de techniques trop récentes pour être bien connues, et l'approche chirurgicale de l'obésité est encore à considérer comme une procédure d'exception et en cours d'évaluation [1].

LES MÉDICAMENTS

L'usage des médicaments dans le traitement de l'obésité et du surpoids s'est actuellement considérablement réduit. Et, aujourd'hui, on peut considérer qu'il n'en existe plus que l'on puisse utiliser. Ils ont soit été abandonnés (les diurétiques et les extraits thyroïdiens) soit retirés du marché (les anorexigènes). En effet, leurs inconvénients dépassaient le bénéfice que l'on pouvait en attendre. Néanmoins, leurs résultats ont aussi été évalués et il a été montré que les anorexigènes et les extraits thyroïdiens permettaient d'espérer, à court terme, une perte de poids de l'ordre de 0,5 kg par semaine mais se soldaient, à long terme, par un rebond pondéral de 1,3 kg pour les premiers et de 3,2 kg pour les seconds. La reprise du poids est naturellement liée à l'interruption du traitement, justifiée par les effets secondaires de ces médicaments, les rendant de fait imprescriptibles sur de longues durées.

LES MÉTHODES COMBINÉES

Devant tant d'échecs, certains imaginèrent de combiner entre elles les différentes techniques. Wadden proposa de tester une combinaison de techniques diététiques et comportementales. Il suivit 89 femmes pendant seize semaines et compara trois méthodes : 1 – le régime très basses calories seul, 2 – le même régime associé à la thérapie comportementale, 3 – un régime équilibré également associé à la thérapie comportementale. Les résultats à court terme montrèrent une perte de poids plus importante avec le régime très basses calories associé à la thérapie comportementale. Mais, comme toujours, à long terme les résultats restaient aussi décevants. L'inefficacité des trois programmes se rejoignant, les patients, après cinq ans, avaient tous repris leur poids.

1. Oppert, 1996.

Dans une autre étude, conduite par Wing *et alii*, on compara l'efficacité de la thérapie comportementale associée à un régime très basses calories ou à un régime équilibré. Comme prévu, à court terme, le premier, se révéla plus efficace, la perte de poids fut de 18,6 kg contre 10,1 kg pour le second. Mais, dès la fin de la première année, l'écart se réduisit et la perte de poids ne fut plus respectivement que de 8,6 kg et de 6,8 kg.
Et, au bout de cinq ans, tous les sujets reprirent leur poids.
Enfin, dans une dernière étude, conduite par Sikand *et alii*, on compara l'effet de la thérapie comportementale et du régime très basses calories selon qu'ils étaient ou non associés à la pratique d'une activité physique régulière. Le groupe qui pratiqua l'activité physique perdit un peu plus de poids : 21,8 kg contre 17,5 kg. Mais surtout, après un an, il maintenait une perte de poids de 9,1 kg alors que le groupe qui n'avait pas fait de sport avait repris l'intégralité du poids perdu.

Alors, que retenir de ce tour d'horizon des différentes techniques ?
Les régimes les plus sévères ne sont pas plus efficaces que les régimes équilibrés. Ceux-ci permettent d'obtenir de meilleurs résultats s'ils sont associés à des techniques comportementales et surtout à une activité physique régulière. Il semble donc que ce soit la combinaison de plusieurs techniques qui soit la plus prometteuse. Il n'est pas surprenant qu'un problème aussi complexe que le poids ne puisse être résolu par une technique unique, il faut également appliquer des solutions complexes. Le régime seul est trop incomplet, la thérapie comportementale seule est insuffisante, l'activité physique seule est inefficace. Mais les trois ensemble donnent de meilleurs résultats.
Pour nuancer les mauvais résultats, il est nécessaire d'attirer l'attention sur un problème méthodologique. Les traitements proposés testent des techniques sur des individus tirés au sort. Le patient n'a pas d'autre possibilité que de suivre le protocole qu'on lui impose. Or, un facteur déterminant de la réussite du traitement est de ce fait supprimé : le choix du patient lui-même et le libre arbitre qui le fera adhérer jusqu'à la fin au suivi du protocole. La personnalisation des prises en charge, dans des problèmes complexes, reste, sans aucun doute, l'un des facteurs essentiels du succès.
Il faut tout de même se demander pourquoi toutes ces techniques échouent. Ce n'est bien sûr pas que l'efficacité des techniques diminue avec le temps, mais c'est que, quelle que soit la technique, elle est progressivement et presque systématiquement *abandonnée*. Pour l'expliquer, beaucoup de médecins pensent que les patients manquent de persévérance ou de volonté et qu'ils souffrent d'une certaine incapacité à suivre leur traitement.

Voici ce qu'en disait un professeur de nutrition : « Le régime normal [des obèses] n'est pas plus sévère que pour les autres. Il doit être maintenu toute la vie avec un minimum d'écarts, une fois par semaine. Mais les dérives aux régimes, même inconscientes, sont la règle. Manger équilibré est le meilleur moyen de rester mince mais c'est plus facile à dire qu'à faire. Les obèses n'arrivent pas à rester dans l'équilibre. »

Cependant, si les patients étaient les seuls responsables de leurs échecs successifs, certains, plus motivés, auraient dû mieux réussir et ils devraient être plus nombreux. Or, l'échec reste la règle et la réussite l'exception. Alors plutôt que de culpabiliser les patients, ne devrait-on pas s'interroger sur l'efficacité des méthodes ? Si personne ne peut les suivre durablement, n'est-ce pas tout simplement que cela est impossible ?

2 Les diétopathies

Les diétopathies sont des troubles physiques ou psychologiques apparus au cours ou après des régimes successifs. À ce titre, on peut les considérer comme de véritables complications de la restriction alimentaire.

LES DIÉTOPATHIES *physiques*

Le syndrome Yo-yo

Les régimes amaigrissants mal conduits, l'absence de réflexion pour la mise en place d'une véritable stratégie à long terme de la stabilisation du poids font que l'histoire pondérale des personnes présentant un surpoids est très souvent ponctuée de multiples épisodes de perte de poids suivis d'une reprise de poids, parfois supérieure au poids perdu. Ces oscillations pondérales se font le plus souvent autour d'un poids moyen régulièrement ascendant au cours de la vie. Elle évoque l'image d'un Yo-yo ou d'un accordéon. Ce phénomène est effectivement décrit sous le nom de « syndrome Yo-yo ». Puis, avec le temps et les régimes successifs, on observe l'apparition progressive de difficultés accrues à perdre du poids qui atteste d'une certaine diminution de l'efficacité des régimes. Les sujets sont contraints de se soumettre à des régimes de plus en plus sévères pour des résultats de moins en moins bons. Parallèlement, ils constatent une facilité déconcertante à reprendre le poids perdu, voire à le dépasser dès qu'ils abandonnent le régime.

Voici une illustration du syndrome Yo-yo

Nicolas, 49 ans, 176 cm, a grossi depuis quelques années. En 1990, il décide pour la première fois de sa vie d'entreprendre un régime. Il pèse 87 kg et, en quelques mois, maigrit de 12 kg, retrouvant son ancien

poids, 75 kg. Progressivement, il abandonne les mesures qu'il s'était imposées et, en 1992, il regrossit et atteint 89 kg, soit 2 kilos de plus qu'avant sa première tentative. Avec la même énergie, il reprend son régime et perd cette fois 14,5 kg, pour atteindre 74,5 kg. Malheureusement, il ne peut « tenir » son régime et de nouveau regrossit, jusqu'à atteindre 88 kg. À partir de là, chaque année, il essaie de reprendre son régime.
En 1993, il perd 8 kg et en reprend 9.
En 1994, il perd 7 kg et en reprend 12.
En 1995, il perd 9 kg et en reprend 8.
En 1996, il perd 10 kg et en reprend 11.
En 1997, il perd 12 kg et en reprend 14.
Au total, en 8 ans, il a maigri de 72,5 kg et grossi de 81,5 kg. Son poids moyen est passé de 80 à 89 kg et depuis 7 ans il n'a jamais pu retrouver les 75 kg qu'il avait atteint lors du premier régime.

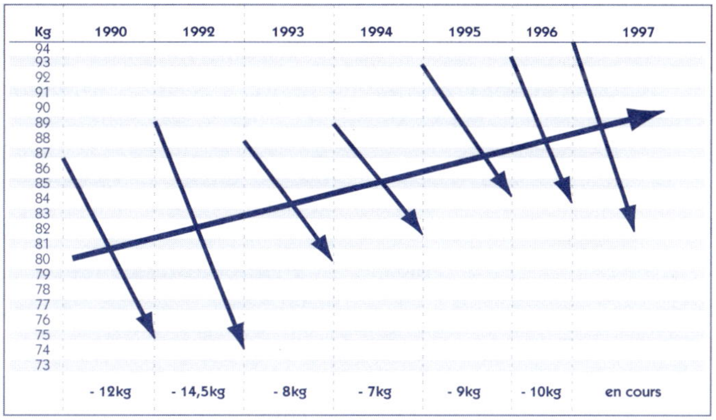

Le syndrome Yo-yo a amené les nutritionnistes à se demander dans quelles mesures ces fluctuations pondérales n'étaient pas à l'origine d'une résistance à l'amaigrissement et de l'apparition de certains troubles du comportement alimentaire. Ne sont-elles pas également dangereuses pour la santé ?

On en vient donc à se demander si la répétition des régimes a directement une influence sur l'organisme en réduisant les dépenses énergétiques. Le problème est loin d'être parfaitement résolu. En effet, de nombreuses études ont démontré que les fluctuations pondérales pouvaient avoir une incidence à la fois sur les dépenses énergétiques et sur la répartition de la masse graisseuse.

L'une des premières études concernant l'hypothèse du Yo-yo a été publiée par Blackburn. Pour mieux comprendre le phénomène, il a soumis 43 sujets à un protocole qui consistait à les faire maigrir, regrossir puis de nouveau maigrir, et ensuite à observer si la première et la seconde perte de poids s'opéraient avec la même facilité. Il a constaté que lors du premier régime les sujets perdaient 190 g par jour et seulement 150 g lors du second. Mais, les meilleures plaisanteries étant les plus courtes, il est possible que les sujets aient moins bien suivi leur second régime. Blackburn a donc imaginé un nouveau protocole, dans lequel il pouvait entièrement contrôler ce que mangeaient les sujets, il les a hospitalisés et les a surveillés de près. Le résultat fut identique, le second régime faisait perdre moins de poids.

Dans une étude plus récente, menée par Golay, on s'intéresse à l'évolution du métabolisme de repos chez des sujets avant et après régime[1]. Et comme il suffit d'attendre pour qu'ils reprennent tout le poids perdu, on prévoit de mesurer leur métabolisme de repos 6 ans après le régime, quand ils sont tous revenus à leur poids de départ.

	Poids	Métabolisme de repos
Avant régime	83 kg	–
Après régime	70 kg	– 20 %
6 ans après	84 kg	– 15 %

Le poids moyen des sujets avant le régime était de 83 kg, et de 70 kg après le régime. Ils ont donc perdu 13 kg en moyenne. La mesure de leur métabolisme de repos a montré une diminution importante de 20 % aussitôt après le régime. Mais 6 ans après, une fois le poids repris, leur métabolisme de repos est resté inférieur de 15 % à ce qu'il était avant la perte de poids. Donc, bien que revenu à leur poids de départ, leurs dépenses de repos ne sont pas revenues à leur niveau antérieur. Ils dépensent moins ! Cela expliquera leurs difficultés ultérieures à maigrir de nouveau et même simplement à maintenir leur poids.

D'autres études se sont intéressées non plus à la réduction des dépenses énergétiques mais, cette fois, à la répartition de la nouvelle masse grasse. Certes, le poids revient, mais est-ce tout à fait le même poids et revient-il au même endroit ? En fait, il semble bien que le poids repris comporte plus de graisses que le poids perdu. Le patient reconstitue son poids mais il se trouve plus gras qu'il ne l'était, et une partie de sa masse maigre, le muscle, a disparu. Or, le muscle est le moteur qui brûle l'énergie. C'est sans doute l'explication de la diminution des dépenses énergétiques constatées dans les études précédemment citées. Par ailleurs, la masse grasse perdue ne regagne pas exactement les sites qu'elle occupait auparavant, mais semble se reconstituer davantage dans la partie supérieure du corps. Et c'est justement la graisse abdominale qui est responsable des complications métaboliques du surpoids : diabète, hypertriglycéridémie, hypertension artérielle.

Pour être parfaitement exhaustif, il faut signaler qu'un certain nombre de travaux n'ont pas confirmé tous ces résultats et, par conséquent, que ces questions sont encore largement débattues. Il n'y a pas pour le moment sur ces sujets de certitudes établies mais disons seulement de fortes présomptions.

Autres complications physiques

Les complications physiques liées à la pratique des régimes amaigrissants sont à mettre en rapport avec la durée et la sévérité de la restriction alimentaire.

• *Les restrictions les plus sévères* sont rarement suivies très longtemps mais peuvent occasionner des accidents graves.

Des médecins de Montpellier ont rapporté, par exemple, le cas d'une femme souffrant

1. C'est l'énergie que dépense un organisme au repos allongé en dehors de toute autre activité.

d'une cirrhose pseudo-alcoolique liée à la pratique de régimes amaigrissants successifs, comme on a pu en voir chez les personnes se soumettant à des jeûnes sévères répétés. Cette atteinte a même nécessité une transplantation hépatique. En 1995, dix adolescents qui suivaient un régime à 1 350 calories par jour dans une maison de cure d'amaigrissement ont dû être hospitalisés pour bradycardie, un ralentissement excessif du rythme cardiaque que l'on peut aussi observer dans les anorexies mentales. On peut également signaler les décès enregistrés, dans les années 1920, à la suite de diètes protidiques réalisées avec des protéines de mauvaise qualité. Plusieurs personnes moururent de complications cardiaques.

Les accidents peuvent être dus aussi à l'absorption de médicaments « amaigrissants ». Ainsi, plus récemment, on rapporte le décès de plusieurs personnes à la suite de la prise d'anorexigènes, responsables d'une maladie très grave, l'hypertension artérielle pulmonaire, dont l'évolution est irréversible et fatale. Ces derniers accidents dramatiques ont d'ailleurs conduit à l'interdiction de commercialiser cette classe de médicaments. En Allemagne, en 1996, sept décès ont été imputés à la consommation de « pilules amaigrissantes » dont la composition n'avait pas été contrôlée.

Dans l'ensemble, il faut le reconnaître, les accidents graves restent exceptionnels. Il n'en demeure pas moins qu'ils existent et qu'ils sont totalement inacceptables dans une maladie où le pronostic vital n'est pas engagé. Je tiens tout de même, avant de conclure, à rassurer ceux qui suivent actuellement une diète protidique. Elles ont été considérablement améliorées et plus aucun accident ne leur a été imputé depuis très longtemps.

• *Les restrictions modérées* mais prolongées sont plus fréquentes et entraînent des complications moins dramatiques. Cependant, face au nombre croissant de personnes limitant leurs apports alimentaires, elles ne peuvent que se multiplier. Elles sont essentiellement liées aux carences vitaminiques consécutives au régime. En effet, les apports vitaminiques sont fonction des apports énergétiques. Moins le niveau énergétique de la ration quotidienne est élevé, moins celle-ci est variée, plus elle est déséquilibrée et plus les besoins en vitamines ont de chance de ne pas être couverts. Avec 1 500 calories, 50 % seulement des besoins seront satisfaits. En 1988, « l'enquête du Val-de-Marne » a montré que 20 % de la population présentait un déficit biologique pour deux vitamines et que 15 % présentait un déficit pour trois vitamines.

Or, ces états de subcarences qui, à court terme, ne se manifestent que par des troubles mineurs (fatigabilité, irritabilité, insomnies, diminution des performances physiques et mentales) peuvent, à long terme, avoir des conséquences plus importantes. Le déficit en vitamines A et C pourrait favoriser l'apparition de la cataracte, le déficit de la vitamine E pourrait favoriser le développement des maladies cardio-vasculaires, celui de l'acide folique, le cancer du col de l'utérus.

Toutes ces hypothèses demandent encore à être confirmées mais elles sont, d'ores et déjà, considérées avec le plus grand sérieux par les autorités publiques et médicales, qui viennent d'engager une enquête nationale d'une exceptionnelle ampleur – il s'agit de l'étude SUVIMAX menée sur 15 000 personnes pendant 8 années – qui nous permettra de préciser nos connaissances sur ce sujet.

LES DIÉTOPATHIES *psychologiques*

Les psychologues se sont longtemps interrogés sur le comportement et la personnalité de l'obèse. Certaines personnalités conduiraient-elles à l'obésité ? Il faut bien le reconnaître, ces chercheurs n'ont rencontré dans ce domaine qu'une longue série de déboires bien décourageants. L'obèse ne souffre d'aucun trouble de la personnalité qui permettrait de le caractériser et de le distinguer des autres mangeurs. Et pourtant, on ne peut pas dire que ses relations avec la nourriture soient marquées par une grande simplicité.

Sans vouloir entrer dans le labyrinthe des théories psychologiques de l'obésité, nous souhaitons seulement attirer l'attention sur la fréquence extrêmement élevée des troubles du comportement alimentaire qui surviennent à la fois chez l'obèse mais également chez tous ceux qui souffrent de l'obsession de la minceur. Comme si pour avoir des problèmes avec son alimentation, nul n'était besoin d'avoir du poids à perdre mais seulement de le croire.

Troubles du comportement alimentaire

Tout d'abord, précisons ce que l'on entend par troubles du comportement alimentaire. La classification internationale n'en retient que trois sortes : l'anorexie, la boulimie et, un dernier, très récemment admis, le *Binge Eating Disorder*, que l'on pourrait traduire par Syndrome d'hyperphagie incontrôlée. Celui-ci se définit comme une crise boulimique dans laquelle seraient absentes les stratégies d'annulation du poids : vomissements, prise de laxatifs et de diurétiques, sport à outrance, jeûnes répétés. Il prend l'aspect d'une compulsion particulièrement importante. Or, l'expérience de chacun, aussi bien celle des médecins que des patients, suffit à mettre en évidence l'insuffisance de cette classification. La majorité des désordres alimentaires observés en pratique ne s'inscrivent pas dans ces trois cadres.

Les pertes de contrôle

Les prises alimentaires incontrôlées, par exemple, peuvent revêtir des formes beaucoup plus étendues.

• *L'hyperphagie prandiale* consiste à absorber de grandes quantités de nourriture au cours des repas, sans pouvoir en contrôler l'importance. Elle se conclut généralement par le sentiment d'avoir mangé au-delà de sa faim et s'accompagne de sensations désagréables, voire douloureuses, d'inconfort digestif.

• *Les compulsions* constituent le trouble alimentaire le plus constamment relevé chez les personnes suivant des régimes et se caractérisent par le sentiment de ne pouvoir s'empêcher de manger un aliment précis, avec ou sans passage à l'acte. Elles ne satisfont pas une faim mais une envie de manger et peuvent survenir aussi bien au cours du repas qu'en dehors. Les quantités ingérées peuvent être minimes ou importantes. Mais elles sont surtout très souvent suivies de reproches et de pensées culpabilisantes. Nous y reviendrons plus longuement dans *La théorie des écarts* (voir p. 87).

• ***La chocolatomanie*** est une forme particulière de compulsion. Elle ne porte que sur le chocolat. Le patient développe une véritable toxicomanie alimentaire : recherche effrénée de l'aliment, sensation physique et psychologique de manque en son absence. Les consommations peuvent atteindre 4 000 calories par jour. Il n'existe pas pour l'instant d'explications qui feraient l'unanimité des spécialistes. Celle qui semble obtenir le plus leur approbation : le plaisir procuré par la consommation de chocolat stimule la sécrétion de substances morphiniques dont le patient deviendrait dépendant.

• ***Le grignotage*** se définit par la consommation répétitive, sans faim et sans plaisir, de petites quantités d'aliments. Ces prises alimentaires surviennent dans des situations d'ennui, de stress ou lors d'occupations prenantes. Le patient se rend compte qu'il mange mais, bien souvent, il ne peut en évaluer les quantités qui, elles, échappent à sa conscience.

DÉFINITION DE LA BOULIMIE

A. Épisode répété d'hyperphagie incontrôlée consistant en :
   1. Prises alimentaires dans un temps court, inférieur à deux heures, d'une quantité de nourriture largement supérieure à celle que la plupart des personnes mangeraient dans le même temps et dans les mêmes circonstances ;
   2. Une impression de ne pas pouvoir contrôler les quantités ingérées ni de pouvoir s'arrêter.

B. Le patient met en œuvre des comportements compensatoires visant à éviter la prise de poids : vomissements provoqués, prise de laxatifs ou de diurétiques, sport à outrance, jeûnes répétés.

C. La fréquence des crises doit survenir au moins deux fois par semaine pendant une durée d'au moins trois mois.

D. Humeur dépressive et pensées dévalorisantes après la crise.

E. Les crises ne sont pas dues à une anorexie mentale ni à un trouble somatique.

(Diagnostic and Statistical Manuel IV, 1993)

• ***Le syndrome d'alimentation nocturne*** se traduit par un besoin irrépressible de manger la nuit. Le patient se réveille au milieu de la nuit et ne peut se rendormir qu'après avoir satisfait son envie de manger. Là encore, les quantités d'aliments absorbés peuvent échapper à sa conscience.

Les stratégies compensatoires

De la même façon, les stratégies compensatoires dans le dessein d'annuler un excès ou les restrictions volontaires dans celui de perdre du poids peuvent prendre bien d'autres formes que celles que l'on décrit après une crise de boulimie.

• *Sauter les repas* est une pratique courante. Le patient peut décider d'éviter systématiquement l'un des trois principaux repas. Il peut aussi sauter le repas qui suit un « écart » alimentaire ou encore sauter celui qui précède l'écart dans l'idée de l'anticiper.

• *Les régimes à répétition* se caractérisent par une alternance des périodes d'organisation alimentaire stricte et des périodes de perte de contrôle et qui se manifestent le plus souvent par des compulsions.

• *La pratique d'une activité sportive* ne caractérise pas seulement le comportement boulimique. Nombre de jeunes femmes le font avec l'objectif avoué de maîtriser leur poids, de compenser des écarts ou au contraire de se les autoriser. Le plaisir lié à l'activité physique n'est pas toujours présent. Celle-ci prend parfois un caractère obligatoire.

• *La restriction alimentaire chronique,* décrite par les psychologues Peter Herman et Janet Polivy, consiste à limiter volontairement son alimentation. Soit en réduisant globalement les quantités d'aliments ingérés, soit, plus souvent, en sélectionnant des catégories d'aliments que l'on s'autorise à consommer et d'autres que l'on s'interdit. Cette limitation volontaire s'observe chez des sujets qui possèdent un poids objectivement excessif ou simplement une mauvaise image d'eux-mêmes. Pour ces auteurs, elle est la cause principale de la prise de poids ou de l'aggravation du surpoids des personnes qui suivent des régimes restrictifs. Car la restriction s'accompagne généralement d'épisodes de perte de contrôle sur un mode compulsif.

ALIMENTATION RESTREINTE

Petit déjeuner
Thé
un yaourt
une biscotte

Déjeuner
De la volaille ou du poisson
un légume vert

Dîner
Une soupe
ou une salade de crudité
un yaourt

• *Les manœuvres d'évitement social*
Enfin, ces dernières consistent à s'abstenir de toute confrontation avec des situations qui pourraient obliger le patient à transgresser les interdits qu'il s'est volontairement imposés. Elles le conduisent progressivement à choisir de limiter sa vie sociale plutôt que d'enfreindre ses propres règles alimentaires.

On voit donc que la boulimie et le Syndrome d'hyperphagie incontrôlée sont loin de couvrir tout le champ des désordres alimentaires, tant en ce qui concerne les formes de perte de contrôle que les stratégies compensatoires. Or, c'est à partir de cette classification que les études concernant la fréquence des troubles du comportement alimentaire ont été menées. Et encore, le Syndrome d'hyperphagie incontrôlée n'est-il apparu dans la classification des troubles alimentaires qu'en 1993. Les études antérieures n'en tenaient pas compte et n'enregistraient souvent que les boulimies. C'est pourquoi, selon que l'on comptabilise seulement les boulimies ou que l'on considère, par exemple, les grignotages et les compulsions, les résultats de ces enquêtes menées chez les obèses indiquent une prévalence des troubles du comportement alimentaire pouvant varier de 2 à 90 % ! Avec des critères se limitant à la classification internationale, on n'enregistre que la fréquence de la boulimie. Et, en effet, celle-ci se situe dans l'ensemble de la population, aux alentours de 1 à 2 %. Mais dès que l'on inclut de nouveaux critères, la fréquence des troubles s'élève vertigineusement.

À l'heure actuelle, les études qui acceptent de prendre en compte une définition plus large des désordres alimentaires révèlent une fréquence de l'ordre de 60 % parmi les sujets obèses. La compulsion à elle seule, selon une enquête récente, serait présente chez 38 % des sujets obèses. On n'ose imaginer ce que nous apprendrait une enquête qui prendrait en considération l'ensemble des troubles du comportement alimentaire, en incluant toutes les formes de perte de contrôle et de stratégie compensatoire qui ne se limiterait pas aux obèses et s'étendrait à l'ensemble des personnes suivant un régime amaigrissant. Guillemot et Laxenaire rapportent certains travaux édifiants sur ce sujet, en voici des extraits.

En 1986, Lundholm et Littrell ont mené une enquête parmi les lycéennes du Middle West des États-Unis. Ils ont étudié le désir de minceur de 751 chefs de classe et l'ont mis en relation avec leur comportement alimentaire, en leur proposant de répondre à un questionnaire. Ils constatent que plus le désir de minceur est intense plus la fréquence des troubles du comportement alimentaire augmente. Elle est parallèle aux efforts de contrôle du poids. Dans cette population de jeunes filles, « l'idéal culturel de minceur peut favoriser indirectement les troubles du comportement alimentaire en faisant de la perte de poids l'objectif majeur dans la vie ».

En 1988, Rosen et ses collaborateurs, sur un échantillon de 85 femmes et jeunes filles américaines de 12 à 55 ans, ont constaté que 74 % d'entre elles essayaient de perdre du poids au moment de l'enquête ! Parmi elles, 75 % employaient des techniques qu'ils qualifiaient de « risquées », au nombre desquelles on pouvait trouver : l'exercice de force, « sauter » un repas, se nourrir de plats allégés uniquement, des régimes spéciaux (Weight Watchers...), la restriction des apports liquidiens, les saunas ou bains de vapeur, la diète, les vomissements provoqués, l'usage d'anorexigènes, de diurétiques ou de laxatifs... Pour les auteurs, ces méthodes doivent être considérées comme pathologiques. Plus ces femmes étaient âgées et estimaient avoir du poids à perdre, et plus ces conduites anormales devenaient fréquentes.

Nous avons vu que plusieurs dizaines de millions de personnes suivent des régimes amaigrissants et essaient de perdre du poids. Pour les auteurs américains et français, toute cette population, qui n'hésite pas à utiliser, si besoin est, un certain nombre de techniques hasardeuses, constitue ainsi un groupe à haut risque pour les troubles des conduites alimentaires. Citons parmi ces techniques : les régimes aberrants, l'usage de médicaments détournés de leurs indications médicales – notamment laxatifs et diurétiques – la désorganisation des rythmes alimentaires par la suppression de certains repas, la pratique déraisonnable des activités physiques, la cure de jeûne partiel ou total, la suppression complète de certains groupes d'aliments...

Troubles du comportement alimentaire : origine ou conséquence de la prise de poids

La question est maintenant de savoir si les désordres alimentaires sont à l'origine de la prise de poids ou si la pratique des régimes est à l'origine de ces désordres. À moins que les deux explications soient envisageables sans que la première exclue la seconde.

Parce qu'ils abandonnent leurs régimes amaigrissants et qu'ils ne parviennent pas à maigrir durablement, les gros sont facilement soupçonnés de laxisme et de faiblesse. Voyons donc maintenant comment se comportent les minces, qui eux n'ont pas de problèmes de poids mais qui doivent néanmoins s'imposer des régimes pour satisfaire des exigences de minceur liées à des traitements médicaux ou à leur activité professionnelle.

L'expérience du Minnesota

La célèbre expérience dite du Minnesota, bien qu'assez ancienne et menée en 1950 par Keys, a montré que, quel que soit le régime suivi, la restriction alimentaire sélective entraîne toujours, de la part de l'organisme, des réponses adaptatives à cette privation. Pour le démontrer, Keys a soumis 36 hommes jeunes, sans problèmes psychologiques, à la dénutrition. La ration alimentaire spontanée de ces hommes a été mesurée, puis réduite de 50 % par rapport à leur ingestion calorique antérieure. Cette expérience a duré un an, au terme duquel les volontaires ont perdu environ 25 % de leur poids initial. On remarqua un accroissement considérable des préoccupations pour la nourriture, au point que certains, à la fin de l'expérience, choisirent de se réorienter vers des métiers de l'alimentation : cuisiniers, restaurateurs. Des comportements de stockages d'aliments apparurent en même temps que de véritables compulsions. Dès qu'ils en eurent l'occasion, les sujets se mirent à manger, lors des repas, bien au-delà des quantités qu'ils avaient l'habitude de consommer avant le début de l'expérience, semblant ne plus ressentir la satiété et ne plus pouvoir s'arrêter de manger. Les troubles alimentaires étaient accompagnés de troubles psychiques : états dépressifs, irritabilité, éclats de colère, anxiété...

Ainsi, des individus parfaitement indemnes de troubles alimentaires, après quelques semaines de régime amaigrissant ont adopté des comportements très proches de ceux des obèses dont nous avons parlé.

Les diabétiques insulino-dépendants et leur régime

Les diabétiques traités à l'insuline, quant à eux, n'ont pas particulièrement de problèmes de poids. Ils doivent néanmoins veiller à maintenir un bon équilibre alimentaire pour ne pas risquer de déstabiliser leur diabète. Rydall, un chercheur canadien, a suivi pendant cinq ans un groupe de jeunes diabétiques, âgées en moyenne de 15 ans au début de l'étude. Le questionnaire qui leur a été soumis, la première année, a révélé la présence de troubles du comportement alimentaire chez 29 % d'entre elles. Pour maîtriser leur poids, elles pouvaient aussi bien avoir recours à la boulimie, la sous-alimentation, l'oubli ou le sous-dosage volontaire de leur insuline, les vomissements provoqués qu'à la prise de laxatifs. À l'exception des boulimies, ces comportements étaient adoptés dans l'intention délibérée de conserver la ligne, en dépit même du mauvais contrôle de leur diabète et de l'hyperglycémie chronique qui en résultait. À la fin de l'étude, après les cinq années d'observation, le nombre de jeunes filles présentant des troubles était passé à 45 %.

Les sportifs et leur régime

Examinons maintenant le cas des sportifs de haut niveau, qui ne sont pas non plus particulièrement gros mais peuvent avoir, pour leur sport, à subir des contraintes de poids. Ces athlètes ont été étudiés dans différentes disciplines. Voici tout d'abord, sous une forme romanesque, la description d'une crise de boulimie par Harry Crews dans *Body*. Elle porte sur un jeune culturiste, aux prises avec les exigences de son sport :

« Incapable de s'astreindre à la diète sévère de tout champion, il était devenu le roi du vomissement. [...] Non pas qu'il fût incapable de se soumettre à un régime. Il en suivait un, et régulièrement. Mais, de temps à autre, il cédait à une frénésie de sucre sous ses pires formes : barres chocolatées par douzaines, tartes aux myrtilles avec du sirop artificiel, bacs entiers de glace à la vanille et biscuits enrobés de chocolat. [...] Sitôt rentré chez lui, il déballait tout, Cellophanes, barquettes, sous-vide, et commençait d'enfourner avec des gestes et un regard absents jusqu'à ce qu'il soit plein à craquer. Alors il se levait, sortait sous le perron de derrière, et là, ouvrait la bouche et gerbait le tout au loin dans la nuit, jusqu'au dernier flot de bile parfumé au jambon fumé. Puis il regagnait son lit de champion, dormait sa nuit de champion, prenait son petit-déjeuner de champion, sans matières grasses ni sel, et s'en allait suer sang et eau sous la fonte. »

Une autre étude, réalisée en 1991 sur les jockeys de Chantilly, a montré qu'ils n'étaient que 12 % à ne pas avoir un problème de poids. Tous les autres employaient différents moyens pour contrôler leur poids : restrictions alimentaires permanentes, sauna, vomissements provoqués, prises de diurétiques. Dans le milieu des coureurs à pied, une étude, portant sur un vaste échantillon, a observé que, plus les athlètes essayaient de contrôler leur poids par des régimes, plus la fréquence des troubles du comportement alimentaire, de type boulimique, augmentait.

L'EXPÉRIENCE GARNER ET GARFINKEL

Toujours pour étayer l'hypothèse selon laquelle il suffit de vouloir maigrir pour voir se développer des troubles des conduites alimentaires, Garner et Garfinkel ont comparé un groupe de danseuses, un groupe de stagiaires mannequins et un groupe d'élèves de conservatoire de musique à un groupe d'étudiantes toutes disciplines. Les trois premiers groupes subissaient dans leurs études une intense compétition mais seuls les danseuses et les mannequins devaient répondre à une obligation de minceur pour réussir et s'imposer de contrôler leur apparence. Tous ces sujets avaient à répondre à un questionnaire d'auto-évaluation des symptômes anorexiques. Après analyse du questionnaire, 6,5 % des danseuses et 7 % des mannequins furent diagnostiquées anorexiques mentales. En revanche, les étudiantes en musique ne différaient en rien du groupe des étudiantes.

Pour ce qui est du milieu de la danse, on estime, à partir de plusieurs enquêtes, que 15 à 30 % des futures ballerines auraient des comportements alimentaires proches de ceux des anorexiques ou des boulimiques. La plupart d'entre elles sont en état de restriction alimentaire chronique.

76 % des danseuses mangent moins de 85 % des apports énergétiques admis, 40 % moins de 66 %, et 20 % moins de 50 %, et cela malgré une activité physique intense d'environ 6 heures par jour. À dépenses énergétiques équivalentes, certaines s'astreignent à manger deux ou trois fois moins qu'un athlète d'endurance.

Il n'y a donc pas que les gros qui ont des difficultés à suivre leur régime. On peut dire que tous ceux qui sont conduits à contrôler leur poids en rencontrent à un moment ou à un autre. Si l'exigence de minceur est impérieuse et oblige le patient à maintenir son poids coûte que coûte, la structure psychique est ébranlée et cela se traduit par l'apparition de troubles psychologiques. Si, au contraire, l'exigence de minceur est moins forte, pour protéger son équilibre mental, le patient préfère abandonner le régime. Mais il est aussi possible que, après de multiples tentatives échouées, la structure psychique de l'individu soit bouleversée et que, de surcroît, face à ses difficultés, il renonce à poursuivre son régime. Il cumulera alors les complications psychologiques et somatiques des régimes, ce que nous avons désigné sous le terme de diétopathie.

La théorie de la restriction alimentaire

Foreyt, dans l'un de ses travaux, confirme, comme beaucoup d'autres, qu'il n'a observé aucune différence entre les sujets obèses et non obèses en ce qui concerne la fréquence des troubles psychiques. Toutefois, ces troubles étaient relevés beaucoup plus souvent chez ceux qui suivaient des régimes à répétition et dont le poids ne cessait de varier. Et ils étaient également plus fréquents chez les gros dont le poids oscillait que chez les gros dont le poids était stable. Autrement dit, il semble que les troubles psychologiques observés soient davantage liés aux fluctuations pondérales qu'au poids lui-même.

Dans la théorie de la restriction alimentaire soutenue par Herman et Polivy, c'est la restriction volontaire, dans l'espoir de perdre du poids ou de ne pas en prendre, qui rendrait les obèses différents sur le plan psychologique. L'état de privation qu'ils s'imposent les rendrait plus vulnérables et sensibles aux stimulations extérieures. Cet état les contraint à devoir lutter en permanence contre leurs sensations de faim et de satiété et les oblige à ne pas en tenir compte. Les efforts qu'ils produisent pour réussir à les ignorer ne les conduisent en fait qu'à rendre la nourriture de plus en plus obsessionnelle.

> Henriette, 54 kg, 167 cm : « Je prie souvent le Bon Dieu de me donner la force de ne plus penser à la nourriture mais comme je prie souvent, à chaque fois que je prie je pense à manger. »

Selon eux, la restriction alimentaire s'accompagne d'une dichotomisation des aliments. Ceux-ci se divisent alors en aliments autorisés et aliments interdits. L'addition d'une alimentation obsessionnelle et d'interdits alimentaires aboutira inévitablement à des pertes de contrôle. Nous reviendrons sur ce sujet dans *La théorie des écarts* (page 87). Au terme de ce chapitre, nous voyons que les différentes méthodes utilisées jusqu'à présent pour perdre du poids n'ont pas démontré leur efficacité, car toutes, et rien ne sert de se le dissimuler, finissent par être abandonnées. Les régimes amaigrissants, qui restent la méthode de choix, peuvent, quant à eux, être tenus pour responsables de nombreuses complications physiques et psychologiques qui n'ont pour effet que d'augmenter la surcharge pondérale. Malgré cela, ils restent la méthode la plus employée et conduisent certains individus à faire fortement varier leur poids.

Étant donné la fréquence élevée de reprise de poids après chaque régime, s'il se confirmait que cette pratique a des effets médicaux ou psychosociaux néfastes, cela signifierait que les millions d'individus actuellement au régime sont en train de nuire à leur poids et à leur santé.

LES TROUBLES DU COMPORTEMENT ALIMENTAIRE

Pour conclure quant aux responsabilités des régimes sur la genèse des troubles du comportement alimentaire, je propose de distinguer plusieurs cas de figure :

- Certaines personnes peuvent présenter des désordres alimentaires mais ne pas avoir de préoccupations pondérales. Soit que leur poids paraisse objectivement acceptable, soit qu'il leur semble modérément élevé mais ne motive pas une décision de le faire baisser.
- Parmi ces personnes, certaines peuvent devenir préoccupées de leur poids et décident d'entreprendre un régime amaigrissant. Il faut craindre que leurs désordres alimentaires ne s'amplifient et, par conséquent, que leur poids n'augmente.
- Enfin, certaines personnes peuvent avoir des préoccupations pondérales mais ne pas présenter de désordres alimentaires. La pratique d'un régime amaigrissant pourra faire surgir des troubles comportementaux liés au régime lui-même ou parce qu'il joue le rôle d'un révélateur. Ainsi d'après Hilde Bruch, psychanalyste et célèbre spécialiste des désordres alimentaires, beaucoup d'anorexiques et de boulimiques le sont devenus en commençant un simple régime, qui a ensuite évolué et a constitué la porte d'entrée dans leur maladie.

En guise de conclusion de cette première partie, que pouvons-nous retenir ?

L'obésité nous est actuellement présentée comme un véritable fléau. On nous la désigne comme le problème numéro un de santé publique, on nous parle d'épidémie mondiale, de catastrophe planétaire. Pour y remédier, l'ONU a pris la décision de mettre sur pied une *Task Force*, force d'intervention mondiale, réunissant les plus grandes sommités en la matière. La peste et la variole n'ont pas mobilisé autant d'énergies. Un discours catastrophique formulé dans un langage de guerre se répand partout depuis le milieu médical et gagne le public.

Sommes-nous réellement à la veille d'un si grand cataclysme ? S'il est vrai que certains pays sont plus touchés que d'autres, qu'en est-il réellement en France ?

L'obésité simple (Indice de masse corporelle > 30) ne touche que 6,3 % des hommes et 6,8 % des femmes, auxquels il faut ajouter ceux qui présentent un surpoids modéré. Au total, un homme sur trois et une femme sur cinq.

Depuis 10 ans, les enquêtes nationales ont montré que le poids moyen des Français évoluait plutôt vers un léger amincissement et que le nombre de personnes présentant un surpoids était également en légère régression (– 2,6 % pour les femmes et – 1,9 % pour les hommes).

En revanche, deux types d'obésité se développent de façon préoccupante : l'obésité infantile et l'obésité massive (Indice de masse corporelle > 40). Par ailleurs, sur une plus longue période – un siècle –, le poids moyen, si l'on tient compte de la taille, semble aussi se maintenir.

Les habitudes alimentaires des Français, quant à elles, semblent progressivement évoluer vers les objectifs nutritionnels qu'ont établi les médecins et les scientifiques. Les apports énergétiques ne cessent de diminuer ; ils ne sont plus que les deux tiers de ce qu'ils étaient il y a un siècle. Depuis 20 ans, la part des graisses a diminué de 4 % alors qu'elle n'avait cessé d'augmenter depuis la fin du XVIIIe siècle. Récemment, la consommation d'alcool a aussi diminué. La structure des repas, mis à part dans quelques groupes sociaux tels que les étudiants, les célibataires et les jeunes couples, se maintient et perpétue un modèle traditionnel auquel la plupart des gens restent encore attachés. Pourtant, la réduction des apports alimentaires ne semble pas pouvoir compenser la réduction des dépenses énergétiques consécutives à l'évolution des modes de vie dans nos sociétés modernes. Même le développement des pratiques sportives est impuissant à compenser ces pertes.

Dans le même temps, 70 % des Français ont déjà suivi un régime au cours de leur vie, soit 25 millions d'adultes, et 30 % des femmes s'imposent en ce moment même une restriction alimentaire.

Aux États-Unis, il s'agit de 80 millions de personnes actuellement au régime. Alors que seulement 20 à 30 % de notre population présente réellement un surpoids, dans certains groupes le nombre de personnes estimant avoir du poids à perdre atteint le chiffre effarant de 75 %. Si les deux tiers des Français ont voulu à un moment ou un autre maigrir alors que moins d'un tiers présente un vrai surpoids, la faute en incombe à l'amincissement de l'idéal corporel. En réalité, depuis un siècle ce ne sont pas les Français qui ont grossi mais c'est le corps idéal qui n'a cessé de maigrir. Au point qu'il existe aujourd'hui un écart de presque 15 kg entre le poids moyen et celui correspondant à l'idéal de beauté. L'inaccessibilité de cette exigence corporelle impose à la plupart d'entre nous la pratique de régimes destinés à nous maintenir à un poids inférieur à notre poids physiologique. Une autre conséquence de ce décalage entre notre corps imaginaire et notre corps réel est que la plupart d'entre nous sont incapables aujourd'hui de porter une appréciation raisonnable sur leur propre poids. Même les minces se trouvent encore gros.

En dernier lieu, il se trouve que les régimes, en tout cas tels qu'ils sont prescrits, n'ont pas permis à ceux qui les ont suivis de maintenir durablement le poids qu'ils avaient perdu. Non seulement les méthodes employées se sont révélées inefficaces mais elles semblent aujourd'hui avoir aggravé les problèmes de poids de ceux qui s'y sont soumis et généré des troubles du comportement alimentaire quasi constants qui ont largement contribué à cette aggravation. Au point que l'on peut maintenant se demander, sans plus faire sourire personne, si les régimes amaigrissants ne font pas grossir. Il n'est plus actuellement concevable d'affirmer que ces difficultés à maigrir ne concernent que des gros à qui l'on prêterait une volonté défaillante. Tous les groupes qui, par nécessité ou pour les besoins d'une expérimentation, ont suivi des régimes amaigrissants ont fini par les abandonner, et presque toujours cet abandon était associé à des compulsions alimentaires. Les gros, les sportifs, les mannequins, les diabétiques et même les biens portants ont tous montré que les régimes qui leur avait été prescrits ne pouvaient être suivis au-delà d'une certaine période. Aujourd'hui, il est démontré que ces pratiques aboutissent à l'effet inverse de celui qui est recherché. Il n'est donc plus possible de continuer à faire mal sous prétexte que l'on ne sait pas faire autrement.

Après avoir tempéré le discours catastrophique sur l'obésité, il n'en demeure pas moins que le surpoids et l'obésité occasionnent une réelle souffrance physique et psychique et qu'il faudra, d'une part, essayer d'aider à maigrir ceux qui en ont besoin et, d'autre part, aider à en sortir ceux qui sont tombés dans le piège des régimes. Il nous reste donc à comprendre en quoi la pratique des régimes amaigrissants est dangereuse pour le poids, pourquoi elle est impuissante à maintenir la perte de poids obtenue dans un premier temps et pourquoi les troubles du comportement alimentaire, et notamment les compulsions, sont toujours associés aux restrictions alimentaires.

Le mangeur est unique

PARTIE 2

DIS-MOI CE QUE TU MANGES...

1 Chaque mangeur est unique

Chaque personne détermine ce qui est bon pour elle. Et l'on commettrait une grave erreur en imaginant qu'un individu choisit ses aliments au hasard et qu'il accepterait de manger n'importe quelle nourriture, fût-ce avec la promesse de perdre du poids. Il est aujourd'hui couramment admis que les goûts alimentaires d'un adulte ont été appris au cours de sa vie avec beaucoup de patience et d'efforts, même s'ils sont inconscients. Et l'on peut admettre que le comportement alimentaire d'un être humain constitue pour lui la plus grande entreprise d'adaptation à son environnement. Son goût, ses préférences se formeront très tôt, dès les premiers jours de sa vie, et continueront à se transformer au fil de ses expériences alimentaires. Ils seront le résultat d'événements multiples et complexes qui aboutiront à la formation d'un répertoire alimentaire unique ; celui-ci désignera l'ensemble des « aliments qu'il aime manger » et contribuera à identifier cet individu.

Pour qu'un aliment soit retenu dans ce répertoire, il faudra bien sûr que sa composition corresponde aux besoins du corps mais aussi qu'il soit disponible en quantité suffisante et, surtout, qu'il soit jugé bon à manger. Certains aliments largement consommés dans d'autres parties du monde semblent pour nous parfaitement incomestibles. Les insectes, par exemple, qui pourraient être une source de protéines et donc satisfaire nos besoins biologiques, ne font pas partie de notre répertoire culturel. Il faudra donc que l'individu, en fonction de ses références culturelles et morales, de son vécu, pense qu'il peut le manger. Comme le disait Claude Levi-Strauss, pour qu'un aliment devienne « bon à manger », il devra avant tout être « bon à penser ».

C'est ainsi que l'expression « dis-moi ce que tu manges, je te dirai qui tu es » trouve sa pleine justification dans le fait que l'étendue des différences est telle entre les mangeurs qu'il n'existe pas deux personnes possédant la même manière de manger. Si nous en avions les moyens, nous dessinerions une véritable carte d'identité du mangeur sur laquelle nous pourrions imprimer son comportement alimentaire, aussi fidèle et unique que ses empreintes digitales.

Chaque société se définit par ce qu'elle mange

Existe-t-il une activité humaine plus naturelle, banale et quotidienne que celle de manger ? Et pourtant, derrière ce geste qui semble tellement aller de soi se dissimule la plus grande complexité du monde. Même si parfois on l'oublie, manger a déterminé, par exemple, le développement de toutes les sociétés organisées, depuis leur origine. Dès lors qu'un groupe humain est constitué pour produire de la nourriture se pose la question du partage de celle-ci et de l'art de la consommer. Lorsque les hommes des cavernes se sont regroupés pour chasser ensemble, il a bien fallu ensuite décider à qui reviendraient la cuisse et l'épaule du mammouth.

Bien que la biologie conditionne les besoins des individus, ce sont la culture et les valeurs morales qui déterminent ce que nous mangeons réellement. Les goûts alimentaires ne sont, eux, que leur résultante et varient d'une société à l'autre et d'une époque à l'autre. C'est ainsi que parmi l'infinie variété des aliments comestibles chaque culture ne retient finalement qu'une toute petite partie pour son répertoire alimentaire et considère ceux qu'elle écarte comme inconsommables. Les gens, le plus souvent, adorent leurs aliments habituels et rejettent la nourriture des autres. Celle-ci sera toujours considérée avec suspicion car la consommation de ces aliments au goût inconnu laisse planer une incertitude quant aux conséquences de leur ingestion. Et c'est ainsi que chaque société pourrait se définir par ce qu'elle accepte et refuse de manger. Comment l'homme sélectionne-t-il ses aliments et connaît-il la quantité qu'il lui faut en manger ? Pourquoi éprouvons-nous du plaisir à manger comme nous mangeons et pourquoi sommes-nous si réticents à changer nos habitudes ?

La formation du goût

DÉFINITION *du goût*

Ce que l'on désigne généralement sous le terme goût est, en vérité, bien plus que les seules sensations gustatives. On pourrait ainsi définir le goût : *ensemble de tous les événements permettant de reconnaître un aliment*. Les sensations gustatives sont, quant à elles, par commodité, réduites à seulement quatre saveurs : le salé, le sucré, l'amer et l'acide. Et l'homme a rarement la possibilité d'expérimenter les sensations gustatives seules. Pour les isoler, on doit recourir à un petit artifice qui consiste à injecter un léger courant d'air dans les fosses nasales qui permettra de neutraliser les odeurs venues de la bouche par l'arrière-gorge. Car, en réalité, 90 % de ce que l'on appelle le goût n'est que de l'olfaction rétro-nasale (1). La perception de ces sensations gustatives n'a rien d'universel. Il faut, au contraire, souligner leur grande disparité d'une personne à une autre. On a montré que les seuils de perception de l'amer ou du sucré pouvaient varier de un à cinq cents. Ainsi, « une solution perçue comme tout juste sucrée ou amère, par exemple, par un sujet, devrait être cinq cents fois plus concentrée pour le voisin, afin qu'il la perçoive à son tour comme tout juste sucrée ou amère (2) ». Ou encore, si une personne met trois sucres dans son café et une seconde n'en met qu'un demi, ce n'est pas obligatoirement que l'une l'aime plus sucré que l'autre, cela peut résulter d'une différence de perception de la saveur sucrée. De la même façon, certains produits sont décrits comme étant amers par la plupart des personnes et sucrés par d'autres. On pensait jusqu'il y a peu que ces sujets atypiques se « trompaient », on sait maintenant qu'ils sentent autre chose (3). Finalement, ce que l'on appelle communément le goût résulte plutôt d'un ensemble de sensations qui définissent les qualités organoleptiques de l'aliment : l'odeur, la saveur, le bruit, la consistance, la température... même la vue. Ne dit-on pas en regardant des images de plats appétissants qu'ils ont « l'air » bons ? On a montré que la couleur de la lumière pouvait modifier la perception du goût de la pomme. La pomme est perçue plus sucrée quand l'éclairage est rouge et plus acide quand l'éclairage est vert. La perception redevient habituelle sous l'effet d'une lumière blanche. Cependant, ces perceptions sont incommunicables. Il existe, par exemple, plusieurs milliers d'odeurs et seulement quelques dizaines de mots pour les décrire. Par ailleurs, ce qui pour l'un peut avoir une odeur de framboise aura pour l'autre une odeur de peinture selon l'association qu'il fera entre l'odeur qu'il perçoit et son vécu. Cette pauvreté du vocabulaire et la très grande diversité des perceptions font qu'il est très difficile à deux personnes d'échanger ce qu'elles ressentent. Ce que ressent l'une évoque rarement la même chose pour la seconde. Enfin, à côté des qualités organoleptiques des aliments, il existe une autre composante essentielle du goût : la valeur affective et symbolique qui lui est associée. Mais nous reviendrons sur ces aspects fondamentaux du goût.

ÉVOLUTION *des goûts*

Avant la naissance

Les premières cellules du goût apparaissent dès la quinzième semaine de gestation. Leur nombre augmente progressivement pendant la vie fœtale puis reste constant de la naissance à l'âge adulte. On peut donc concevoir

1. Mac Léod, 1993.
2. Chiva, 1992.
3. Faurion, 1993.

que le fœtus soit déjà sensible aux caractéristiques chimiques de son environnement, en tout cas au cours des derniers mois de la gestation. Les composants aromatiques du régime alimentaire de la mère pourraient être transférés du plasma maternel au plasma fœtal puis, après passage de la barrière placentaire, atteindre les bourgeons du goût du fœtus. C'est ainsi qu'un clinicien britannique a relevé que le liquide amniotique des femmes indiennes était parfois imprégné de l'odeur du curry.
On a montré que, dans les dernières semaines avant la naissance, le fœtus pouvait percevoir des goûts s'exprimant dans le liquide amniotique. Par exemple, la perfusion d'une solution sucrée chez la mère peut provoquer la perception d'un goût sucré chez le fœtus. À cette occasion, les mouvements de déglutition s'accélèrent et il arrive parfois qu'on le surprenne à sourire. On peut donc se demander si une part de nos préférences alimentaires ne s'expliquerait pas par les choix alimentaires de notre mère, effectués avant même notre naissance, qui imprimeraient ainsi une marque aromatique spécifique et personnelle au liquide amniotique.

À la naissance

À la naissance, les goûts sont relativement universels. Le nouveau-né éprouve du plaisir pour le goût sucré et du déplaisir pour le goût amer. En 1979, Steiner a bien montré que des nouveau-nés, âgés de moins de douze heures, qui n'avaient encore goûté aucun aliment manifestaient leur plaisir par des expressions souriantes quand on déposait sur leur langue des solutions sucrées et leur déplaisir par des grimaces quand on leur proposait des solutions amères. Ces mimiques universelles, présentes chez tous les nouveau-nés, traduisent dès la naissance des goûts qui seraient génétiquement programmés. Ces mêmes goûts sont présents dans toutes les espèces, du protozoaire aux primates.
Cette préférence pour les saveurs sucrées et cette aversion pour les saveurs amères ont sans doute joué un rôle capital dans le développement et la survie de l'espèce humaine et des autres espèces animales. La plupart des aliments sucrés sont riches en source d'énergie et deviendront, grâce à leur saveur, rapidement identifiables par le mangeur, qui ensuite les inclura dans son répertoire alimentaire. Cette saveur deviendra pour lui le signe de reconnaissance d'aliments qui lui permettront de survivre. Au contraire, la saveur amère est plus souvent l'apanage de substances alcaloïdes ou toxiques dangereuses pour la santé. En associant le goût amer à des aliments dangereux, le mangeur apprendra à les éviter et augmentera ainsi ses chances de survie. On pense que l'évolution des espèces a largement favorisé la sélection d'individus génétiquement dotés d'une aversion pour les saveurs amères. Les espèces ayant une attirance pour l'amer avaient peu de chances de survivre et d'assurer leur descendance. Ainsi, dès la naissance, ces informations affectives assureront la protection de l'individu en le rendant capable d'opérer les choix les plus judicieux. Puis, soumis aux influences familiale, sociale et biologique, le goût, rudimentaire,

commence à se transformer pour devenir, à l'âge adulte, d'une surprenante diversité. Progressivement, les goûts de l'enfant se modifieront. Il pourra même apprendre à apprécier les saveurs amères et à se détourner des saveurs sucrées. Si, au départ, le goût salé et le goût sucré sont génétiquement programmés, tous les autres goûts sont appris. L'enfant ne sait pas à l'avance ce qui est bon pour lui. Il a tout à apprendre et doit le découvrir petit à petit. Son seul guide sera le plaisir qu'il éprouvera à la consommation des aliments et qui lui permettra à la fois de les sélectionner et d'en déterminer les quantités nécessaires.

TOUS LES GOÛTS *seront appris*

Comment va-t-il apprendre ? Comment va-t-il forger son jugement ? Tout d'abord en regardant et en imitant. Ensuite en se laissant guider par son plaisir ou par son déplaisir.

Très tôt, en fonction des aliments qu'ils jugent bons pour eux-mêmes et de ceux qu'ils jugent bons pour leurs enfants, les parents opéreront parmi les produits « consommables » une sélection qu'ils proposeront à leur progéniture. Mais, en même temps et à leur insu, ils donneront l'exemple de leurs propres goûts et manières de manger. En France, les parents vivent avec l'idée que la cervelle d'agneau est bonne pour la santé des enfants. Elle contient du phosphore qui développerait l'intelligence. Même les pédiatres la recommandent. Cependant, les adultes en consomment rarement eux-mêmes. Pourquoi la plupart des enfants nourris à la cervelle d'agneau finissent-ils par l'écarter de leur répertoire alimentaire lorsqu'ils deviennent adultes ? On peut se demander si les réticences des adultes pour cet abat ne sont pas ressenties par le jeune enfant qui, n'en percevant pas la charge positive pour son modèle parental, éprouve des difficultés à l'intégrer à son répertoire alimentaire. Il est difficile de faire apprécier durablement à ses enfants des aliments que l'on n'apprécie pas soi-même. Les personnes qui ne consomment pas de légumes auront des difficultés à convaincre leurs enfants d'en manger. Ceux-ci comprendront difficilement que ce qui n'est pas bon pour leurs parents soit bon pour eux. Le discours bienveillant que les parents tiennent à leurs enfants sur les légumes résistera mal à ce que les parents peuvent signifier inconsciemment à leur progéniture. Il est d'ailleurs habituel de constater que, en général, les enfants n'expriment que peu d'intérêt pour la consommation de légumes. La plupart des enquêtes de préférences alimentaires l'ont largement confirmé dans de nombreux pays. À tel point que l'on considère le rejet des légumes comme un comportement normal chez l'enfant. Il est possible que sa préférence pour les aliments sucrés et son manque d'attirance pour les aliments à la saveur peu prononcée s'expliquent par le fait que l'enfant a des besoins énergétiques élevés. Son goût le portera « naturellement » à choisir des aliments à plus forte densité énergétique et correspondant mieux à la satisfaction de ses besoins de croissance.

Son goût pour les légumes, aliments moins énergétiques, n'apparaîtra qu'à un stade ultérieur de son développement.

Tout naturellement, l'enfant, en quelque sorte spectateur de sa famille, la regardera agir et souhaitera l'imiter. En cherchant à adopter les comportements familiaux, il aspire à s'intégrer au cercle familial et à accéder au monde des adultes. Il s'agit d'un processus d'identification capital dans le développement de sa personnalité. Sans s'en rendre compte, par la simple valeur éducative de l'observation, l'enfant s'approprie des comportements, intériorise des goûts et éprouve le sentiment d'appartenir à une communauté culturelle. On comprend combien il est primordial pour l'enfant de participer aux repas familiaux et d'être présent, dès que possible, à la table commune.

LA CONSOMMATION DU PIMENT AU MEXIQUE

Au Mexique, donc, les jeunes enfants ne sont jamais obligés de manger les plats pimentés préparés pour le reste de la famille. Le plus souvent, la mère leur prépare des plats moins forts ou sans piment qu'ils pourront manger sans se faire de mal. C'est en côtoyant le piment qu'ils se familiariseront avec lui. Avec le temps, observant ses parents, l'enfant consommera progressivement des préparations de plus en plus fortes, jusqu'à pouvoir partager la cuisine familiale. C'est à ce moment qu'il éprouvera le sentiment de s'intégrer à la communauté des adultes. En épousant les saveurs pimentées, caractéristiques de son groupe culturel, l'enfant construit son identité et son sentiment d'appartenance.

C'est par ce processus d'observation et d'identification que le jeune adulte s'habitue progressivement à tolérer des saveurs plus difficiles et plus marquées pour lesquelles il pouvait, à l'origine, éprouver une grande aversion. C'est ainsi que plus tard il acceptera et même réclamera des aliments amers, pimentés ou des boissons alcoolisées. Le simple fait de voir et d'être mis en présence d'un produit de façon répétée, même sans le goûter, permet de le rendre familier et facilite son acceptation en tant qu'aliment [1].

Il est courant, pour illustrer ce phénomène, de citer l'exemple de l'apprentissage de la consommation de piment au Mexique, décrite par le psychologue Paul Rozin *(voir encadré ci-contre)*. Le piment ne constitue pas une saveur dans le sens strict du terme, mais stimule des terminaisons nerveuses libres qui occasionnent une véritable sensation douloureuse. C'est pourquoi la plupart des espèces animales et des très jeunes enfants en évitent la consommation.

Il faut bien faire remarquer que les sensations douloureuses provoquées par le piment persistent tout aussi longtemps que dure sa consommation. Il n'y a pas, comme on pourrait le croire, d'accoutumance, dans ce sens qu'il n'y a pas de réduction des sensations douloureuses. C'est seulement le sentiment d'appartenance à son groupe culturel qui permettra à l'enfant de surmonter ces sensations pénibles, qui, elles, resteront toujours présentes. On comprend, dans cet exemple, comment une aversion naturelle,

1. Chiva, 1997.

biologiquement déterminée, s'efface devant les dimensions culturelle et identitaire de l'alimentation.

Pour l'enfant, une seconde manière d'apprendre consiste à observer d'autres enfants, du même âge ou plus âgés que lui, qui constituent pour lui d'autres modèles à imiter et auxquels il cherchera à s'identifier. Ce phénomène est bien connu et permet d'expliquer de nombreux comportements. Notamment, la consommation de tabac, les goûts vestimentaires ou le langage.

Il semble même que ce second processus d'apprentissage soit plus déterminant dans la mise en place des goûts alimentaires que l'influence familiale. On a d'ailleurs récemment montré qu'un enfant pouvait modifier ses goûts au contact d'autres enfants. Il suffit pour cela de mettre pendant plusieurs jours un enfant présentant peu de goût pour un aliment donné à la table d'enfants de son âge ou légèrement plus âgés et qui apprécient cet aliment pour observer que, au terme de l'expérience, l'enfant a appris à aimer l'aliment qu'auparavant il évitait [1].

Ainsi, l'enfant par ses efforts de socialisation en arrive à transformer les goûts transmis par le modèle parental. Il s'agit, là encore, d'un processus essentiel qui contribue à la construction de la personnalité de l'enfant. Le phénomène d'identification familiale, s'exprimant tout d'abord sur un mode fusionnel, laisse dans un second temps la place à un besoin de se démarquer des membres de la famille. Le jeune enfant affirme au sein de son clan des préférences qui le distinguent et lui permettent de s'individualiser et de se situer par rapport à lui.

4 Préférences et aversions

Il n'est bien sûr pas suffisant qu'un aliment soit présenté par la famille ou les copains d'école pour être jugé digne de figurer dans notre répertoire alimentaire. D'autres considérations entrent en jeu. Nous n'aimons pas tout ce qu'aiment nos parents et nous ne détestons pas tout ce que détestent nos amis. Face à un aliment, nous nous posons deux questions essentielles : Qu'est-ce ? Ai-je du plaisir à en manger ?

DÉFINITION

Un aliment ne se caractérise pas, pour nous, par sa composition nutritionnelle. L'humanité a très bien survécu jusqu'à ce jour sans savoir que les pâtes apportaient des glucides complexes et les carottes de la vitamine A. En revanche, l'aliment a un goût. Et, comme nous l'avons souligné, il faut entendre ce terme dans son acception la

1. Birch, 1980.

plus large, avec la totalité des sens, qui permettront son identification ainsi que la valeur affective et symbolique que nous lui affectons. La vue nous renseigne sur l'aspect, l'ouïe et les récepteurs mécaniques nous renseignent sur la consistance, les récepteurs gustatifs sur la saveur, les récepteurs olfactifs sur l'odeur, les récepteurs thermiques sur la température… Au bout du compte, nous sommes capables de dresser une véritable image sensorielle. La tomate, par exemple, devient un aliment rouge et rond, croquant à l'extérieur, mou à l'intérieur, comprenant de petites particules plus dures, discrètement sucré, etc. Chaque aliment possède ainsi une sorte de carte d'identité sur laquelle sont consignés tous les effets qu'il produit sur nos sens. Mais pour notre cerveau, chaque image sensorielle est associée à une autre image, biologique cette fois. Grâce à tous les sens, stimulés par la présence de l'aliment, le cerveau peut le reconnaître et l'associer à sa composition nutritionnelle. Celle-ci a été apprise lors des ingestions précédentes. L'organisme possède une mémoire dans laquelle il a enregistré qu'un aliment rouge, rond, discrètement sucré, croquant à l'extérieur, mou à l'intérieur et comprenant des petites particules dures apporte beaucoup d'eau, de petites quantités de glucides, de vitamines et de minéraux. Inconsciemment, nous connaissons la composition exacte de cet aliment. Nous l'avons expérimenté et mémorisé à la manière d'une table de composition des aliments. Bref, nous avons appris et sommes désormais capables de l'identifier et de savoir, inconsciemment, ce qu'il contient.

AI-JE DU PLAISIR *à manger ?*

Nous prenons du plaisir à manger nos aliments familiers. Mais quelle est donc la raison de ce plaisir ? En premier lieu, nous apprécions un aliment s'il permet la satisfaction biologique de nos besoins. Mais ce critère se révèle bien insuffisant pour expliquer ce que nous mangeons car la totalité des aliments apporte des nutriments qui pourraient participer à la couverture de nos besoins. Cependant, pour un apport nutritionnel équivalent, selon, par exemple, notre origine géographique, nous marquerons plutôt une préférence pour les pâtes, le riz ou la patate douce. Bien que le riz et les pâtes soient nutritionnellement très proches, il serait insensé de vouloir imposer les spaghetti italiens aux Chinois ou le riz cantonais aux Italiens comme plats traditionnels nationaux. De même, bien que l'orange et le pamplemousse possèdent des compositions presque identiques et satisfont donc les mêmes besoins biologiques, certaines personnes adoreront pourtant la première et détesteront le second. Le plaisir que nous éprouvons n'est donc pas seulement lié à des considérations physiologiques. Il fait également intervenir un critère autrement plus déterminant, qui est la valeur affective que nous attribuons à l'aliment.

Nous sommes finalement victimes d'un effet d'illusion de notre conscience qui nous fait confondre l'objet et le sens que nous lui donnons, et cela aboutit à la conviction que le plaisir que nous prenons à manger provient de la composition de nos aliments.

Alors qu'en fait il n'existe pas, intrinsèquement, de bons ou de mauvais aliments, mais seulement des aliments pour lesquels nous ressentons ou ne ressentons pas de l'amour. Ces valeurs affective et symbolique de l'aliment introduisent une nouvelle dimension dans le goût de celui-ci. Un aliment n'a pas seulement bon goût du fait de ses qualités sensorielles mais autant du fait de tout le bien que nous pensons de lui. On comprend ce que la relation qui nous unit à notre nourriture pourra avoir d'unique et d'irremplaçable. Et donc les difficultés que renferment tous les régimes amaigrissants fondés sur des considérations strictement diététiques.

Nous n'acceptons de manger que les aliments que nous aimons. C'est-à-dire les aliments dont nous pensons du bien et pour lesquels nous éprouvons de l'amour. Et c'est seulement après que nous pouvons les trouver bons. Ce n'est jamais le contraire. Ce n'est pas parce qu'un aliment est bon que nous l'aimons.

Le plaisir lié à la satisfaction des besoins

En fonction de ses besoins l'organisme apprendra donc à sélectionner des aliments et des préférences ou des aversions pourront se développer. À ce titre, certaines expériences menées sur les animaux sont tout à fait édifiantes.

Les préférences

Si l'on soumet des rats à un régime carencé en protéines, spontanément, par la suite, quand ils auront le choix, ils se dirigeront vers les aliments apportant des protéines. La même expérience peut être répétée en infligeant des carences beaucoup plus spécifiques : en acide aminé, vitamine ou sel minéral. L'animal prend du plaisir et trouve bons les aliments qui lui apportent le nutriment qui lui fait défaut. Chose importante, son goût pour cet aliment persistera bien au-delà de la réparation de cette carence. On a ainsi créé durablement une préférence alimentaire. Il a même été possible, grâce à des protocoles de conditionnement, de transformer des aversions en préférences. Par exemple, les animaux détestent tous l'eau acide et préfèrent naturellement l'eau pure. Après consommation d'un régime carencé en zinc, ils finissent tous par préférer l'eau acide si celle-ci leur apporte le zinc qui leur manque. De la même manière, chez l'homme qui présente une insuffisance surrénale on constate une attirance étonnante pour la réglisse. Ce produit contient des substances qui corrigent les troubles dont souffrent ces personnes. Celles-ci ressentent alors un grand plaisir à consommer des aliments pour lesquels elles pouvaient n'avoir jusqu'alors qu'indifférence. Soudainement, la réglisse deviendra pour elles un aliment recherché et qui aura « bon goût ». De même, au cours d'un régime hypoglucidique, pouvons-nous décider de nous priver pendant plusieurs semaines de féculents. Si d'aventure on nous présente un délicieux plat de pâtes, à sa simple vue nous éprouverons un plaisir intense. Et nous en consommerons aussi longtemps que ce plaisir sera ressenti. Par ce message le cerveau nous fait savoir que notre organisme est en état de manque et que nous devons reconstituer les stocks de glucides épuisés.

Les aversions

À l'opposé, il est également possible d'inverser une préférence si la consommation de l'aliment n'apporte plus ce que l'on en attend. Ainsi, chez les animaux le goût inné pour le sucré ne se maintient que s'il correspond à un apport d'énergie. En remplaçant le sucre par de la saccharine, on assiste progressivement à une extinction du goût pour le sucré.

Le plaisir lié à la valeur affective de l'aliment

Nous avons vu que, au-delà de ses qualités organoleptiques, le facteur déterminant la sélection d'un aliment est la valeur affective que nous lui attribuons. Un aliment est bon parce que nous l'aimons. Mais, en réalité, ce n'est pas lui que nous aimons, ce sont les pensées et les souvenirs auxquels nous l'associons qui nous le rendent agréable et nous le font choisir.

> Marie-Claire adore les fraises. Elle se souvient que chaque année, quand elle était enfant, son grand-père qui vivait à la campagne et qui cultivait son jardin mettait de côté pour elle la première fraise de la saison. Elle en a conservé un amour immodéré pour ce fruit. Elle le mange aujourd'hui en se rappelant son enfance et son grand-père.

Les aliments dont la consommation est associée à un contexte agréable deviennent bons. Tandis que ceux qui évoquent des circonstances pénibles sont jugés mauvais et évités. Par exemple, si l'on propose un aliment nouveau à un animal, puis qu'on le rende malade par l'injection d'un produit toxique, il évitera de consommer une nouvelle fois cet aliment, développant pour celui-ci une véritable aversion. Instinctivement, l'animal établit une relation entre ce qu'il vient de manger et les malaises dont il est victime. Fait essentiel, cette aversion peut apparaître même si les troubles surviennent plusieurs heures après ingestion de l'aliment. L'intérêt de ce phénomène est évident pour la survie de l'animal puisqu'il sera capable par la suite d'éviter de consommer cet aliment, même si les manifestations toxiques n'apparaissent qu'après un délai qui aurait pu rendre difficile l'établissement de cette relation. Ce processus aversif est tellement efficace qu'il suffit parfois d'une seule mauvaise expérience pour que l'animal évite définitivement cet aliment. On observe le même phénomène chez les patients cancéreux traités par chimiothérapie. Cette dernière occasionne fréquemment des nausées qui provoquent des aversions pour les aliments habituels. Car, inconsciemment, le patient rend ses aliments habituels responsables des troubles dont il souffre et refuse ensuite de les consommer. Cette perte d'appétit entraînant perte de poids et affaiblissement supplémentaire du patient. Très astucieusement, on a pu contourner cet inconvénient en leur proposant de manger après la chimiothérapie un

aliment inconnu d'eux qui occupait donc le rôle de bouc émissaire et concentrait la responsabilité des nausées sur lui, laissant ainsi intact l'appétit pour les autres aliments [1].
Un autre exemple est celui des enfants que l'on force à terminer un plat qu'ils n'apprécient pas en leur promettant un dessert en récompense de leurs efforts. Bien sûr, l'aliment peu apprécié sera consommé en plus grande quantité, mais il deviendra de plus en plus aversif. Tandis que celui qui sert de récompense deviendra de plus en plus désirable. « Finis ta soupe, tu auras du dessert » pourrait bien avoir l'effet inverse de celui qui était attendu. Au cours de cette petite scène de famille, la soupe se chargerait d'une connotation négative car elle était associée à un marchandage tandis que le dessert se chargerait d'une connotation positive car il était valorisé par son statut de récompense.

Le plaisir lié à la valeur symbolique des aliments

Les aliments n'ont pas seulement une valeur biologique et affective, ils possèdent aussi une dimension symbolique qui influencera le goût que nous avons pour eux, car cette dernière modifie ce que nous pensons de notre nourriture. Nous prêtons aux aliments des vertus, des qualités et des défauts. C'est ainsi que la viande est bonne pour ceux qui travaillent durement puisqu'elle « rend plus fort ». L'alcool apportera une énergie nouvelle car il « fouette le sang ». De même, certains prêtent à l'huile d'olive des vertus écologiques bénéfiques. Il s'agit pour eux d'un aliment « sain », évoquant le soleil, le terroir. L'huile vierge, pour eux, est surtout vierge de toute intervention industrielle polluante.
À l'inverse, certains ne peuvent supporter de consommer de la viande rouge. Elle évoque pour eux la mort d'êtres vivants familiers qui ont aussi le droit de vivre. Toutes ces valeurs symboliques modifieront profondément le goût que nous aurons pour nos aliments. Ceux qui sont chargés de valeurs positives deviendront bons au goût alors que ceux chargés de valeurs négatives ne susciteront que rejets et grimaces de dégoût.

5 Le déroulement d'un repas

De même qu'il apprend à sélectionner ses aliments, l'homme doit apprendre à en consommer les quantités qui lui sont nécessaires. C'est la consommation répétée de ses aliments habituels qui lui permet d'en déterminer la composition. Une fois l'aliment reconnu, le cerveau peut indiquer quelles quantités doivent être absorbées.

1. Bellisle, 1992.

COMMENCER *à manger*

On commence généralement à manger, mais pas toujours, quand la faim se fait sentir. La faim est une sensation qui se caractérise par une gêne, un « creux » au niveau de l'estomac, voire une sensation douloureuse et pouvant s'accompagner d'une impression de faiblesse ou même de malaise général. Ce cortège de manifestations incite le mangeur à se mettre en quête de nourriture d'autant plus rapidement que celles-ci sont intenses. « Avoir l'estomac dans les talons » illustre parfaitement la fébrilité de cette recherche.

La faim apparaît quand les cellules du cerveau viennent à manquer de glucose. Elle se manifeste quand les aliments du repas précédent finissent d'être digérés et elle signale la nécessité de satisfaire un besoin global de nutriments énergétiques. L'homme affamé ne fait pas le difficile. Il a faim et pourrait manger « n'importe quoi ». Voilà d'ailleurs ce qui distingue la faim de l'appétit. L'appétit, lui, est sélectif. Il ne se satisfait que de ce qui calme une envie spécifique. Celui qui veut une glace au citron n'acceptera pas qu'on lui propose à la place une bavette aux échalotes. Cette dernière peut sans nul doute calmer sa faim mais assurément pas son appétit.

CHOISIR *ses aliments*

Une fois la faim déclarée, il faut décider de ce que l'on va manger et satisfaire ainsi ses appétits : Que vais-je manger ? quel plat me ferait plaisir ? C'est en effet le plaisir qui guidera le mangeur dans son choix. Il optera pour le plat qui lui procurera le plus grand plaisir et qui correspondra, sans qu'il s'en rende compte, à ce qui comblera le mieux les besoins de son corps. Sans qu'il le sache, à cet instant, ce qu'il désire le plus est précisément l'aliment que son corps lui réclame. Son désir et son plaisir prochain seront d'autant plus intenses que son besoin sera important. À l'inverse, s'il vient de faire une cure de spaghetti, il est probable que tout aliment riche en sucres lents n'éveillera que très faiblement son désir et qu'il éprouvera peu de plaisir à en manger.

Habituellement, dès qu'il commence à manger, le patient ressent du plaisir. À la fois parce qu'il soulage sa sensation désagréable de faim et parce que le plat qu'il a choisi stimule agréablement ses papilles. Puis, au fil de sa consommation, le plaisir décroît, jusqu'à disparaître. C'est alors qu'il décide de choisir un second plat, qui à son tour lui procurera un grand plaisir car il correspondra à la satisfaction d'un besoin différent. Une fois ce besoin satisfait, le plaisir, encore une fois, s'éteindra. Quand le mangeur aura satisfait l'ensemble de ses appétits, et donc de ses besoins, il aura atteint l'état de satiété, l'état de non-faim. S'il se force à poursuivre, il pourra même ressentir une gêne digestive, voire des douleurs et des nausées. Il faut enfin souligner que l'existence de ces appétits spécifiques est en parfaite adéquation avec notre statut d'omnivore, qui nous impose de diversifier notre alimentation.

CESSER *de manger*

La faim nous dit que nous devons commencer à manger mais il nous faut également savoir quand cesser de manger. Équipés de deux systèmes – un signal de début et un signal de fin –, nous sommes capables de régler les quantités d'aliments que nous ingérons. Nous disposons de deux sortes d'indications qui nous incitent à interrompre nos repas.

• *La première nous vient de l'extinction du plaisir*. Elle constitue un message nerveux. Le cerveau, grâce aux informations produites par la stimulation de nos sens, a identifié l'aliment. Si cet aliment est connu, sa composition a été apprise et mémorisée lors d'expériences précédentes. Le cerveau peut alors, dans son langage, nous faire savoir quelle quantité il faut en consommer pour satisfaire nos besoins. Il nous le dit par le plaisir que nous éprouvons à sa consommation. Tant qu'il y a du plaisir, il faut continuer à remplir les réservoirs. Quand le plaisir a disparu, les réservoirs sont pleins, il faut s'arrêter. Aller au-delà de l'extinction du plaisir, c'est manger plus que ses besoins et donc manger trop et prendre du poids. C'est donc la modulation du plaisir qui guidera l'individu dans l'ajustement des quantités qui lui sont nécessaires. Cependant, pour traiter les informations qu'il reçoit et nous faire connaître ses conclusions, le cerveau a besoin d'un certain délai. Il lui faudra disposer d'environ une vingtaine de minutes pour intégrer toutes les informations qui lui parviennent et agir ensuite sur le centre du plaisir. Ce processus dynamique de diminution du plaisir correspond au phénomène de rassasiement. Tandis que l'extinction du plaisir correspond à l'état de satiété.

• *La seconde nous vient de l'estomac*. Le volume des aliments distend les parois de l'estomac et entraîne une sensation confortable de plénitude. Au-delà, la poursuite du repas deviendrait pénible. Une sensation désagréable de lourdeur s'emparerait de nous et pourrait même se transformer en douleur. On voit que ce mécanisme est très rudimentaire et peu précis. Il intervient souvent trop tard, alors que les besoins sont déjà comblés. En revanche, il se révèle très utile quand il s'agit de manger des aliments inconnus, dont la composition n'a jamais été mémorisée et dont le contrôle échappe aux mécanismes de l'apprentissage.

C'est donc parce qu'il a appris que tel aliment lui apportait telle quantité d'énergie que le mangeur peut savoir combien il lui faut en manger. Cette capacité à évaluer les quantités nécessaires n'est pas innée, elle est apprise au fil des expériences alimentaires. C'est ce qu'a démontré Birch chez de jeunes enfants. On présente à un enfant, avant son repas, une crème dessert à l'abricot peu calorique ou une à la fraise très calorique. On observe qu'après la crème à l'abricot le repas est plus important qu'après la crème à la fraise. L'enfant réagit en rattrapant, au cours du repas, les calories qui lui manquent. Puis, on inverse les saveurs. La crème à l'abricot devient très calorique et celle à la fraise peu calorique. Dans un premier temps l'enfant continue à se comporter comme auparavant. Il ne modifie rien à son comportement, il s'ajuste aux saveurs qu'il a apprises et non à la valeur énergétique réelle de la crème dessert. Dans un second temps, si l'inversion des saveurs persiste, l'enfant, par le jeu d'un nouvel apprentissage, finira par se réajuster et par rétablir une consommation adaptée. Cependant, les psychologues Herman et Polivy ont bien montré que les personnes qui restreignent leur alimentation pour s'empêcher de grossir ne savent plus s'adapter à des changements rapides de la composition de leurs aliments. Leur estimation des justes quantités devient de plus en plus imprécise et s'oppose à une bonne régulation pondérale.

Début du repas	**Choix et quantité d'aliments**	**Fin du repas**
Faim	Plaisir Rassasiement	Satiété Signal précoce : extinction du plaisir Signal tardif : distension gastrique

La prétendue sagesse du corps

Si nous n'étions que des organismes, les choses se passeraient peut-être comme nous les avons décrites. Nous choisirions toujours les aliments les plus appropriés à nos besoins, nous n'en mangerions que les quantités nécessaires. Nous ne serions jamais malades et pousserions comme de belles plantes qui épanouiraient leurs feuilles au soleil. La réalité est complètement différente. Il est vrai que notre cerveau décide de ce que nous mangerons, des actions que nous entreprendrons pour y parvenir et ainsi satisfaire nos besoins et nos envies. Ce faisant, il détermine l'ensemble de ce que nous appelons le comportement alimentaire. Avant de prendre la moindre décision, il doit chaque fois intégrer un certain nombre d'informations qui lui parviennent, schématiquement, de deux sources : naturellement, l'organisme qui exprime ses besoins, mais également, le monde extérieur, auquel il doit s'adapter. Tous ces messages convergent inconsciemment vers le cerveau et l'action qui en résulte n'est pas toujours l'expression des besoins du corps. Beaucoup d'autres facteurs interviennent conjointement et peuvent modifier les sensations de faim, de plaisir et de satiété que nous éprouvons. Nous ne mangeons pas seulement quand nous avons faim et nous pouvons manger même si nous n'éprouvons aucun plaisir. Nous pouvons également ressentir du plaisir alors même que les quantités que nous consommons sont objectivement très importantes et dépassent nos besoins. Il y a là une dissociation entre nos agissements et nos besoins biologiques. Le plaisir de manger peut ainsi exprimer d'autres choses que la satisfaction de nos besoins physiques. Les événements qui peuvent modifier notre comportement alimentaire sont si nombreux que nous ne ferons qu'en citer quelques-uns.

CE QUI MODIFIE *notre comportement alimentaire*

Les horaires des repas

Il est établi que la journée à trois repas représente le modèle le plus adapté au bon état de santé. Il n'en est rien. Il s'agit tout simplement d'un modèle culturel qui varie considérablement selon les époques et les régions. Si nous mangeons actuellement trois fois par jour, c'est essentiellement parce que ce rythme correspond à l'organisation de nos journées de travail. D'ailleurs, les sujets enfermés plusieurs jours et privés de la notion du temps abandonnent rapidement le rythme des trois repas et de leurs horaires, et ne mangent que quand ils ressentent la faim. L'intervalle entre deux repas dépendant tout simplement de l'importance du repas précédent (1).

Avoir faim trois fois par jour, à 8 heures, midi et 20 heures n'a donc rien d'évident pour notre organisme. Mais il s'accommode tout simplement de cette situation. On voit ici que ce sont les contraintes sociales qui nous conduisent à adapter le volume de nos repas puisque leur rythme est imposé.

La vitesse d'ingestion des repas

Un repas avalé trop rapidement ne laissera pas au cerveau le temps d'intégrer et de traiter toutes les informations qui lui parviennent. Les signaux de rassasiement ne pourront plus être perçus par le mangeur. Ce dernier ne s'arrêtera pas de manger parce qu'il reçoit un message de satiété issu du cerveau mais parce qu'il reçoit un signal de distension gastrique lui faisant savoir qu'il a déjà trop mangé et dépassé la satisfaction de ses besoins. Il pourra même, parfois, se lever de table en ressentant une impression de malaise digestif et de lourdeur sans pour autant être psychologiquement rassasié.

Le manque de concentration

De même, en détournant son attention de ce qu'il mange sur une conversation, une émission de télévision ou des pensées qui le distraient, le mangeur aura des difficultés à percevoir les signaux de satiété. Il risque, là encore, de manger au-delà de ses besoins.

En variant trop souvent ses aliments

Comme tous les comportements, l'apprentissage nécessite la répétition des actions. En effet, pour que le cerveau associe le goût d'un aliment à sa composition, il faudra que

1. Berstein, 1981.

sa consommation se reproduise en plusieurs occasions. Or, dans nos habitudes nous sommes de plus en plus confrontés à des situations où l'offre alimentaire se distingue autant par son abondance que par son extrême diversité. Dans ces conditions, il est probable que l'apprentissage de la composition des aliments s'en trouvera grandement compliqué. C'est d'ailleurs par des méthodes s'inspirant de cette observation que les chercheurs parviennent à rendre les rats obèses. Ils les soumettent pendant quelques semaines à un régime très varié, dit cafétéria, comme celui dont dispose l'homme dans ces lieux de restauration, et les regardent grossir. Les rats de laboratoire ont l'habitude d'une nourriture très monotone, toujours la même préparation. Face à une grande diversité, l'absence d'apprentissage préalable ne leur permet pas d'anticiper les quantités de nourriture qui leur conviendraient. Ils mangent trop et prennent du poids. Il n'est pas impossible, dans des conditions très proches, qu'un homme obligé de prendre ses repas dans des lieux très variés avec des menus sans cesse renouvelés ne soit plus capable d'ajuster correctement la quantité de nourriture qu'il ingère.

On a également observé qu'un repas varié, composé de plusieurs plats, entraînait une consommation de 30 % supérieure à celle du repas comportant un plat unique. Nos habitudes françaises de repas à trois services engendreraient donc plus l'excès que le plat unique et complet rencontré dans beaucoup de régions du monde. La variété des menus favoriserait donc davantage le surpoids que les repas traditionnels, qui étaient souvent répétitifs et assez peu variés.

En changeant la composition des aliments que l'on connaît

Dans un registre très proche, on comprend que la vogue des aliments allégés peut également perturber les processus d'apprentissage. L'organisme se trouve face à des aliments dont le goût et l'aspect sont très semblables à ceux du produit traditionnel mais dont la composition est différente. Une fois habitué au produit allégé, il en intériorisera la composition. Si, par hasard, il se retrouve face au produit de référence, il en consommera autant que s'il s'agissait de la version allégée, celle qu'il a mémorisée. Or, cette fois, la même quantité lui apportera plus de calories qu'il ne le croit. Il faudra plusieurs essais à l'organisme avant de réaliser cette modification.

L'alternance trop fréquente des produits traditionnels et de leurs versions allégées, dont le goût identique masque des compositions différentes, risque donc de dérouter l'organisme et de lui faire perdre sa capacité à apprécier judicieusement les quantités nécessaires.

Avec le stress

Le stress, chacun le constate, modifie la faim et l'appétit. Certains, sous son influence, perdent l'appétit : ils ont l'estomac noué. D'autres, au contraire, trouvent un réconfort dans la prise de nourriture. Le plus souvent, ces deux situations se rencontrent alternativement. Comment expliquer des réactions si différentes d'une personne à une autre, et chez la même personne d'un moment à un autre ? On a montré que, sous l'effet d'un stress, respectivement, 47 % des hommes et 37 % des femmes avaient plus d'appétit tandis que 40 % des hommes et 58 % des femmes perdaient l'appétit. Et sous l'effet d'un simple ennui, 68 % des femmes et 40 % des hommes mangeaient davantage [1]. Ou bien, après avoir effectué un travail intellectuel dans une ambiance bruyante gênant leur concentration, la plupart des individus mangeaient davantage au repas suivant. Mais un petit nombre perdait au contraire l'appétit. Il semble que ces différences de comportement puissent, en partie, s'expliquer par les différents systèmes neurologiques qui interviennent dans la réponse au stress, variable selon les personnes.

On sait aujourd'hui que la consommation de certains aliments peut entraîner la sécrétion de substances « calmantes » comme la sérotonine ou les endorphines. Celles-ci agissent sur l'humeur et l'anxiété et apaisent le patient. La sécrétion de sérotonine est stimulée par la consommation d'aliments sucrés, celle des endorphines par tout aliment procurant du plaisir. Au cours de ses expériences alimentaires, le patient découvre et retient qu'en situation de stress la prise de nourriture le calme et le réconforte. En réalité, c'est l'action de ses hormones sur son système nerveux central qui produit cet effet. À la longue, le patient peut développer un véritable état de dépendance à ses propres substances opioïdes.

L'association de certains aliments à la sécrétion d'opiacés renforcera, comme on s'en doute, le goût pour ces aliments en les chargeant d'affects positifs. Inconsciemment, le patient associera le plaisir qu'il éprouve à la saveur de ces aliments, pour lesquels il avait déjà une grande attirance. Cette forme de toxicomanie alimentaire favorisera largement la prise de poids.

À l'inverse, les individus qui perdent l'appétit dans les situations de stress mettent en jeu d'autres systèmes hormonaux. Ils sécrètent de l'adrénaline, qui agit en libérant de l'énergie sous forme de sucre ou de graisse. Cette mise à disposition d'énergie rend inutile les apports de calories par la prise alimentaire et réduit les sensations de faim. Il est probable que le même individu puisse être soumis à des stress de diverses natures mettant en jeu des systèmes de régulation différents. Les chocs psychologiques violents ont plus souvent pour effet de couper l'appétit. Il est rare que l'on fasse un détour par la boulangerie avant de se rendre à l'hôpital où un être cher vient d'être admis. En revanche, il est plus fréquent de calmer son anxiété avec de la nourriture quand on se sent mal dans sa peau.

En accordant la priorité à d'autres signaux : diététiques, religieux, culturels, sociaux...

Les déterminants biologiques du choix alimentaire viennent d'être longuement évoqués. Mais chez l'homme beaucoup d'autres

1. Morley, 1986.

facteurs interviennent ; ils traduisent les dimensions religieuses, culturelles, économiques, etc. de son alimentation, et, dans bien des cas, induisent des comportements qui prendront le pas sur les considérations biologiques. Un végétalien qui manque de protéines animales négligera ses signaux biologiques. Son corps pourra lui réclamer les acides aminés qui lui font défaut, il accordera plus d'importance à sa philosophie de l'univers, qui lui interdit de sacrifier la vie des animaux. En Inde, même au plus fort des famines, qui ont longtemps sévi de manière endémique, les hommes ont continué à respecter les interdits qui pesaient sur les vaches sacrées. Les considérations religieuses prenant plus d'importance que les besoins et la survie même du corps. Mais, dans la plupart des cas, la variété des aliments disponibles est telle que le choix déterminé par les facteurs endogènes peut être effectué malgré la pression parfois intense des déterminants exogènes.

En matière de surveillance du poids, les croyances diététiques peuvent, bien entendu, modifier le comportement alimentaire. Une personne convaincue qu'elle perdra du poids en se privant de certaines catégories d'aliments fera tout son possible pour ignorer les signaux qui lui seront adressés par son organisme. Nous verrons que cette attitude la conduira presque toujours à perdre le contrôle de son comportement alimentaire et à consommer les aliments qui lui font défaut sous une forme compulsive. Il est bien évident aussi qu'une mauvaise perception de tous ces signaux peut également conduire à une prise de poids. C'est ainsi que de nombreuses personnes ont des difficultés à reconnaître leur sensation de faim ou de satiété. Elles peuvent manger sans faim. Leurs prises alimentaires correspondent alors à des « envies de manger » lors de périodes d'ennui, de peine, d'anxiété… Elles peuvent également éprouver des difficultés à ressentir la satiété et mangent au-delà de leurs besoins, ne cessant qu'une fois leur assiette vide, et cela, quelles que soient les quantités. Certaines éprouvent un plaisir prolongé et ne savent s'arrêter de manger qu'à partir du moment où leur estomac est distendu et ne peut plus admettre la moindre nourriture. Il est indispensable, comme nous le verrons plus loin, pour toutes ces personnes de réaliser un travail d'éducation sensorielle qui leur fera redécouvrir les sensations à la base d'une bonne régulation pondérale.

On voit ainsi à quel point le mangeur est unique dans sa manière de manger, d'opérer des choix et même d'apprécier les quantités qui lui sont nécessaires. Cette unicité participe fondamentalement à la construction de son identité. Bien plus que son équilibre alimentaire, elle est l'expression de l'équilibre psychique qu'il s'est construit tout au long de sa vie. Elle est le fruit de ses expériences personnelles et de son héritage culturel. Nous allons voir à quel point le concept d'alimentation équilibrée, qui se distingue par son caractère éminemment normatif, s'oppose à cette singularité et peut constituer pour lui une zone de rupture et de déséquilibre psychique.

LA THÉORIE DES ÉCARTS

1 Alimentation équilibrée

ALIMENTATION ÉQUILIBRÉE *ou équilibre alimentaire ?*

Il est fréquent de confondre la notion d'alimentation équilibrée et celle d'équilibre alimentaire. L'équilibre alimentaire correspond à un état de bien-être physique et mental. On se sent bien avec ce que l'on mange car la relation que l'on a établie avec la nourriture est sereine et positive. L'alimentation équilibrée, quant à elle, repose sur le recueil d'informations uniquement diététiques. Cette dernière, les médecins des temps les plus anciens nous le disaient déjà, est profondément influencée par ce que nous mangeons. Et nous savons parfaitement aujourd'hui qu'un déséquilibre dans la répartition des aliments que nous absorbons peut être à l'origine de nombreuses maladies : surpoids, accidents cardio-vasculaires, cancers, troubles immunitaires, etc. Alors qu'une alimentation équilibrée contribuera à guérir certaines maladies, à prévenir l'apparition de certaines autres et à maintenir un bon état général. « De tes aliments, tu feras une médecine », nous disait Hippocrate. De nombreuses recherches sur l'alimentation sont menées en permanence partout dans le monde et leurs résultats, à venir, nous conduisent chaque jour à préciser les nouvelles influences de la nourriture sur notre état de santé.

Le concept d'alimentation équilibrée

L'alimentation équilibrée est donc un concept préventif de santé qui présuppose qu'une alimentation idéale a la capacité d'assurer les développements physique et psychique et de maintenir le bon état de santé des individus. Ce type d'alimentation n'existe réellement nulle part sur la planète. Il ne se trouve que dans les dossiers des médecins et des scientifiques. Et ne se retrouve que par hasard dans l'assiette des mangeurs. En vérité, l'alimentation équilibrée se définit, et se redéfinit chaque jour, à partir de recherches épidémiologiques qui permettent d'affirmer ou de supposer qu'en mangeant de telle ou telle manière l'organisme se maintiendra en bonne santé et se gardera de contracter certaines maladies. Ainsi l'on sait que les Esquimaux ont moins de maladies cardio-vasculaires que les autres populations du monde grâce à une consommation importante de poissons à chair grasse. De même, on préconise actuellement une alimentation riche en huile d'olive, ail, fibres, laitages et poissons car les Crétois, qui mangent ainsi, ont été étudiés par de savants docteurs qui ont pu constater que ces mangeurs vivaient plus longtemps et en meilleure santé que ceux des autres nations du monde. Cependant, les Crétois, eux, n'ont jamais fait aucune étude à ce sujet. Ils mangent ce que la nature a disposé à proximité de leur assiette et ne se sont pas posé de questions quant aux effets bénéfiques de leurs habitudes alimentaires. Ils font de l'équilibre diététique comme M. Jourdain faisait de la prose sans le savoir.

Prenons garde de prendre toutes ces brillantes études trop au pied de la lettre. Elles ne nous donnent que des indications sur ce que nous pourrions manger et auront, par ailleurs, toujours besoin d'être vérifiées. Mais surtout, elles ne doivent pas non plus nous conduire à transformer systématiquement le contenu de nos assiettes sous peine de tous devoir manger la même chose. Une telle attitude conduirait ni plus ni moins à vouloir inventer un mangeur idéal et universel qui se nourrirait de riz comme les Japonais, de poisson comme les Esquimaux, d'huile d'olive comme les Crétois, de rillettes d'oie comme les Landais et l'obligerait, en fin de compte, à renoncer à sa propre identité alimentaire pour satisfaire aux diktats de la science. Mais ce mangeur parfait ne serait pas un Japonais, ni un Esquimau, ni un Crétois, ni un Landais, il ne serait… personne. D'autant qu'il lui faudrait également évoluer au gré de chaque nouvelle avancée de la diététique. Cet effacement de l'identité alimentaire est d'ailleurs évoqué par le sociologue Claude Fischler : « On a, dans la plupart des tentatives de réforme ou d'intervention nutritionnelle, toujours agi comme s'il était implicitement acquis que l'homme, en matière alimentaire, est une sorte de cire vierge, malléable à volonté, et qu'un plan " d'engineering nutritionnel ", une fois bien conçu, n'a plus qu'à être appliqué pour ainsi dire par décret. On a ainsi sous-estimé ou ignoré complètement les fonctions sociale et culturelle de l'alimentation, notamment son rôle central dans l'identité. »

Un concept variable dans le temps

Il faut, en effet, souligner que la notion d'alimentation équilibrée est éminemment variable dans le temps et qu'elle évolue au fil des ans et des connaissances. Il fut un temps peu lointain où toutes les graisses étaient jugées mauvaises pour le cœur. Aujourd'hui, la position est plus nuancée, et il faut distinguer les bonnes et les mauvaises graisses. Car si certaines « encrassent » les artères, d'autres, au contraire, protègent de l'infarctus. C'est ainsi qu'en étudiant la région Sud-Ouest de la France, l'on a découvert que les consommateurs de graisse d'oie bénéficiaient d'une protection accrue contre les maladies cardiaques. En étudiant sa composition, les médecins ont démontré que la graisse d'oie était riche en acides gras mono-insaturés. En croisant les résultats de cette étude avec ceux d'études menées ailleurs dans le monde, ils ont déduit que ce type d'acides gras exerçait une protection particulière sur le cœur. C'est par des méthodes semblables que l'on a pu déterminer l'influence du cholestérol sur l'athérosclérose ou celle des fibres alimentaires sur le cancer du colon. Pour ce qui est du rôle de l'alimentation sur le poids, on a longtemps affirmé que les sucres étaient responsables de l'obésité. Les régimes étaient établis sur l'interdiction des 3 P : pain, pâtes et pommes de terre. Des générations d'hommes et de femmes ont ainsi été « maigris » au steak-haricots verts. Un éminent professeur de nutrition écrivait encore en 1985, dans le *Quotidien du médecin* : « Quel que soit le niveau calorique, il faut reconnaître l'ennemi, qui est le sucre. » Or, à la lumière d'études plus récentes, on prétend aujourd'hui que les pâtes et le pain ne font plus grossir mais que le responsable serait le beurre qui les accompagne. Hier, les féculents étaient coupables de nous faire grossir, aujourd'hui innocentés, ils sont chassés par un nouveau bouc émissaire, le gras. C'est ainsi. La science diététique évolue. Comme toutes les autres disciplines, elle progresse. Elle reconnaît ses erreurs et donne le jour à d'autres vérités qui, dans quelques années, seront sans doute remplacées par de nouvelles. Méfions-nous de la vérité scientifique, elle est souvent appelée à se transformer. Et d'ailleurs, en matière d'obésité rien ne permet d'affirmer que nous resterons sur notre position actuelle. Déjà certaines études ouvrent des voies qui, si elles étaient confirmées, risquent de modifier grandement nos futures prescriptions diététiques. À titre d'exemple, nous pouvons retenir trois évolutions possibles pour les prochaines années *(voir encadrés : Les protéines, Les glucides, Les lipides).*

On voit bien que si seulement l'une de ces hypothèses se confirmait, elle révolutionnerait complètement l'allure des régimes actuels. Autant qu'ils l'ont été par la réhabilitation des sucres lents. L'alimentation équilibrée d'aujourd'hui repose sur les données les plus récentes de la science.

LES PROTÉINES

Le Dr M.-F. Rolland-Cachera a montré qu'une consommation excessive de protéines chez l'enfant pourrait corrélativement augmenter la production de certains facteurs de croissance responsables de la multiplication des cellules graisseuses et favoriser ainsi l'obésité infantile. De là à penser que les adultes doivent également surveiller leur consommation de protéines… Il faudra encore quelques années pour savoir à quoi s'en tenir. Cependant, si cette hypothèse se révélait exacte, c'en serait bel et bien fini du régime hypocalorique classique fondé sur une consommation libre de poissons et de viandes maigres. La position actuelle concernant les protéines, rappelons-le, est qu'elles n'interviennent quasiment pas dans la régulation pondérale et qu'il est donc possible de largement les consommer dans un régime amaigrissant.

LES GLUCIDES

Le Pr Debry a montré, dans une publication récente, qu'aucune enquête de consommation alimentaire n'avait permis jusque-là d'établir une corrélation quelconque entre la consommation des sucres rapides et le poids, que ce soit chez les enfants ou chez les adultes. Par ailleurs, les recherches énergétiques ne permettent pas non plus de dire, actuellement, que les glucides participent significativement à l'augmentation du tissu adipeux. Par conséquent, nous découvririons aujourd'hui que rien ne prouverait la responsabilité des sucres dans le développement des obésités. Si cette hypothèse s'avérait, la restriction sévère sur les sucres rapides n'aurait plus lieu d'être dans la prescription des régimes amaigrissants. Il serait donc possible, à l'avenir, de maigrir en mangeant de la confiture et en buvant du Coca-Cola. Pour ceux qui pensent qu'il s'agirait de travaux farfelus, il faut rappeler que la consommation des sucres a suivi une évolution identique dans le traitement du diabète. Les sucres, lents et rapides, ont tout d'abord été déconseillés, voire interdits pendant très longtemps. Puis les sucres lents ont, dans un premier temps, été réintroduits avant qu'il n'en soit de même, dans un second temps, pour les sucres rapides. Il était totalement impensable, il y a quelques années, de proposer au diabétique un régime comprenant des gâteaux. Et pourtant, aujourd'hui… Il pourrait bien en être ainsi dans le traitement de l'obésité. À suivre…

LES LIPIDES

Le dernier exemple concerne un travail réalisé au Canada, une étude des familles du Québec. Cette étude nous apprend que tous les acides gras n'auraient pas la même influence sur le poids. La consommation des acides gras mono-insaturés n'entraînerait pas la prise de poids. Si cette hypothèse se révélait exacte, les prescriptions diététiques autoriseraient dorénavant la consommation de grandes quantités d'huile d'olive ou de rillettes d'oie et limiteraient celle de beurre et de fromage !

Celles-ci, comme on vient de le voir, peuvent dans certains domaines totalement contredire les conseils que l'on donnait hier. Et il est probable que ces dernières connaissances seront encore remplacées ou complétées, dans quelques années, par les résultats de nos prochaines recherches. Il faut simplement retenir que les conseils que nous dispensons ne sont que le reflet de nos connaissances actuelles. Ces conseils sont susceptibles d'être modifiés à plus ou moins long terme. Et ces réflexions doivent nous conduire à renoncer au totalitarisme et au dogmatisme alimentaires.

La pyramide alimentaire

Donc, l'alimentation équilibrée est un concept médical qui résume ce que nous savons actuellement de l'équilibre diététique. Elle n'existe probablement nulle part au monde et encore moins dans l'assiette de chacun. Elle se rapproche davantage d'une aspiration philosophico-scientifique que d'une réalité diététique. L'alimentation équilibrée reflète purement et simplement les connaissances de la communauté médicale sur le rôle que peut jouer la nourriture sur l'état de santé des individus. À ce jour, les nutritionnistes proposent de schématiser cette alimentation par une représentation pyramidale qui indique l'importance que nous devons accorder à chaque groupe d'aliments que nous mangeons. Les aliments du bas de la pyramide peuvent être consommés en grande quantité tandis que ceux du haut doivent l'être en quantité plus modérée. On voit ainsi que tous les groupes d'aliments participent à la réalisation de cet équilibre diététique. Celui-ci est fondé non sur la présence ou l'absence de certains aliments mais sur la proportion de chaque aliment au sein de l'ensemble de l'alimentation. Ce qui est une notion capitale pour la pratique d'un régime et qui s'oppose entièrement à la suppression de certaines classes d'aliments ou à leur répartition en groupes d'aliments autorisés et interdits. C'est ainsi que les viandes apporteront des quantités importantes de protéines et de fer, les féculents apporteront des sucres lents, les corps gras

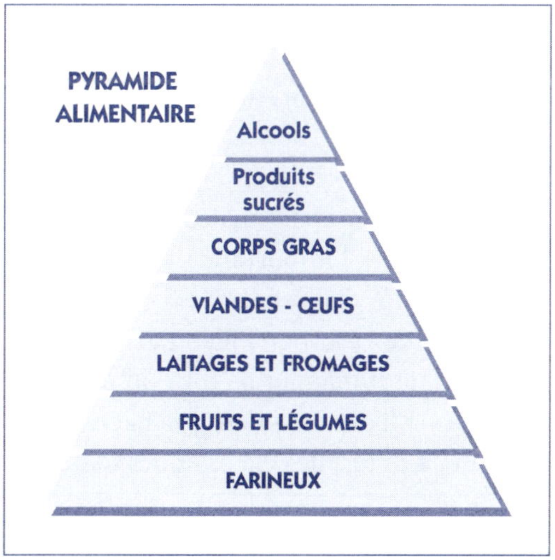

des acides gras essentiels et les légumes des vitamines. Le vin lui-même contribue à cet équilibre depuis que l'on a démontré qu'une consommation modérée protégeait mieux des maladies cardio-vasculaires. Mais également les rillettes d'oie avec leurs acides gras mono-insaturés, ou le chocolat avec son magnésium. Chaque aliment par sa présence en juste proportion contribue ainsi à instaurer cet équilibre si fragile. Il est à noter que l'absence d'un groupe d'aliments compromettra autant que sa présence en excès l'équilibre de la pyramide. Une faible consommation de laitages entraînera des carences en calcium avec un risque plus important de développer une ostéoporose après la ménopause, une consommation excessive entraînera des maladies[1] liées à la présence d'une trop forte concentration de calcium dans le sang.

1. Syndrome de Burnett.

Le manque de légumes entraînera des carences vitaminiques et des troubles du transit intestinal. De nombreuses études sont en cours et essaient d'apprécier le rôle de ces carences sur le vieillissement, le développement des cancers et des maladies cardiaques. Pour souligner l'importance à ses yeux de cette diversité d'aliments, le Pr Creff avait l'habitude de résumer l'idée par cette formule : « Il faut manger de tout un peu et de peu assez. » Il exprimait ainsi la nécessité de se garder à la fois des excès et des déficits.

RÉALISATION *d'une alimentation équilibrée*

Repas équilibrés et comportement rigide

Il est d'usage de penser qu'une alimentation équilibrée repose sur trois repas quotidiens eux-mêmes équilibrés. Et de fait, si chaque repas apportait en juste quantité les aliments indispensables et rien de plus que ce qui est nécessaire pour satisfaire nos besoins, l'équilibre de la journée serait assuré. Si chaque journée était équilibrée, la semaine le serait également et ainsi de suite jusqu'à obtenir une alimentation parfaitement régulière et globalement équilibrée. Il s'agit là d'un raisonnement mathématique s'appuyant sur le fait que la somme d'éléments équilibrés aboutit à un total équilibré. En toute logique diététique, il suffirait d'assurer l'équilibre de nos trois repas pour nous sentir complètement rassurés sur ce que nous mangeons.

Cependant, ce type de comportement présente plusieurs inconvénients.

• Il est physiologiquement inexact car il ne tient pas compte des capacités d'adaptation de l'organisme. Ce dernier est parfaitement capable de puiser dans ses réserves pour faire face à d'éventuelles insuffisances de nos apports nutritionnels : repas sautés, perte d'appétit. Tandis que, à l'opposé, tous les apports alimentaires excessifs – repas de fêtes – seront mis dans les réserves afin d'être utilisés plus tard, quand le besoin s'en fera sentir. C'est pourquoi un comportement alimentaire irrégulier, avec ses excès et ses manques, pourrait également être compatible avec la satisfaction optimale de nos besoins. Ces réserves de nutriments permettraient ainsi à l'individu un comportement beaucoup plus adapté à des circonstances de vie moins régulières.

• L'obligation de devoir nous imposer de manger chaque jour suivant un certain modèle n'est pas toujours compatible avec les circonstances. Il n'est pas concevable de vouloir manger de la même façon à notre domicile, chez des amis, à un mariage ou à un pique-nique. L'obstination que nous mettrions à respecter cette contrainte nous conduirait rapidement à adopter un comportement extrêmement rigide incompatible avec l'immense diversité des situations auxquelles le comportement humain a la nécessité de s'adapter. La présence de chaque aliment revêtirait un caractère obligatoire qui nous forcerait à le rechercher partout où nous nous trouverions. Or, ce caractère obligatoire ne pourrait se justifier que si l'organisme en exprimait un besoin impérieux et immédiat. Ce qui heureusement est faux.

• Pratiquement, un repas strictement équilibré selon la représentation pyramidale nous obligerait à manger à chaque repas un grand nombre d'aliments en respectant des quantités proportionnelles à l'importance de chaque groupe d'aliments. Trois fois par jour, il nous faudrait trouver dans notre assiette les sept groupes d'aliments qui constituent la pyramide. Ce serait à la fois une contrainte matérielle et une obligation psychologique parfaitement insupportables.

Repas déséquilibré et comportement adapté

Grâce à ses formidables mécanismes d'adaptation à des apports irréguliers, l'organisme nous évite la pénible tâche de devoir manger à chaque instant une nourriture parfaitement équilibrée. Grâce à eux, nous avons le privilège de pouvoir équilibrer notre alimentation sur l'ensemble de la journée, de la semaine et parfois même de l'année. On pourrait ainsi concevoir la réalisation d'un équilibre sur des intervalles de temps beaucoup plus longs que ceux du repas. L'équilibre serait alors fondé non plus sur la présence ou l'absence d'un aliment à chaque repas mais sur la notion de sa fréquence d'apparition sur une plus longue période. La fréquence de consommation de chaque aliment étant elle-même déterminée par l'importance des réserves en nutriments dans l'organisme. Plus les réserves de nutriments seront faibles, plus il faudra manger souvent les aliments qui en apportent. Ainsi, les glucides, qui ne disposent de réserves que pour une journée, devront être consommés quotidiennement. Alors que les lipides, dont les réserves sont plus importantes, de l'ordre de plusieurs semaines, pourraient être consommés de façon beaucoup plus espacée (1). C'est également le cas pour les vitamines, dont certaines possèdent des stocks assurant plusieurs mois de fonctionnement. C'est d'ailleurs grâce à l'importance de ces stocks que nous supportons très bien de manger moins de fruits et de légumes en hiver. Les réserves ayant été constituées au cours de l'été.

Grâce à ces mécanismes, nous n'avons donc pas l'obligation d'équilibrer chacun de nos repas mais globalement l'ensemble de notre alimentation sur une période plus ou moins longue, de l'ordre de la journée à plusieurs mois, selon l'aliment considéré. La règle mathématique qui s'applique ici énonce que la somme de plusieurs éléments déséquilibrés – les repas – peut très bien aboutir à un ensemble équilibré – l'alimentation – par le jeu de la compensation des déséquilibres. Il n'est donc plus possible d'apprécier cet équilibre sur l'analyse d'un repas isolé mais seulement sur celle de tous

---

1. Il est biologiquement concevable, bien qu'assez curieux, de ne vouloir manger aucune graisse pendant la semaine et de concentrer toute la consommation le dimanche. Alors qu'il serait inconcevable de se priver toute la semaine de pain et de féculents et de manger toute sa ration hebdomadaire le week-end.

les repas pris chacun dans des conditions très variées. Et heureusement pour nous, car, comme chacun peut en faire l'expérience, nombre de nos repas sont déséquilibrés soit parce qu'ils comptent quelques aliments en moins soit parce qu'ils comptent quelques aliments en plus.

Notre organisme nous autorise donc à une très grande liberté dans l'organisation et la composition de nos repas. Et nous n'avons, par conséquent, aucune raison de nous laisser enfermer dans le cadre contraignant d'un comportement rigide, comme nous le suggère trop souvent un grand nombre de régimes amaigrissants – Mayo, Scarsdale – qui proposent des semaines entières de menus imposés et identiques pour tous, faisant fi de toutes les différences entre les uns et les autres.

Pour mieux illustrer ces mécanismes, imaginons qu'une personne décide de fractionner son alimentation par groupes d'aliments tout au long de la journée. Elle pourrait manger ses laitages à 8 heures du matin, son pain à 10, ses viandes à midi, ses légumes à 14, ses féculents à 16, etc. Pour absurde que serait cette pratique, la personne n'en finirait pas moins par avoir mangé à la fin de la journée tout ce dont elle a besoin. Sur l'ensemble de la journée, l'équilibre serait respecté alors que chaque repas aura été parfaitement déséquilibré. Tout cela conduit à penser qu'une journée déséquilibrée par des circonstances particulières – restaurant, invitation, absence de faim ou d'envie de manger – ne compromet pas toujours l'équilibre de la semaine. De la même façon, une semaine de vacances durant laquelle on mange selon des conditions bien souvent imposées par les circonstances ne compromet pas plus l'ensemble de l'équilibre diététique sur un mois ou sur une année.

QUAND L'ALIMENTATION VARIE, *le poids varie*

En toute logique, si notre alimentation fluctue pour permettre de nous adapter à toutes les situations que nous traversons, il est naturel de penser que notre poids devra aussi s'adapter à ces variations de nos apports alimentaires. Et, par conséquent, qu'il ne peut rester constant d'un instant à l'autre ou d'un jour à l'autre. Cependant, les fluctuations de l'alimentation, qui finalement assureront en moyenne des apports assez constants, entraîneront des fluctuations correspondantes du poids qui, en moyenne, sera également constant. Même chez les individus les plus stables le poids varie. Il s'élève entre le matin et le soir, entre le début et la fin des repas ou entre le début et la fin d'un week-end. Il varie selon les vacances que nous passons, et pourra se situer à la fin à un niveau supérieur, identique ou inférieur à celui du début des vacances. Il varie également en fonction du cycle menstruel, de l'état du transit intestinal, du degré d'hydratation… Des écarts de poids de l'ordre de un à deux kilos n'ont finalement rien d'anormal.

Le poids d'un repas ordinaire, avec les boissons, se situe en moyenne entre 500 et 1 100 g. Que les aliments se trouvent dans une assiette devant le mangeur ou dans son estomac ne change rien à leur poids. Par conséquent, le poids du mangeur augmentera du poids des aliments, puis commencera à diminuer au bout d'une heure. Les liquides compris dans les boissons et les aliments seront éliminés en premier lieu dans les urines, ensuite les glucides et les protéines seront brûlés et enfin, en dernier lieu, les graisses le seront à leur tour. Après quelques heures, le poids sera revenu à son niveau antérieur. Plus le repas sera riche plus le poids tardera à se normaliser, mettant parfois plusieurs jours pour y parvenir.

Charlotte prétend qu'elle ne peut rien manger sans grossir. La seule vue d'un aliment lui fait prendre du poids. Tout « écart », selon elle, est sanctionné par l'apparition d'un ou deux kilos supplémentaires. Elle décide donc, dans ses phases les plus dures de régime, de ne plus s'accorder aucun dérapage. Ou alors, de sévir en s'imposant dès le lendemain une journée de diète.

Ce sont les graisses qui mettent le plus de temps à être éliminées. Il faut laisser le temps à l'organisme de les brûler et ne pas réagir en pratiquant des repas de représailles : bouillon, substitut de repas, sachet de protéines… Ce qui reviendrait exactement à se rendre au sauna après chaque verre d'eau avalé. L'attitude la plus sage sera de laisser la faim s'exprimer et de s'ajuster sur elle. Il est très naturel après un repas copieux de manquer d'appétit et d'alléger spontanément le ou les repas suivants. L'organisme envoie en permanence des signaux pour indiquer l'état de satisfaction de ses besoins. Après un repas plus riche, les signaux de faim s'atténueront et ne reviendront qu'une fois le repas éliminé. Il n'est pas besoin de décréter soi-même l'état de non-faim. « J'ai trop mangé à midi, je décide que je n'ai pas faim ce soir. » C'est souvent au lendemain de ces réactions intempestives que l'on s'expose à l'apparition de compulsions.

Jérôme, 32 ans, 177 cm et 77 kg après une maladie grave, a considérablement maigri. Il fait depuis une fixation sur son poids et le surveille après chaque repas. Tous les soirs après dîner, s'il constate sur sa balance une augmentation quelconque, il réagit en s'imposant un jogging proportionnel au poids qu'il a pris. Le moindre écart est ainsi immédiatement sanctionné par des efforts physiques draconiens.

Lorsque nous partons plusieurs jours ou plusieurs semaines en vacances, nous changeons notre mode de vie, plus de calme et d'activité physique, et souvent notre mode d'alimentation. Le genre de vacances que nous passons influe sur nos repas et notre poids. Dans ces périodes, le contrôle de nos repas peut complètement nous échapper. Il est difficile de prévoir ce que nous mangerons dans des formules en pension complète ou lors d'un séjour prolongé chez des amis. Il est possible que nous soyons conduits à manger plus richement. En revanche, si nous partons en excursion au fin fond du désert, il est probable que nous mangions moins qu'à notre habitude. Ou encore, si nous louons une villa dans laquelle nous préparons nous-mêmes les repas, nos habitudes s'en trouveront peu modifiées. Au terme de ces vacances, nous pouvons avoir grossi, maigri ou conservé le même poids. C'est tout simplement le changement de rythme alimentaire qui déterminera un éventuel changement de poids. Au retour, si nous reprenons nos bonnes vieilles habitudes, ceux qui auront grossi maigriront tandis que ceux qui auront maigri regrossiront. Finalement, la plupart des variations du poids s'expliquent très bien par les variations de nos habitudes alimentaires et doivent nous conduire à retenir quelques conseils pratiques.

QUELQUES CONSEILS

- Rien ne sert de se peser tous les jours.
- Il faut surtout éviter de se peser après un événement inhabituel (soirée, week-end...).
- Il est inutile et nuisible pour le poids de vouloir corriger les « écarts » par des repas excessivement restrictifs.

Définition des écarts

DÉFINITION DIÉTÉTIQUE *des écarts*

La pyramide disloquée

Certains aliments n'ont guère ou pas d'incidence sur la prise de poids. Ils sont peu énergétiques et donc font peu grossir à moins d'en manger de grandes quantités. D'autres, au contraire, essentiellement plus riches en graisses agissent dans le sens d'une prise de poids. La diététique réserve une place importante à la première catégorie et réduit la place de la seconde. Lorsque l'objectif recherché est la perte de poids, une vision très réductrice, exclusivement diététique, de l'alimentation équilibrée conduit à limiter le plus possible les aliments les plus riches, voire à les supprimer totalement. Seuls les aliments les moins caloriques restent alors autorisés. Dès lors que le patient mange des aliments appartenant à cette dernière catégorie, il a le sentiment de suivre son régime idéalement. Dès qu'il consomme un aliment appartenant à l'autre catégorie, il considère commettre un écart. Dans le langage du patient, il s'agit d'une entorse, d'un excès, d'un coup de canif dans le contrat mais surtout d'un craquage. La plupart des régimes sont d'une simplicité exemplaire. Ils divisent les aliments en deux catégories.

- *Les aliments autorisés à volonté* : les légumes verts, les laitages écrémés, les poissons et les viandes maigres ;
- *Les aliments absolument interdits* : les alcools, les produits sucrés, les corps gras et les aliments riches en graisses (viandes et poissons gras, charcuteries).

Il existe parfois des catégories intermédiaires : les fruits, les féculents, les fromages, que l'on ne saurait s'autoriser en trop grande quantité et dont il est souvent plus facile de supprimer la consommation que de la modérer. En effet, les difficultés que ressent le patient à limiter leur consommation le conduisent rapidement à préférer les supprimer complètement. Il les fait ainsi entrer dans la catégorie des aliments interdits.

Alors, la pyramide alimentaire qui reposait sur le principe de la fréquence des aliments se transforme inexorablement. La notion d'aliments fréquents évolue vers celle d'aliments autorisés et celle d'aliments moins fréquents vers celle d'aliments interdits. Le continuum entre tous les aliments qui donnait son allure à la pyramide se disloque lentement, les bons aliments étant repoussés à un pôle et les mauvais à un autre. Entre les deux pôles se creuse un fossé que désormais il ne sera plus possible de franchir sans s'exposer à de terribles conséquences *(voir schéma : La pyramide disloquée).*

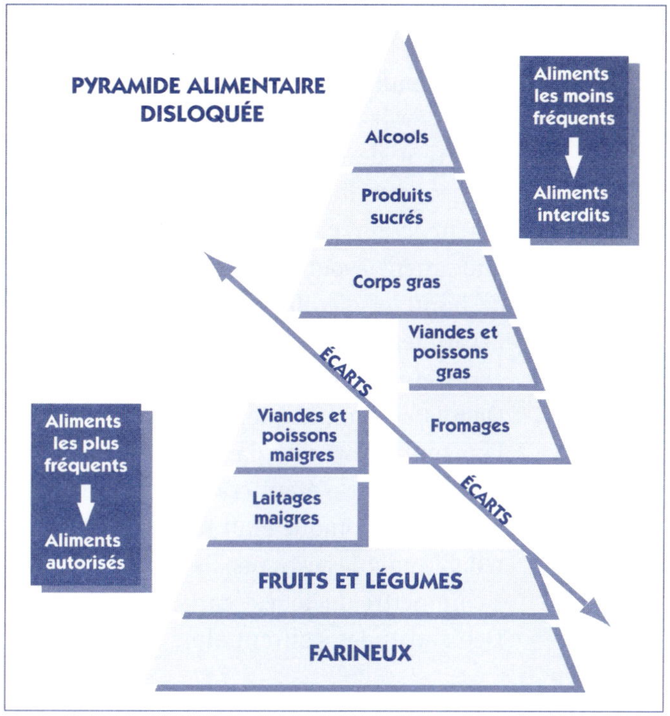

L'histoire des écarts

La notion d'écart a évolué au cours de l'histoire des régimes amaigrissants et l'attitude des prescripteurs à leur égard s'est modifiée ces dernières années. Il y a encore dix ans, les formulaires de régime distribués aux patients stipulaient en caractères gras, si je puis me permettre l'expression, pour bien en souligner l'importance : « Attention aux écarts, ils anéantiraient tous les efforts de la semaine [1] ! » Comme s'ils avaient des propriétés maléfiques, et que la moindre calorie interdite avait le pouvoir, à elle seule, de neutraliser toutes les calories économisées au cours de la semaine. « Si vous mangez les aliments de la liste autorisée, vous maigrirez. Mais si vous mangez le moindre aliment de la liste interdite, le pire vous attend. » Les prescripteurs terrorisaient véritablement leurs patients et les sommaient, à chaque instant, d'établir les preuves de leur volonté et de leur soumission. « Attention, si vous ne suivez pas mes indications à la lettre, vous ne maigrirez jamais ! » Chaque écart était alors

1. Service de nutrition de l'hôpital Bichat, 1986.

vécu comme une désobéissance au praticien. Souvent, le patient, honteux de sa faiblesse, n'osait plus se présenter devant celui qu'il considérait comme un juge, presque un directeur de conscience. Maimam a bien montré que lorsque les patients abandonnaient leur régime, les motifs le plus fréquemment évoqués étaient les sentiments de honte et d'embarras qu'ils ressentaient devant leur médecin à cause de leurs écarts et de leur incapacité à maigrir.
Depuis ce temps, que, sans trop y croire, l'on souhaite révolu, la position des médecins a évolué. S'étant convaincus que cette attitude tyrannique était totalement insoutenable pour les patients, ils les ont autorisés à commettre quelques écarts.
Deux attitudes s'offrent alors au patient.

• *Première attitude*
Le patient peut être incité à rattraper ses excès par une restriction avant ou après l'écart. Soit avant, s'il a été possible de le prévoir, par exemple avant une sortie programmée, soit après, si celui-ci n'a pu être anticipé. Le patient est entraîné dans un système d'anticipation-compensation de l'écart. C'est un mode de gestion strictement diététique et comptable de l'écart. Ainsi, lors du repas qui précède ou qui suit une sortie chez des amis, on lui proposera de manger un substitut de repas ou « deux tranches de jambon avec une salade assaisonnée sans huile ou 100 g de fromage blanc, deux yaourts nature et un fruit », comme on peut le lire actuellement dans un ouvrage de nutrition s'adressant aux médecins. Le patient met en réalité le doigt dans un système de punition-récompense qui finira inexorablement par le déstabiliser psychiquement. Après un écart, quelle qu'en soit la raison, le patient est en quelque sorte incité à se punir de l'excès commis. Avant l'écart, le patient est incité à se restreindre sévèrement, et à se récompenser ensuite lors de l'événement prévu.

LES ALLÉGÉS, UN REMÈDE MIRACLE ?

Les chercheurs ont bien montré que les consommateurs habituels de produits allégés en matières grasses avaient par ailleurs des choix alimentaires suggérant une envie de compensation pour leur bonne conduite.
En effet, les consommateurs d'allégés en matières grasses se permettent plus souvent que les autres de manger du chocolat, du miel ou des gâteaux secs [1].

Ce comportement doit nous rappeler les travaux de Birch (voir page 79), qui a étudié les réactions des enfants que l'on force à manger ce qu'ils n'aiment pas en leur promettant en échange un aliment qu'ils apprécient : « Mange ta soupe, tu auras du dessert ensuite. » L'aliment qu'on les oblige à manger est davantage consommé mais il deviendra de plus en plus aversif alors que

1. Bellisle, 1994.

celui qui est utilisé comme récompense deviendra de plus en plus apprécié. En recourant à des substituts de repas ou à d'autres moyens pour compenser ou anticiper un écart souvent lié à un plaisir, il est fort probable que les écarts deviendront de plus en plus tentateurs tandis que les moyens employés pour les annuler deviendront, quant à eux, de plus en plus insupportables. Nous sommes ici très proches de l'attitude de certains boulimiques qui utilisent les méthodes d'annulation pour compenser leurs excès alimentaires. Les moyens employés sont variés : vomissements, régimes sévères, diurétiques, laxatifs, sports intensifs, etc. Le régime sévère ou le sport seront souvent employés avant même la crise. « Après tout ce que j'ai dépensé, j'ai bien droit à une petite récompense. » Il s'agit là d'un réel système d'anticipation de la crise. Les calories dépensées au cours de la séance d'activité physique délivrent une sorte d'autorisation au craquage qui suivra. Toutes ces méthodes pourront également servir après la crise. Dans ce cas, la crise s'étant déjà produite, il ne s'agit plus que de rattraper les dégâts. Vomissements, diète alimentaire, sport à outrance, toutes choses qui prouveront que, malgré les défaillances, la volonté existe bel et bien. Le boulimique finit par adopter une comptabilité quotidienne des calories dépensées et absorbées. En cas de balance négative, le craquage est possible. En cas de balance positive, il faudra punir le coupable.

Le comportement de la personne au régime n'est pas très éloigné de celui de la personne boulimique. Les moyens sont moins outranciers, moins violents, mais participent bien du même état d'esprit. En se privant de déjeuner, elle gagnera sa récompense au dîner. Si l'écart est commis, elle se punira de sa faute en se privant davantage lors du repas suivant. On voit que, entre le boulimique et le patient qui maigrit, la frontière est mince et peut rapidement se déplacer. Nombre d'obèses deviennent ainsi boulimiques. En réalité, plutôt qu'une frontière, il existerait davantage un continuum conduisant de l'un à l'autre.

• *Seconde attitude*

Le thérapeute tient compte d'un certain nombre de situations exceptionnelles essentiellement liées à la vie sociale et autorise à l'avance un certain nombre d'écarts dans la semaine. Leur nombre étant laissé à sa clémence.

Ainsi, dans un ouvrage récent de nutrition médicale, on pouvait lire que lors de la période de stabilisation « le patient conservera le régime qui l'a fait maigrir en régime de croisière et s'octroiera deux à quatre "extras" par semaine ».

Le thérapeute considère qu'il fait ainsi preuve de compréhension et de tolérance. Il accorde à son patient le droit de commettre quelques écarts qu'il n'aura pas à compenser. Le patient, reconnaissant de tant d'indulgence, s'en va tout d'abord ravi : « Chic, j'ai le droit de me faire plaisir quatre fois par semaine. » Après plusieurs semaines de privation et de gestion diététique des écarts, ce petit privilège sera accueilli comme une grande récompense, le passage dans la classe supérieure[1]. Les difficultés de ce système n'apparaîtront que secondairement. Car, en réalité, il n'existe pas, sur le fond, de différence entre le régime sans aucun écart autorisé et le régime qui en autorise quelques-uns. Ils ont surtout en commun la même rigidité. Le nombre des écarts est établi à l'avance et ne doit pas être dépassé. Franchir la ligne conduit au sentiment plus ou moins conscient de ne plus suivre son régime. En fait, la différence entre les deux régimes s'établit dans l'espace de liberté que l'on laisse au patient. Le premier n'en laisse aucun et semble rapidement très contraignant. Le second élargit un peu l'espace de liberté, on ne s'y sent libre que si le nombre des écarts n'est pas dépassé. L'un est une prison étroite, l'autre est une prison avec une grande cour. Mais que se passe-t-il quand la personne veut ou doit franchir la ligne ? Que se passe-t-il quand la personne est invitée en week-end chez des amis, part en vacances visiter un autre pays, est conviée dans la même semaine à quatre mariages et un enterrement ? Que deviennent les quatre écarts autorisés sur une semaine ? Dès l'instant où l'on fixe une limite, celle-ci devient la frontière entre le bien et le mal. « Si j'ai droit à zéro écart, je me conduis mal en en commettant un. Si j'ai droit à trois écarts, je me conduis mal en commettant le quatrième. » Que fera la personne si les circonstances de la semaine la conduisent à utiliser tous ses jokers diététiques ? On peut se demander comment elle réagira, en se sentant coupable d'avoir transgressé les règles qu'elle s'était imposées ? Ces modes de gestion des écarts installent le patient dans une logique comptable et strictement diététique de son alimentation. Ils étouffent la perception de ses sensations propres de faim, de plaisir et de satiété, qui lui permettraient de se réguler en fonction de ce qu'il ressent. La plupart des patients ont justement des difficultés à ressentir ces sensations. C'est en leur permettant de les redécouvrir grâce à une éducation sensorielle que l'on facilite la régulation de leur poids. La gestion comptable des écarts les en empêche.

On voit ainsi que la conception rigide du régime amaigrissant impose au patient de s'obliger à ne consommer que les aliments autorisés. Chaque entorse à cette règle est vécue comme une transgression. Et c'est en cela que l'écart diététique devient un écart psychique.

DÉFINITION PSYCHIQUE *des écarts*

On observe donc que le régime est fait d'un ensemble de règles que le patient s'astreint à respecter. C'est la rigidité avec laquelle il s'imposera ces règles qui sera la source de ses difficultés. S'il viole ces règles,

1. « Pas d'écart pendant le régime, mais après je relâche. »

il aura un sentiment de culpabilité, s'il les respecte à la lettre, il aura un sentiment de frustration. Entre l'un ou l'autre, il n'a guère de chance de connaître le repos.

La culpabilité

Ces règles ont valeur de loi. Et ne pas les respecter a valeur de transgression et engendre aussitôt le sentiment d'avoir commis une faute. Le fautif est un coupable, son crime est d'avoir manqué de volonté. « Si je fais un écart c'est que je n'ai pas de volonté. » Or, s'il y a faute, il doit aussi y avoir sanction. Et quel est le meilleur moyen de s'infliger une punition lorsque l'on fait un régime ? N'est-ce pas en s'infligeant une restriction supplémentaire ? Très souvent le dérapage sera suivi, en effet, d'une privation visant à compenser l'excès coupable. La punition n'aura pas pour seule vertu d'expier la faute. Son rôle est bien plus important, elle permettra en même temps à l'individu de se prouver qu'il ne manque pas de volonté. Car, s'il peut surmonter l'épreuve qu'il s'impose, il pourra se convaincre que son manque de volonté était accidentel. En s'infligeant une restriction supplémentaire, il s'inflige en réalité une épreuve de volonté dont le mérite principal sera de le rassurer sur lui-même. Bien plus que rattraper des calories, il a essentiellement besoin de se rassurer sur ses capacités, remises en question par ce manque de contrôle sur lui-même. On imagine ce que peut devenir la gestion des écarts quand la culpabilité s'en mêle. Après un écart, ce que le fautif compense ce ne sont plus des calories mais bien sa propre culpabilité. La restriction compensatrice ne sera pas à la mesure des calories supplémentaires mais à celle de la faute qu'il croira avoir commise. Plus cette dernière sera grande, plus la restriction devra être importante, et plus le risque de manger en dessous de ses besoins s'accroît. Ultérieurement, le risque de s'exposer à une compulsion augmente d'autant, imposant ensuite de nouvelles restrictions, et ainsi sans fin.

Marielle, 38 ans, 154 cm et 51 kg, suit un régime depuis quelques semaines. Elle est sujette à des compulsions de chocolat. Elle s'est bien jurée cette fois de ne plus en manger et de tenir jusqu'à ce qu'elle ait atteint son objectif de poids. Lors d'un déjeuner au restaurant, elle craque sur le carré de chocolat offert avec le café et pour faire bonne mesure elle mange aussi celui de son voisin. Le soir même, pour rattraper son écart, elle s'impose un repas à base de yaourt.

Denis, 24 ans, 95 kg et 170 cm est hospitalisé dans un centre d'amaigrissement dans le sud de la France. Il est convaincu que le régime est une affaire de volonté. Depuis six semaines, il suit un régime très strict. Lors d'une sortie en ville, il boit une limonade au comptoir d'un café. Il s'adresse aussitôt des reproches et pour éliminer sa limonade mais aussi sa culpabilité, il décide de rentrer à pied, en plein soleil et milieu de journée, au centre de cure qui se trouve à 8 km du village. Puis tous les matins suivants, pendant huit jours, il s'impose un jogging d'une demi-heure.

La sanction peut revêtir un autre aspect et se présenter sous la forme d'une nouvelle promesse. Celle que, cette fois-ci, on ne l'y reprendra pas et qu'à l'avenir il sera plus vigilant et plus sévère avec lui-même. À partir de maintenant, plus d'écarts. Dès lors, aussi longtemps qu'il s'y tiendra, l'écueil ne viendra plus de la culpabilité consécutive à ses transgressions, mais de la frustration de ne plus commettre d'écarts.

La frustration

Ne pas commettre l'écart ne met pas obligatoirement à l'abri des difficultés. Un renoncement systématique entraîne un sentiment de frustration. Si la personne fait appel à sa volonté, elle peut, pendant un certain temps, résister à la tentation des écarts. Mais il lui faudra en payer le prix. Ce prix, elle est de toute façon prête à le verser. Peu importent les sacrifices, elle sait qu'elle veut maigrir et qu'il faut souffrir pour cela. Après tout, tant mieux, elle n'en aura eu que plus de mérite et son estime pour elle-même ne s'en trouvera que renforcée. Malheureusement, le prix est plus élevé qu'il n'y paraît, car, très vite, la réalisation d'un régime rigide finira par avoir un retentissement sur la vie sociale et la vie psychique de l'individu.

• *Le retentissement sur la vie sociale* : la plus grande part de la vie sociale tourne autour de la table. Les mariages, les anniversaires, les soirées chez les amis, les repas professionnels, les vacances en famille, le moindre événement se célèbre autour d'un verre ou d'une table. Refuser tous les écarts de cette nature revient très vite à se mettre en marge de la vie sociale.

• *Le retentissement sur la vie psychique* : l'une des fonctions de l'aliment est d'assurer le plaisir qu'il y a à le consommer. Pour les Français interrogés lors d'un sondage IPSOS, le plaisir de manger est plus important que la santé qu'apportent les aliments. Ce qui est bien naturel, car l'acte de manger est la source d'un plaisir instantané. La prévention d'une maladie ou d'un surpoids, quant à elle, est une notion presque abstraite, lointaine. Le besoin de plaisir revêt parfois un caractère urgent, très éloigné des considérations préventives de l'équilibre alimentaire ou de la perte de poids. Le plaisir de manger est un besoin permanent à satisfaction immédiate. Ce sont l'instinct et l'affectif qui s'expriment. Alors que le maintien d'un bon état de santé ou d'un poids stable reste une notion raisonnable, presque intellectuelle, une sorte d'investissement sur l'avenir qui requiert des sacrifices dans le présent. Dans la phase de perte de poids d'un régime, la première motivation qui apparaît est la perte de poids elle-même. Dans la phase de maintien du poids, la motivation principale redevient le plaisir de manger *(voir encadré : Régime et frustration).*
En réalité, la personne dénie l'absence de plaisir que lui procure sa nouvelle nourriture. Elle la supporte sans difficulté car la perte de poids qu'elle a obtenue lui a offert des satisfactions compensatrices. Dans un

second temps, la personne se rappelle les aliments qu'elle aimait, et ils commencent à lui manquer. C'est le temps de la frustration. Elle va grandissant et se nourrit des privations inutiles. Certaines personnes se prennent à ne plus penser qu'à manger. Elles se délectent de recettes de cuisine ou du récit que leur font les autres de leurs meilleurs repas. La nourriture devient obsessionnelle. Certains se polarisent sur les aliments avec lesquels ils se sont toujours battus. D'autres se mettent à rêver d'aliments qui ne leur ont jamais manqué. Les pensées autour de la nourriture peuvent même finir par chasser les préoccupations les plus habituelles.

Invariablement, les frustrations, les tentations sournoisement s'insinuent et s'amplifient. L'individu les repousse de toutes ses pauvres forces, il les refuse de tout son être. Cependant, l'aliment tentateur finit toujours par s'infiltrer dans son assiette. Et une fois devant, autant que le délit soit à la mesure de la peine qui l'attend. Le craquage sera à la hauteur de la frustration qu'il a endurée. Il sera magistral ou ne sera pas. Et puisqu'il l'est, les kilos perdus sont repris. Encore une fois, il faudra tout recommencer. Mais plus sévèrement cette fois. Cette pratique répétitive des régimes finit par nous fragiliser. Elle nous rend vulnérables. La répétition d'un échec nous atteint dans notre être psychique. Elle nous dévalorise à nos yeux, nous rendant coupables de ne pouvoir maîtriser nos désirs. « Je veux maigrir mais je ne suis pas capable de contrôler mes envies de manger. »

RÉGIME ET FRUSTRATION

Les premiers signes de la frustration peuvent mettre du temps avant d'apparaître. Dans un premier temps, la perte de poids induit un état de bien-être quasi euphorique. La personne est concentrée sur les bénéfices des kilos perdus, elle sent son corps se transformer et son image se rapprocher de l'idéal qu'elle poursuit. Grâce à cela, toutes les difficultés secondaires seront occultées ou niées.

– *Est-ce que votre régime vous convient ?*
– Oui, je m'y habitue très bien et d'ailleurs je n'ai pas faim.
– *Mais ce que vous mangez vous semble bon ?*
– Oui, ça peut aller.
– *Pensez-vous pouvoir manger ainsi toute votre vie ?*
– Peut-être pas. Mais quand j'aurai perdu assez de poids, je m'autoriserai quelques écarts.
– *C'est donc que ce que vous mangez ne vous semble pas très satisfaisant ?*
– Ce n'est pas vraiment fameux. Mais on s'y habitue. Ce n'est pas si terrible, je peux facilement le supporter.

Désespérés de tant d'échecs, nous en venons à rechercher des méthodes de plus en plus sévères. Malheureusement, plus le régime est draconien, plus les dérapages s'amplifient en fréquence et en intensité. Chaque craquage nous renvoie à ce que nous croyons être une défaillance de notre volonté. Et pour nous convaincre qu'il n'en est rien, la prochaine tentative sera plus impitoyable. Elle devra nous apporter un succès plus éclatant et être la preuve d'une volonté enfin retrouvée.

Docteur Jeckyll et Mr. Hyde

LE SAUT *de personnalité*

Il est frappant d'observer la métamorphose d'une personne selon qu'elle est ou non au régime. Cette transformation peut intervenir dès les premiers jours du régime alors même que le poids est parfaitement inchangé. On en vient à penser que ce changement, puisqu'il n'est pas dû au poids, ne peut être imputé qu'au régime lui-même. C'est pourquoi, dans une expérience que nous avons menée, nous avons demandé à nos patients de bien vouloir se soumettre à un exercice de libre association de mots. Il apporte des informations très révélatrices qui confirment en effet que le régime est une source de bénéfices largement supérieure à la seule perte de poids.

SUIVRE MON RÉGIME	NE PAS SUIVRE MON RÉGIME
C'est bien	C'est mal
Je surmonte les difficultés	Je cède à la facilité
Je remporte une victoire	Je suis défait
J'ai du mérite	Je me laisse aller
Je me sens plus fort	Je suis faible
J'ai de la volonté	Je manque de volonté
Je reprends confiance en moi	Je perds confiance en moi
Je maîtrise mes envies	Je suis dominé par mes envies
Je retrouve l'estime de moi	Je ne m'estime pas
Je suis content de moi	Je me déçois
Mon avenir est plein de promesses	Mon avenir est sombre
Moi idéal	Moi réel
Survalorisation de l'ego	Dévalorisation de l'ego
Régime idéal	Régime réel
« Bons aliments »	« Mauvais aliments »

Naturellement, la perte de poids, si elle intervient rapidement, entraîne aussitôt des satisfactions physiques et psychologiques. On se sent plus léger, mieux dans sa peau. On retrouve une jeunesse. Mais très vite, on se rend compte que les satisfactions dépassent largement le problème des kilos en trop. Faire un régime apporte en soi des satisfactions propres à l'acte lui-même. L'esprit soudain domine le corps, la volonté l'emporte sur les émotions. Le régime est associé à de fortes connotations positives. Celles d'affronter une épreuve difficile et de pouvoir la surmonter. Le patient reprend confiance en lui, d'autant que les tentatives antérieures s'étaient soldées par des échecs. De nouveau, il croit en ses capacités à dominer ses émotions et ses pulsions alimentaires. À l'inverse, quand le patient ne peut faire son régime, toutes ces connotations positives s'inversent et réapparaissent en connotations négatives. Il vient à douter de lui, à remettre en question ses capacités. Il perd confiance et se met à craindre pour son avenir. Quand le patient parvient à suivre son régime, il se rapproche d'une image idéale de lui-même. Quand il n'y parvient plus, il est renvoyé à sa propre réalité, qu'il refuse et qui est douloureuse pour lui. D'un côté, le régime idéalement suivi, sans écarts, est associé à une survalorisation de son ego. De l'autre, le régime, avec écarts, est associé à une dévalorisation de son ego. Chaque écart est la preuve pour lui d'une défaillance de sa volonté, de la victoire de ses émotions et de ses désirs sur sa force de caractère. Selon donc qu'il suit ou non son régime, il change de personnalité. Le premier personnage suit le régime à la lettre, il est fort, domine ses instincts et peut rêver d'un avenir prometteur. Le second commet des écarts, il est faible, manœuvré comme une marionnette par ses pulsions et son avenir est sans perspective de changement. Or, ces deux personnalités sont incarnées chacune par des familles d'aliments. Le bon ne mange que les aliments autorisés : les légumes, les poissons, les laitages, etc. Le mauvais mange les aliments interdits : les gâteaux, les plats en sauce, etc. « Quand je mange des haricots verts, je peux être fier de moi. Quand je mange une barre de chocolat, j'ai honte de moi. » Voilà pourquoi passer d'une catégorie d'aliments à une autre n'est pas simplement une innocente absorption de calories supplémentaires. Selon les cas, le patient devient une personne ou une autre. Il fait un véritable saut de personnalité. Le bon Dr Jeckyll devient l'abominable Mr. Hyde. Pour lui cette gymnastique est exténuante, une douche écossaise continuelle. Il lui est impossible sur une longue durée de supporter ce tourbillon psychique qui finit par lui faire tourner la tête et le laisser sans forces, totalement désorienté.

Tous les individus ne vivent pas ces situations avec la même conscience. Certains ressentent ces sauts de personnalité avec une profonde douleur. D'autres écartent très vite les pensées pénibles qu'ils entraînent. Cependant, j'ai la conviction que ces processus de pensée sont toujours présents même si les émotions négatives qu'ils suscitent sont d'intensité variable selon les personnes.

LA LOI DE SIMILITUDE *ou le principe d'incorporation*

C'est dans les travaux des anthropologues que l'on trouve une partie des explications qui permettent de comprendre ces associations de pensées. C'est Frazer[1], qui, le premier, rapporte l'existence de systèmes de pensées magiques dans les civilisations primitives. « Le sauvage croit communément que, en mangeant la chair d'un animal ou d'un homme, il acquiert les qualités physiques mais aussi morales et intellectuelles caractéristiques à cet animal ou à cet homme. »

Ainsi manger du lion rend-il les guerriers courageux, manger de la chouette est bon pour la vue, manger du lièvre rendra le combattant peureux et le fera détaler face au danger. En vérité, ces croyances, qui, en leur temps, ont fait sourire les gens « civilisés », ne sont pas propres aux sociétés dites primitives, mais sont bien un système de pensée universel également présent au sein des sociétés occidentales. On les retrouve fréquemment dans les expressions populaires. La consommation de viandes rouges donnera force et dynamisme : « Il a mangé du lion », tandis que les végétariens seront réputés faibles et apathiques : « Il a du sang de navet ». Par conséquent, selon l'expression allemande, nous devenons ce que mangeons : « Man ist, was man iβt ».

D'après Claude Fischler, l'aliment a ce caractère particulier qu'il fournit non seulement l'énergie que nous consommons mais la substance même du corps, dans ce sens qu'il contribue à maintenir la composition biochimique de l'organisme. Il devient par les propriétés qu'on lui attribue « l'outil privilégié d'une maîtrise du corps ». Chaque incorporation offre alors une chance et un espoir : « devenir davantage ce que l'on est, ou ce que l'on souhaite être. L'aliment construit le mangeur : il est donc naturel que le mangeur cherche à se construire en mangeant ». Or, le point primordial réside dans le fait que l'aliment est affecté de certaines valeurs morales et que nous cherchons à nous les approprier. C'est l'objet du travail passionnant de deux chercheurs américains, Stein et Nemeroff, qui remarquent dans leur pays le caractère particulièrement moralisateur du langage utilisé en matière de régimes amaigrissants. Pour vérifier leur hypothèse, ils conduisent avec leurs étudiants une expérience extrêmement révélatrice. Ils leur demandent de donner des exemples de « bons aliments » et de « mauvais aliments » et d'expliquer les raisons de leurs choix. Les bons aliments cités étaient les fruits, la salade, le pain complet, le poulet et les pommes de terre. Les mauvais étaient le steak, le hamburger, les frites, les beignets et les crèmes glacées à la chantilly. Puis ils testent l'idée que les individus qui consomment de mauvais aliments sont ou deviennent mauvais alors que ceux qui consomment de bons aliments sont ou deviennent bons. Ils inventent alors

1. *Le Rameau d'or*, 1890.

une série de portraits imaginaires d'étudiants de l'Arizona State University qui ne diffèrent entre eux que par ce qu'ils mangent. Les étudiants rangent ensuite les portraits dans une liste d'adjectifs exprimant des caractéristiques morales. Il ressort de cette étude que les consommateurs de « bons aliments » sont affectés d'adjectifs positifs alors que les consommateurs de « mauvais aliments » sont affectés d'adjectifs négatifs comme s'ils étaient contaminés par les caractères attribués à ce qu'ils mangent. Mieux encore, les jugements portés semblent parfaitement soutenus par une vision morale puritaine qui considère la décadence comme un mal et le contrôle de soi comme un bien. Les consommateurs d'aliments « bons » apparaissent donc comme plus moraux que ceux de nourriture mauvaise. « En résumé, les Américains perçoivent certains aliments comme moralement bons, d'autres comme mauvais et portent des jugements moraux sur les individus en fonction de ce qu'ils mangent. »

On comprend mieux l'état d'esprit du mangeur au régime. Non seulement il est traversé, comme l'ensemble de notre société, par des croyances qui attribuent aux bons aliments – poissons, légumes, laitages – des valeurs de maîtrise de soi, mais encore, enrégimenté dans un système de règles rigides qui le pousse constamment à la transgression, il est à chaque écart de régime conforté dans l'idée qu'il fait des défaillances à sa volonté. Le primitif, en absorbant du lion mangeait de la force, l'homme moderne, en consommant des haricots verts, mange de la volonté. À l'opposé, quand il dévore un gâteau ou des frites, il mange du laisser-aller et de la perte de contrôle. Intimement, il assimile les mauvais aliments à des polluants, c'est-à-dire des substances toxiques qui, plus que nuire à son organisme, détruisent son être.

On imagine alors que les écarts sont bien autre chose qu'une simple absorption de calories supplémentaires. Pour les compenser, il ne suffira plus seulement de manger un peu moins au repas suivant. L'enjeu sera surtout de réagir pour se rassurer sur sa valeur morale et, tout particulièrement, sa capacité à se maîtriser.

Malgré lui, le mangeur est conduit à penser la nourriture selon une redoutable bipolarisation dont les conséquences seront tout autant métaboliques que psychiques et se traduiront inévitablement, comme nous le verrons, par l'apparition des compulsions de régime.

Rien ne permet de penser que les médecins eux-mêmes échappent à cette vision bipolaire de l'alimentation, car elle est une émanation de la société à laquelle ils appartiennent et, nécessairement, ils ne peuvent éviter de se laisser inconsciemment influencer par des jugements moraux ou des préjugés moraux. Rien ne permet de croire que la pensée scientifique permette au médecin de s'immuniser contre les croyances, les idéologies et les modes de ce temps. Et, de fait, on ne peut s'empêcher de constater que la formulation des prescriptions diététiques sous forme de listes d'aliments autorisés et d'aliments interdits mène tout droit à la rencontre des croyances des patients au sujet des bons aliments et des mauvais aliments. Malgré lui, influencé par les courants de pensées de la société dans laquelle il vit, le médecin ne peut s'empêcher de réfléchir et surtout de prescrire bipolaire.

Il est par conséquent urgent que les médecins revoient leur langage et substituent au couple « bons/mauvais » aliments la notion plus juste d'aliments fréquents, ou moins fréquents ou encore celle d'aliments consommés en grande ou en petite quantité. Les aliments autorisés deviennent alors les plus fréquents ou sont consommés en grande quantité tandis que les aliments interdits deviennent les moins fréquents ou sont consommés en plus petite quantité. Le bon sens voudra qu'il soit plus facile de maigrir en mangeant souvent des légumes et parfois des frites plutôt que souvent des frites et parfois des légumes.

Et il n'est pas interdit de maigrir en mangeant parfois quelques frites. Dans le même esprit, il est aussi faux de croire qu'une barre de chocolat fait grossir, que de croire que les yaourts font maigrir. La quasi-totalité des patients à qui l'on demande de comparer le pouvoir grossissant de cinq yaourts à 0 % par rapport à une barre de chocolat noir répondent que le chocolat les fera grossir. En réalité, les cinq yaourts apporteront 220 calories tandis que le chocolat n'en apportera que 100. Mais le chocolat fait partie des aliments diaboliques alors que le yaourt, lui, est un aliment sanctifié.

Naturellement, ce qui fera maigrir, c'est de finir plus souvent ses repas par un laitage que par un gâteau au chocolat. Le contraire fait grossir. Il est vrai, cependant, que la notion de fréquence est plus délicate à manier car elle soulève aussitôt des interrogations : « Vous me dites que j'ai le droit de manger des frites mais combien de fois ? » À cela, je serais tenté de répondre : un peu mais pas trop ! Ce qui, j'en conviens, n'est pas une réponse terriblement satisfaisante ni rassurante et impose, comme nous le verrons, de découvrir ses propres limites.

Pour illustrer cette réponse, je rapporterai une anecdote personnelle. Quand j'ai débuté mon activité, je voulais posséder un yucca dans mon bureau de consultation. Je me suis rendu chez un fleuriste, où j'ai trouvé un magnifique spécimen. J'ai demandé au marchand : « Comment doit-on l'entretenir ? » L'homme, affable, m'a répondu : « Il faut l'arroser un peu mais pas trop. » J'ai ouvert les yeux comme des soucoupes et j'ai dit : « Ça veut dire quoi, ça ? » Je suis rentré chez moi et en trois semaines, j'ai consciencieusement noyé mon yucca. Puis j'ai séché le second et renoyé le troisième. Aujourd'hui, le quatrième se porte très bien et s'épanouit dans mon bureau. Rien ne vaut l'expérience…

4 Le « craquage »

Quand une personne consomme « malgré elle » un « aliment interdit », elle désigne cette transgression par le terme de craquage. Tous ceux qui ont suivi des régimes ont eu à un moment donné le sentiment de « craquer ». Ce qu'ils décrivent ainsi s'appelle une compulsion alimentaire. Il s'agit du trouble du comportement alimentaire le plus fréquemment retrouvé lors de la pratique des régimes. Il se caractérise par un besoin irrépressible de consommer un aliment donné au cours ou en dehors des repas, avec ou sans passage à l'acte. Ces compulsions se portent toujours sur des aliments procurant une sensation de plaisir. En vérité, il s'agit davantage d'une envie de manger que d'une réelle sensation de faim. Quand elle a lieu en dehors du repas, la prise alimentaire cesse lorsque la satisfaction a été obtenue. Après coup, la personne peut éprouver un certain degré de culpabilité. Les quantités d'aliments consommés sont très variables. Parfois minimes, un carré de chocolat, un morceau de fromage, une frite : « J'étais au restaurant avec des amis, j'ai craqué sur une frite. » Parfois plus importantes, la tablette entière de chocolat, une pâtisserie, un plat de frites. « Nous sommes allés dîner chez des amis, je n'ai pas pu résister au dessert. » La compulsion n'est pas caractérisée par la quantité d'aliments absorbés mais par le sentiment quasi constant de perte de contrôle, l'idée d'enfreindre une règle de conduite et les pensées coupables qui s'y associent systématiquement. La notion d'envie pressante et impérieuse est plus évidente quand la prise alimentaire a lieu en dehors des repas : « J'ai acheté un croissant en sortant du travail. » Le sentiment de faute et de culpabilité revêt alors plus d'acuité. En revanche, quand la compulsion se déroule au cours d'un repas, la faim, la convivialité du repas peut atténuer ou faire disparaître les reproches que la personne s'adresse.

POURQUOI *fait-on des compulsions ?*

Il existe plusieurs raisons à l'apparition des compulsions alimentaires ; nous les envisagerons rapidement avant de nous attarder sur celles qui nous intéressent le plus, les compulsions de régime.

Les compulsions liées à des troubles psychologiques

Les compulsions peuvent être consécutives à un malaise interne d'ordre psychologique. Le patient fait face à son anxiété par la prise de nourriture. Il s'agit là d'une réponse comportementale inadaptée, répétitive et stéréotypée. Elle est inadaptée au sens où il n'y a pas d'action efficace menée sur la cause réelle de l'anxiété. Elle est répétitive car elle se produit à plusieurs occasions. Et elle est stéréotypée car elle est toujours la même quel que soit le motif de l'anxiété. L'individu réagit toujours à ses difficultés, qu'elles soient existentielles, professionnelles, conjugales, etc., par des prises alimentaires qui le soulagent momentanément. La modification du comportement alimentaire peut aussi revêtir des formes diverses : boulimie, anorexie, grignotages, compulsions, etc. Certains de ces troubles, bien que conduisant à une augmentation considérable des apports alimentaires, n'entraîneront pas obligatoirement un surpoids. Par exemple, la plupart des boulimiques maintiendront leur poids en recourant à des stratégies d'annulation de leurs crises (vomissements, médicaments, sport à outrance, jeûnes intermittents...). Les grignoteurs et les compulsifs ne grossiront que si l'intensité et la fréquence du trouble prennent une importance suffisante et surviennent sur un organisme génétiquement prédisposé à prendre du poids. Chacun, d'ailleurs, connaît dans son entourage des personnes pouvant manger à longueur de journée sans prendre un gramme.

Dans ce type de troubles psychologiques, les compulsions sont antérieures et responsables de la prise de poids. Elles se perpétueront lorsque le surpoids sera constitué et pourront se confondre et s'ajouter aux compulsions de régime quand le sujet tentera de retrouver son poids initial.

Attention : tous les compulsifs ne sont pas gros et toutes les compulsions ne sont pas dues à la pratique des régimes.

Du normal au pathologique

Toutes les compulsions ou tous les grignotages ne signent pas un trouble du comportement alimentaire. Dans certains cas, « le symptôme alimentaire s'inscrit dans un contexte conflictuel transitoire sans signification pathologique particulière en terme de personnalité ou d'organisation psychologique[1] ». Il intervient dans la vie du sujet de manière brève et transitoire et disparaît spontanément ou avec la résolution du conflit. Qui, du reste, n'a jamais grignoté ou été pris d'une envie subite de manger ? C'est pourquoi, lors des prises en charge de ces patients, il n'est pas raisonnable de vouloir faire disparaître totalement ces comportements qui sont extrêmement fréquents et anodins dans la population dite « normale ». Ainsi, le compulsif ne redevient pas « normal » en faisant disparaître la totalité de ses compulsions, mais en les réduisant à une fréquence tolérable ; ou en parvenant à contrôler les quantités d'aliments absorbés ainsi que le plaisir qu'ils lui procurent.

Les compulsions liées à des maladies

Nous en parlons pour mémoire puisque ces compulsions sont liées à des troubles somatiques et disparaissent lors du traitement ou de la guérison de la maladie qui les a provoquées. Il s'agit des compulsions que l'on peut relever chez les diabétiques insulino-dépendants ou les porteurs de certaines tumeurs du pancréas ou du cerveau.

1. Guy-Grand, Basdevant, Le Barzic.

Les compulsions de régime

Nous avons vu comment des systèmes de pensée universel comme la loi de similitude, conduisaient à une bipolarisation de l'alimentation. Nous verrons comment, associée à la pratique d'un régime, cette loi de similitude entraîne l'apparition des compulsions en dehors de tout problème psychologique initial.

> **LA MÉTAPHORE DE L'ÉLASTIQUE**
>
> L'image que l'on peut utiliser est celle d'un élastique. Plus on l'écarte de sa position de repos plus la tension que l'on doit exercer sur lui est forte. Il est donc possible de s'écarter beaucoup de son poids de consigne mais seulement au prix d'un effort de restriction alimentaire très important et qu'il faudra maintenir au risque de se retrouver à son poids de départ, voire au-delà par le jeu du retour de l'élastique.

La réponse métabolique : la compulsion

Il semble bien qu'il ne soit pas possible de maigrir sans que l'organisme ne réagisse à cette perte de poids d'une façon ou d'une autre. En effet, pour la plupart des auteurs, le poids est une valeur déterminée pour chaque individu. Malheureusement pour certains, ce poids peut être supérieur à celui qui est imposé par les critères sociaux ou même par les simples critères de santé quand il s'agit d'obésité franche. Et il est, pour certains individus, parfaitement illusoire de vouloir atteindre un poids « socialement normal (1) ». Il n'est pas exceptionnel de rencontrer des personnes entretenant un surpoids ou une obésité malgré des apports alimentaires réduits. Il faut considérer que plus le sujet, par les restrictions qu'il s'impose, s'écarte de son poids de consigne, plus il déclenche de la part de son organisme des réactions tendant à le ramener vers ce poids *(voir encadré : La métaphore de l'élastique).*

Leibel, dans une expérience sur des sujets obèses et non obèses, a mesuré l'évolution des dépenses énergétiques en fonction des variations de poids. Pour cela, il prend trois mesures : quand les sujets sont à leur poids habituel, après les avoir fait maigrir de 10 à 20 % et après les avoir fait grossir de 10 %. L'auteur observe que la dépense énergétique totale augmente avec le gain pondéral et diminue avec la perte de poids. Ces modifications sont identiques chez les patients obèses et non obèses, et indépendantes du poids. Tout écart par rapport au poids de référence entraîne donc des modifications compensatrices qui tendront à ramener le patient à son poids de référence. Par conséquent, le patient ne pourra se maintenir à un niveau inférieur ou supérieur à son poids de référence qu'aussi longtemps qu'il sera capable de s'imposer les changements alimentaires qui lui ont

1. À l'opposé, si maigrir nécessite des efforts, ne devient pas pour autant obèse qui veut. Ainsi, la coutume de suralimentation prénuptiale existant dans certaines ethnies ne permet pas à toutes les jeunes filles qui s'y astreignent de grossir (Adlin *et alii*, 1986).

permis d'obtenir son nouveau poids. Plus le sujet s'éloigne de son poids déterminé, plus les changements lui seront difficiles à supporter et donc à maintenir longtemps.

Pour les psychologues Herman et Polivy, le déficit énergétique résultant de l'état de restriction stimule la prise alimentaire en augmentant la sensation de faim et en réduisant la sensation de satiété à la fin des repas. Le sujet restreint devient ainsi plus réactif aux stimulations alimentaires, résistant ainsi moins facilement que d'habitude à la vue et à l'odeur des aliments. Ainsi, plus le sujet s'éloigne de son poids de référence, plus le besoin de manger augmente et plus il se manifeste par une forme compulsive.

La réponse psychologique : l'engrenage compulsif

Très souvent la compulsion marque le début d'événements en cascade au cours desquels le sujet est conduit à consommer une succession d'aliments interdits avec le sentiment de ne plus pouvoir s'arrêter. « Quand ça commence, je ne peux plus m'arrêter. Au point où j'en suis autant y aller franchement. » C'est ainsi que l'on peut rapporter cette expérience.

On propose à des sujets volontaires des repas complets qu'ils pourront manger à volonté. Dans un premier temps, on leur sert un milk-shake avant le repas. Puis, dans un second temps, on leur sert non pas un mais deux milk-shakes lors d'un repas différent. On constate que certains d'entre eux, après un milk-shake, compenseront en faisant un repas moins copieux, alors qu'ils se mettront à manger nettement plus après avoir pris les deux milk-shakes. Comme si le second milk-shake leur faisait franchir un seuil à partir duquel ils décidaient de ne plus se restreindre.

Pourquoi la plupart des patients préfèrent-ils se priver totalement d'un morceau de chocolat plutôt que de se contenter d'une quantité raisonnable ? La compulsion de régime semble bien exprimer l'état de manque dans lequel peut se trouver l'organisme. Néanmoins, il n'explique pas tout. Un individu est parfaitement capable d'assurer la satisfaction de la totalité de ses besoins physiques sans jamais manger le moindre carré de chocolat ni la moindre pâtisserie. C'est sans doute que la compulsion peut aussi bien traduire la satisfaction d'un besoin que d'un plaisir. C'est donc qu'elle exprime autant la faim que la frustration. Toutefois, cet état de manque, s'il permet de comprendre la compulsion, n'explique pas pourquoi, une fois la satisfaction apportée, il devient impossible de manger juste la quantité d'aliments qui calmera la faim ou le désir. La plupart des sujets au régime rapportent des expériences de perte de contrôle au cours desquelles il n'est plus possible de se raisonner, de freiner ses impulsions. Ils se trouvent alors pris dans un véritable engrenage compulsif. Chaque fois, on trouvera à l'origine de cet engrenage la consommation d'un aliment interdit. La plupart du temps, le craquage se situera au même moment de la journée, de la semaine ou même de l'année.

La phrase type que l'on entend est : « À partir du moment où je commence, la journée est foutue. » Dans ce cas, le régime commence en début de journée par de bonnes résolutions, naturellement définitives, et s'achève à un moment quelconque, souvent le même, et généralement en fin de journée, par la prise d'un aliment interdit. Ou bien, le régime commence en début de semaine et s'achève pendant le week-end. Ou bien encore, il peut durer plusieurs mois et se terminer au cours des premières vacances. La fin de la journée, le week-end, les vacances ont mis un terme au régime et aux bonnes résolutions. Et il n'y a plus alors qu'à tout reprendre, s'il reste encore assez d'énergie.

La fin des compulsions est presque toujours associée à des reproches culpabilisants (« Je suis nulle. Je manque de volonté. Je n'y arriverai jamais. ») qui aboutiront à la décision de « se ressaisir » afin, comme nous l'avons vu, de se rassurer sur sa vraie valeur et de se prouver que l'on sait résister à la tentation, en réalité à la frustration.

Nous revoilà dans un cercle vicieux, que la personne connaît parfaitement, alternant périodes de régime et de compulsions, périodes de frustrations et de culpabilisation *(voir schéma : Le cercle vicieux).*

Anne, 48 ans, 164 cm et 64 kg, suit un régime amaigrissant depuis plusieurs semaines. Elle est à la fois fière et inquiète de ne pas avoir encore craqué. Habituellement, tous ses régimes sont interrompus par des compulsions sucrées. Elle déjeune tous les vendredis en compagnie de sa mère. Sa mère lui confectionne chaque fois un repas-régime.

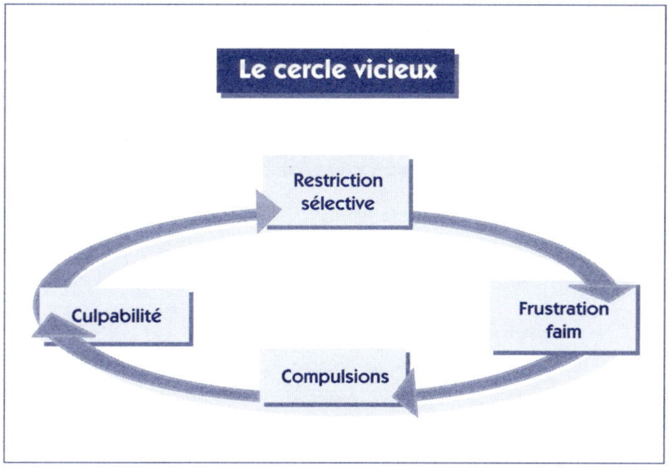

Cependant, un vendredi, au moment du dessert, elle ne peut se retenir de manger les délicieuses madeleines que lui prépare sa mère depuis qu'elle est enfant. Elle résiste, en mange une, se la reproche. Puis, décidant que son régime est fichu pour aujourd'hui, elle dérape complètement au repas du soir et, réaction en chaîne, tout au long du week-end. Dès le lundi, elle se ressaisit et reprend son régime.

Dans sa logique de restriction, le sujet sait dès le début de la compulsion qu'il devra ensuite reprendre son régime et, en quelque sorte pour effacer l'ardoise, le reprendre « plus sérieusement ». Or, inconsciemment, « plus sérieusement » signifie pour lui plus de frustrations. S'il ne peut arrêter sa compulsion, c'est tout simplement parce qu'il anticipe la frustration à venir. Il sait qu'après sa compulsion il reprendra son régime et qu'il ne s'autorisera plus le moindre écart. Dans sa logique, cette période de privation est

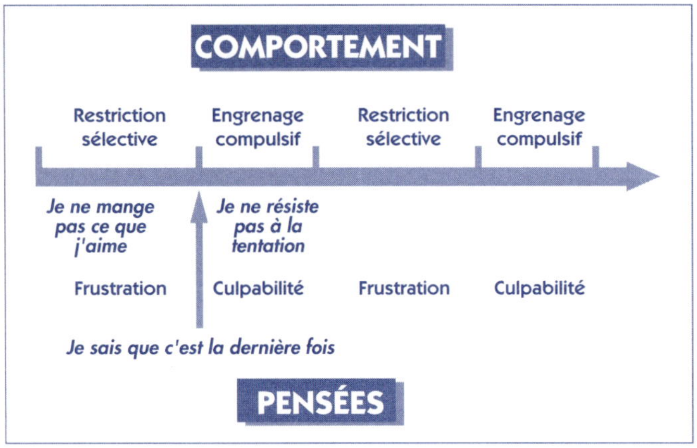

LA MÉTAPHORE DE LA MALLETTE PLEINE DE BILLETS

La métaphore qui suit permet de mieux comprendre l'état d'esprit dans lequel se trouve le patient.

Le comportement bipolaire

Supposons que l'on place devant vous une mallette pleine de billets de banque et que l'on vous dise : « Vous avez le droit de prendre tout l'argent que vous voulez mais demain la mallette aura disparu. » Devant une telle proposition, il est normal de vouloir tout prendre. Une telle occasion ne se présentera pas deux fois.

Le comportement nuancé

En revanche, imaginons que l'on vous dise : « Vous pouvez prendre autant d'argent que vous le désirez mais demain la mallette sera toujours là, et après-demain et la semaine prochaine et aussi longtemps que vous le souhaiterez. » Pourquoi alors prendre tout l'argent et s'encombrer d'un poids inutile. Autant prendre ce qui est nécessaire pour les dépenses de la journée. Et demain, faire la même chose. « J'en prendrai plus si j'ai de plus grandes dépenses et peut-être n'en prendrai-je pas du tout si je n'ai besoin de rien. » De la même manière, pourquoi manger toute la tablette de chocolat si l'on sait que l'on pourra encore en manger demain !

même censée durer très longtemps. Par conséquent, il ignore dans combien de temps il pourra de nouveau retrouver le plaisir qu'il vient de s'offrir. Puisque c'est, peut-être, et même sûrement, la dernière fois avant longtemps, il provisionne le plaisir. Il fait des provisions de plaisir pour atteindre la prochaine compulsion ! C'est un peu la dernière station avant l'autoroute. C'est donc la conception bipolaire du régime qui entraîne le sujet dans l'engrenage compulsif. Il a intégré que les « bons aliments » étaient associés aux périodes de régime et de frustrations alors que les « mauvais aliments » étaient associés aux périodes de compulsions. Pendant le régime, les « mauvais aliments » sont interdits et doivent donc disparaître *(voir schéma : Comportement).*

Il faut rapprocher de ces phénomènes d'autres attitudes, sans doute plus mineures, qui traduisent le même schéma de pensée. Il est très fréquent en consultation de nutrition que le patient, avant la première entrevue et avant même de savoir en quoi consistera la prise en charge, s'offre son dernier « gueuleton ». De la même façon, il anticipe la frustration à venir. Il associe régime et privation et avant de s'engager pour le voyage il fait des provisions de plaisir.
Ou encore, combien de fois n'a-t-on pas entendu : « Je commence mon régime lundi » ou pendant l'été : « Je commence mon régime en rentrant » ? Là aussi, le sujet aux prises avec la convivialité du week-end ou des vacances anticipe la frustration à venir et reporte à plus tard le début de son régime.

5 Le contrôle paradoxal

Pour ceux qui sont victimes des compulsions de régime se pose la question de savoir comment les maîtriser. Cette perte de contrôle est toujours vécue douloureusement. Elle insinue le doute dans les esprits les plus forts. Elle renvoie à des connotations, nous l'avons vu, extrêmement négatives pour celui qui les subit : manque de volonté et de maîtrise, mésestime de soi, perte de confiance. Le sujet ne peut que vouloir réagir et, par là, retrouver confiance en lui. Pour cela différentes stratégies s'offrent à lui.

RENFORCER *les interdits*

Dans sa vision bipolaire de l'alimentation, le sujet s'autorise à manger certains aliments et s'impose de ne plus manger ceux qui figurent dans sa liste des aliments interdits. Tous ses efforts sont consacrés à respecter les interdits que, le plus souvent, il a lui-même édictés. La compulsion est une transgression manifeste d'un interdit qu'il attribue à des efforts insuffisants pour se maintenir à l'intérieur des limites qu'il a fixées. Par conséquent, le moyen le plus évident qu'il envisage pour lutter contre la compulsion est, naturellement, d'intensifier ses efforts de volonté pour ne plus franchir cette frontière. En agissant ainsi, il renforce les interdits pesant sur les aliments qui lui posent problème. Il devient de plus en plus interdit d'en consommer. Or, nous avons bien compris que ce sont justement les privations et les frustrations qui sont à l'origine des compulsions. Ainsi, plus ses efforts augmenteront plus les compulsions se multiplieront. Nous sommes dans une logique parfaitement paradoxale où plus le sujet lutte, plus l'énergie qu'il déploie se retourne contre lui. Comme s'il forgeait les armes qui serviront contre son propre camp. Chaque compulsion l'invite à penser que ses efforts n'ont pas été suffisants et l'incite encore à les renforcer. Créant ainsi le lit de la compulsion suivante. Au fil du temps, les compulsions le déstabilisent et entraînent une prise de poids qui, elle aussi, l'acculera à durcir son régime. Tout est réuni pour entretenir le mouvement perpétuel qui peu à peu le fait grossir, en le convainquant de son incapacité à se maîtriser.

SUPPRIMER *les interdits*

Lutter contre la compulsion au moment où elle survient exige une énergie considérable. Il est souvent trop tard et le plaisir qu'elle peut procurer, tout au moins à son début, n'incite pas à vouloir la réprimer. Dans le cycle frustration/compulsion, ce n'est donc pas quand la compulsion apparaît qu'il faut intervenir. L'action que l'on peut mener pour reprendre le contrôle se situe nécessairement en amont. Il s'agit de modifier la manière de penser le régime et de passer d'une logique d'interdiction à une logique d'autorisation. Les patients compulsifs ont, dans un premier temps, beaucoup de difficultés à concevoir même qu'ils pourront se contrôler s'ils s'autorisent à manger. « Si je m'autorise un carré de chocolat, je suis sûr de finir la tablette » ou « Je ne peux pas m'autoriser car je ne sais pas jusqu'où je suis capable d'aller ». C'est vrai, mais ils raisonnent toujours en fonction d'une pensée bipolaire et de leur logique d'interdiction. Lorsque l'aliment est autorisé, il n'incite plus à la transgression, comme si son attrait diminuait. L'interdire le rend convoitable. Il devient obsédant. On le veut parce qu'il est interdit. Et une fois qu'on le tient, il faut tout manger : c'est l'engrenage compulsif. S'il est autorisé on en mange un peu un jour, pas du tout le lendemain, plus le surlendemain. On devient raisonnable et on le consomme selon ses besoins.

LA MÉTAPHORE DU DROIT DE VOTE

Que se passerait-il si brutalement on vous retirait votre droit de vote ? Probablement, très mécontent, vous manifesteriez dans la rue, feriez grève, signeriez des pétitions. Mais si on vous rend ce droit de vote, iriez-vous nécessairement voter ? Peut-être, mais pas obligatoirement. Et même, si vous ne votez jamais, vous ne toléreriez pas que l'on vous empêche de le faire. Il en va de même pour les aliments : si on vous les retire vous ne penserez qu'à les reprendre. Si on vous les laisse, peut-être en mangerez-vous mais pas obligatoirement. C'est d'ailleurs par ce mécanisme que l'aliment le plus indifférent passe dans la catégorie des aliments les plus recherchés.

En fait, l'opposition de ces deux logiques pose le problème de la découverte de ses propres limites. Dans la logique d'interdiction, le sujet se soumet à des limites qui lui sont étrangères. Il s'interdit de manger des aliments dont il a appris qu'ils font grossir. Il suit des indications extérieures, qui peuvent lui venir de son médecin, de la presse, de ses voisins. Il ne les ressent pas et ne les intériorise pas. Ce ne sont pas pour lui des repères, des balises. Par conséquent, il a raison de croire que, s'il s'en éloigne, il ne les retrouvera pas. Il se cramponne à ces règles car il ne sait jamais, quand il les abandonne, s'il pourra de nouveau les suivre. En revanche, dans une logique d'autorisation, le sujet découvre des repères internes. Ceux qui correspondent à ses besoins et à son mode de vie. Il peut se fier, prudemment peut-être, à des sensations qu'il redécouvre : la faim, la satiété, les appétits spécifiques.

Une étude faite sur des sujets ayant effectué avec succès une cure d'amaigrissement a montré que ceux qui reprenaient du poids déclaraient manger en réponse aux situations stressantes ou anxiogènes, alors que ceux qui maintenaient le nouveau poids déclaraient manger seulement quand ils avaient faim.

Les repères, les règles que suit le patient, sont intériorisés. Même si momentanément, il les abandonne, il y reviendra toujours, attiré par eux comme par un aimant. On conçoit, dès lors, ce qu'il peut y avoir d'angoissant à partir à la découverte de repères inconnus ou oubliés, même si ce sont les nôtres. Et on conçoit, également, ce qu'il peut y avoir de rassurant à suivre des règles clairement énoncées, même si elles nous sont étrangères, même si à la longue ce sont elles qui nous font grossir.

Pour résumer le contrôle paradoxal, on pourrait dire que plus on fait d'efforts pour garder le contrôle, plus on le perd. Moins on en fait, plus on le garde. Ces efforts portent sur le maintien de la volonté pour ne pas violer ses interdits.

IL EXISTE *des limites*

Il existe de nombreux mécanismes naturels de régulation interne qui installent pour nous de véritables limites à notre comportement alimentaire. Nous avons déjà découvert les mécanismes de régulation sensoriels qui, par le biais du système faim/plaisir/satiété, permettent de déterminer le choix et la quantité de nos aliments. Il existe également des systèmes de régulation métaboliques qui aident à régler nos consommations en macro-nutriments : protéines, glucides, lipides.

La consommation des glucides est très finement régulée au jour le jour. Comme il n'y a pas de moyen de les stocker ou de les convertir en d'autres nutriments, une consommation excessive est toujours compensée, le lendemain, par une consommation inférieure. Si cet excès se poursuit plusieurs jours, le mécanisme compensateur se mettra en place. Pour les lipides, le mécanisme de régulation est plus lent, moins fin et intervient avec une plus grande inertie. La réduction de la consommation de graisses se traduit à la longue par une diminution de l'appétence pour les lipides. Comme si nous créions une sorte d'aversion spontanée. Un apport, soudain et intense, se manifestera aussitôt par des sensations d'inconfort digestif et des nausées qui, à la longue, par le jeu des apprentissages et des réflexes conditionnés, nous conduiront à choisir « spontanément » les aliments et les plats les moins gras. Le retour progressif à une alimentation plus grasse pourra neutraliser cette aversion. Mais il faudra compter un délai assez long pour s'en déshabituer comme pour se refamiliariser avec elle.

Dans ces deux premières parties, nous avons vu qu'il existait dans notre société des courants de pensées collectifs, naturellement inconscients pour nous.

Pour beaucoup de sociologues et de psychologues, nous sommes actuellement entrés dans la civilisation du « self », qui voue un culte immodéré au contrôle et à la maîtrise de soi. On peut ainsi considérer que ce sentiment de maîtrise est réellement élevé au rang d'une valeur culte. Cette valeur gagne toute la société et trouve à s'exprimer dans tous les aspects de notre vie. Pour ce qui nous concerne, elle s'exprime, en particulier, dans les champs corporel et alimentaire.

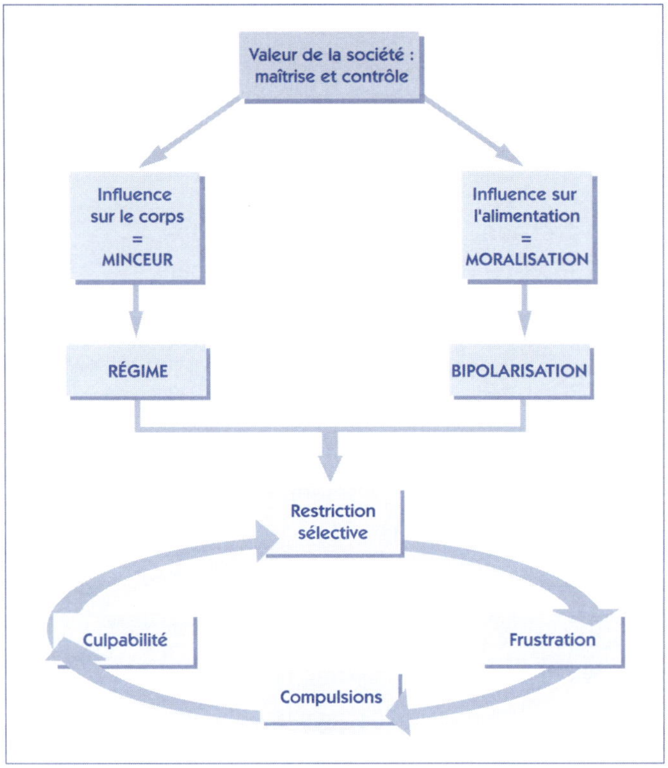

Dans le champ corporel, la meilleure expression de cette valeur est symbolisée par une exigence de minceur unique dans l'histoire de l'humanité. Elle s'exerce sur des organismes pour la plupart incapables d'y parvenir naturellement et qui n'ont d'autre choix que de s'imposer ce que nous considérerions chez d'autres comme une forme de mutilation ethnique. Les cures d'amaigrissement n'ont, dans leur principe, rien de fondamentalement différent des cures d'engraissement répandues dans d'autres civilisations. Il s'agit, en effet, de marquer le corps dans sa chair, de le rendre beau en lui imposant toutes sortes de contraintes et cela dans le dessein de le transformer et de le rendre conforme à une norme sociale. La plus répandue de ces contraintes est la restriction alimentaire, le régime. Il est, pour beaucoup, le moyen le plus simple et le plus immédiatement accessible pour satisfaire cette redoutable exigence de conformité qui fait qu'il n'y a pas de beauté possible en dehors de la minceur. Le régime devient alors l'instrument qui permet d'obtenir un corps signifiant, capable d'exprimer que l'on possède cette valeur si recherchée : la maîtrise de soi. Si je maîtrise mon corps c'est donc que je maîtrise aussi mes actes et mes émotions. Bref, je veux être mince pour être beau. Mais pour être beau je dois « avoir l'air » de maîtriser mon corps. Pour y parvenir je dois faire un régime.

Dans le champ alimentaire, les valeurs de contrôle s'expriment par le truchement d'une moralisation des aliments. Nous avons vu à travers le principe de similitude que quand nous mangeons des aliments jugés « bons », ceux qui incarnent la volonté, nous incorporons en même temps les qualités morales dont ils sont chargés. Par conséquent, cette moralisation des aliments nous conduit, sans nous en rendre compte, à bipolariser notre alimentation, à la classifier en aliments qui transmettent de la volonté et aliments qui transmettent du laisser-aller. Le concept d'alimentation équilibrée se transforme ainsi en un véritable code de moralité où chaque écart alimentaire a valeur d'écart de conduite morale. Hors l'équilibre il n'existe point de salut.

L'alimentation équilibrée devient pour celui qui s'y soumet un gage de bonne conduite. Cependant, face à cette morale alimentaire normative, la singularité du mangeur peine à s'exprimer. La morale l'étouffe et le pousse à manger en fonction de l'idée qu'il se fait d'un bon repas « bien équilibré » et non plus en fonction de ce qu'il ressent. Enfermé dans ce carcan moral et alimentaire, le mangeur se débat et manifeste sa différence sous une forme compulsive.

C'est par la voie d'un inconscient collectif que nous sommes donc entraînés, sans nous en rendre compte, à vouloir être minces, et à dichotomiser ce que nous mangeons. Régime (restriction) et bipolarisation alimentaire (sélection) nous font entrer avant même que nous y réfléchissions dans la pratique des restrictions sélectives. L'enchaînement se fera ensuite tout naturellement : Restriction sélective => Frustrations => Compulsions => Culpabilité => Restriction sélective =>…

On voit que, sans une réflexion préalable, toutes les tentatives de perte de poids risquent de se solder par un échec, nous faisant ainsi pénétrer dans l'univers kafkaïen des régimes. Ce que nous recherchons en maigrissant, c'est être beau en affichant notre minceur et surtout, mais inconsciemment, notre self-control. Pour obtenir ce graal, nous ne connaissons qu'un moyen, le régime alimentaire. Or, le régime nous met soudain face à ce que nous redoutons le plus : la perte de contrôle. Ainsi, les moyens que nous utilisons pour nous sauver sont ceux qui nous mènent à notre perte et nous n'en connaissons malheureusement pas d'autres.

Nous allons donc essayer de mieux comprendre les régimes qui nous sont proposés et de mieux comprendre les raisons de leurs échecs avant de proposer une autre alternative.

Chaque régime est unique

PARTIE 3

LES FAUSSES PROMESSES DES RÉGIMES

1 Mieux comprendre la perte de poids

> *Il n'y a probablement rien au monde qui soulève plus de faux espoirs que les quatre premières heures d'un régime.*
> Dan Bennet

Sur un plan physiologique, perdre du poids signifie seulement deux choses : réduire la masse grasse qui constitue l'excès de poids et préserver la masse maigre. Cette dernière est constituée par les organes, les muscles, les os, les cellules. Celui ou celle qui maigrit souhaite bien entendu perdre sa surcharge graisseuse mais entend bien conserver ses muscles et sa santé. Toutes les techniques, régimes, méthodes ne pouvant obéir à ces deux nécessités sont a priori inappropriés, dangereux et inutiles.

Sur le plan énergétique, perdre du poids consistera à créer un déficit entre les entrées et les sorties d'énergie. Pour cela, il faudra évoluer vers une alimentation moins riche, ce qui ne signifie pas obligatoirement moins copieuse, et vers une stimulation des dépenses de l'organisme, ce qui ne signifie pas exclusivement faire du sport.

COMMENT AUGMENTER *les dépenses* DE L'ORGANISME ?

• Le métabolisme basal est proportionnel à la quantité de masse maigre. Plus la masse maigre est importante, plus le métabolisme de base augmente. Il paraît donc logique de vouloir augmenter la masse maigre. Or, la seule part de masse maigre sur laquelle nous pouvons agir est la masse musculaire, car il n'est naturellement pas possible par des moyens inoffensifs d'augmenter la taille des organes. Toutes les activités physiques permettant d'augmenter la masse musculaire seront donc préconisées.

• La thermogenèse alimentaire peut aussi être augmentée en favorisant la consommation d'aliments qui obligent l'organisme à dépenser plus d'énergie pour leur utilisation. Donc, tous les aliments riches en protéines et en glucides agiront dans ce sens alors que les aliments riches en graisses agiront dans le sens opposé.

• Enfin, l'activité physique peut tout à fait être augmentée. Cependant, l'activité sportive n'est certainement pas le seul moyen d'y parvenir et pose des problèmes spécifiques, d'ordre physique ou psychologique, aux personnes en surcharge pondérale. Tous les aspects de la stimulation des dépenses énergétiques liées à l'activité physique seront abordés dans un chapitre ultérieur.

Sur le plan diététique, vouloir maigrir en répondant à ces impératifs physiologiques conduit logiquement à une seule proposition : la restriction alimentaire. Si l'on souhaite protéger la masse maigre, il faut lui apporter de quoi la nourrir : les protéines et les glucides. Si l'on souhaite réduire la masse grasse, il faut en restreindre ses ressources, les lipides.

Pourquoi protéger la masse maigre ? Bien sûr, nous l'avons vu, parce qu'elle représente la part noble du corps. Mais aussi parce que d'elle dépendra l'efficacité du régime. La masse maigre se comporte comme un moteur qui consomme en permanence, 24 heures sur 24, du carburant lipidique. À chaque instant, la masse maigre puise dans les réserves de graisses pour continuer à faire tourner la machine humaine. Or, ce moteur, il nous faut aussi l'entretenir en lui apportant tous les jours des protéines et des glucides. Pourquoi les athlètes pratiquant des sports de force mangent-ils tant ? Bien sûr parce qu'ils font du sport, mais surtout parce qu'ils nourrissent leurs muscles ! Il en est de même pour chacun d'entre nous. Nous devons nourrir nos organes et nos muscles. Si nous les rationnions en suivant un régime insuffisant en protéines, ils s'atrophieraient[1]. En quelque sorte, la taille de notre moteur diminuerait et finalement consommerait moins de carburant, donc moins de graisses. Très rapidement, nous cesserions de perdre du poids. C'est aussi ce qui explique que ceux qui pensent maigrir en s'affamant perdent finalement toujours moins de poids qu'ils ne l'avaient espéré.

LES DÉPENSES ÉNERGETIQUES DE L'ORGANISME

Elles sont constituées par :

- Le métabolisme de base (70 % de la dépense quotidienne). Ce sont les dépenses d'énergie nécessaires pour assurer le fonctionnement de base de l'organisme quand il est au repos : respiration, circulation, vie des organes…
- La thermogenèse alimentaire (10 % de la dépense quotidienne). C'est l'énergie nécessaire à la transformation des aliments que nous absorbons en éléments utilisables par notre organisme.
- L'activité physique (20 % de la dépense quotidienne). C'est l'ensemble des dépenses d'énergie nécessaires pour assurer tous les petits et gros efforts de la vie quotidienne : marche, brossage des dents, passage de l'aspirateur, activités sportives, déplacement d'objets…

1. Dans les jeûnes prolongés tels que les grèves de la faim, l'absence de protéines entraîne la mort par atrophie des muscles diaphragmatiques.

LES MOUVEMENTS *du poids et du corps*

Sur un plan strictement énergétique, le poids du corps et sa composition résultent des dépenses de l'organisme, en regard de l'énergie que lui apporte l'alimentation. Quand le corps ne change pas, c'est qu'un équilibre a été atteint et que les dépenses énergétiques sont équivalentes aux apports. Même si cela semble parfaitement évident pour la plupart d'entre nous, il est manifestement encore bon de le rappeler, car certains régimes récents proclamaient qu'il était possible de maigrir en mangeant à volonté. Examinons de plus près comment la quantité et la nature de l'énergie que nous absorbons modifient notre poids et sa composition. Les situations sont finalement peu nombreuses et nous les envisagerons successivement.

Maintenir son poids

Pour que le poids soit stable, il suffit de dépenser intégralement tout ce que nous mangeons. C'est une loi universelle de la thermodynamique. Cependant, comme notre nourriture, le corps est composé de protéines, de glucides et de lipides, qui forment trois compartiments dans l'organisme. Les protéines constituent les tissus nobles, les glucides sont mis en réserve dans le foie et les muscles sous forme de glycogène, et les lipides sont mis en réserve dans le tissu adipeux. Tous les jours, une petite partie de chaque compartiment est dépensée mais remplacée par les protéines, glucides et lipides que nous apportent notre alimentation. Et ainsi les réserves sont intégralement reconstituées. Néanmoins, si les dépenses sont en moyenne relativement constantes, les apports d'aliments varient énormément d'un jour à l'autre. Il est donc nécessaire pour l'organisme de pouvoir compter sur des mécanismes de régulation efficaces pour faire face aux excès ou aux déficits de ces apports. Les excès de protéines et de glucides seront toujours brûlés puisqu'il n'existe pas de possibilité d'augmenter leurs réserves. En revanche, tous les excès de lipides seront dirigés vers le tissu adipeux pour être utilisés en cas de besoin.

Les déficits en protéines seront comblés par les muscles, qui céderont une petite partie de leurs protéines. Quand l'alimentation est carencée en glucides, les cellules manquent de glucose, elles disposent alors de deux possibilités pour continuer à fonctionner. Soit recourir à des corps cétoniques à la place du glucose et elles prélèvent alors ces substances dans les réserves de graisses. Soit elles ne peuvent se passer de glucose, et elles s'en procurent en obligeant le muscle à céder une petite partie de ses protéines, qu'elles transforment en glucose. Enfin, quand l'organisme manque de lipides, il prélève tout simplement ce dont il a besoin dans le tissu adipeux[1].

Ainsi, l'organisme, grâce à ses mécanismes, peut s'adapter à des apports variables et parvenir à maintenir un poids stable.

---

1. Schutz *et alii*, 1989.

	Comment réagit l'organisme à l'excès	Comment réagit l'organisme au déficit
Protéines	L'excès est brûlé.	Le déficit est comblé par les muscles.
Glucides	L'excès est brûlé.	Certaines cellules utiliseront des corps cétoniques, qu'elles se procureront dans le tissu adipeux. D'autres cellules prélèveront des protéines dans le muscle, qu'elles transformeront ensuite en glucose.
Lipides	L'excès est stocké dans le tissu adipeux.	Le déficit est comblé par les stocks du tissu adipeux.

Même quand le poids est stable, le corps change.

Pour que le poids reste constant, il faut que les apports alimentaires soient intégralement dépensés par l'organisme. Toutefois, à poids constant, nous pouvons tous vérifier que notre corps ne conserve pas la même silhouette. Il se transforme. Il peut devenir ferme et tonique si les muscles se développent ou, au contraire, s'empâter si la graisse enveloppe les formes. Ces transformations s'expliquent par le type d'activité physique que nous pratiquons et par la composition de notre alimentation. Quand nos apports sont strictement équivalents à nos dépenses, l'alimentation est dite normocalorique. Mais celle-ci peut être déséquilibrée par des apports excessifs en graisses ou en sucres. Ils agiront en modifiant la composition de notre corps.

Si nous mangeons trop gras(1)

Dans ce type d'alimentation, les apports de graisses sont excessifs alors que les apports de sucres sont insuffisants. Les graisses en excès seront stockées comme toujours et augmenteront le volume du tissu adipeux. Ce qui donne cet effet d'empâtement du corps. En revanche, l'organisme manquant de sucre cherchera à s'en procurer ; il dispose pour y parvenir de deux moyens. Le premier consistera à piocher dans les muscles pour y prendre certaines protéines qu'il est capable de transformer en sucre. Le second consistera à envoyer au cerveau des messages de faim. Le sujet poussé par sa faim réagit en absorbant une plus grande quantité de nourriture afin que celle-ci lui apporte des quantités suffisantes de sucre. Malheureusement, en mangeant plus, le sujet absorbe également de nouvelles graisses. L'organisme, qui disposait déjà de plus de graisses qu'il n'en avait besoin, réagira en stockant de nouveau cet apport inutile pour lui. Au bout du compte, le sujet s'empâte et finit par augmenter son poids.

1. L'alimentation est dite hyperlipidique.

À cet égard, il est intéressant de rapporter une expérience menée par Lissner. Il étudie trois groupes de mangeurs autorisés à manger à volonté la nourriture qu'on leur sert. Chaque groupe reçoit des repas dont seul le pourcentage de graisses est différent. Le premier groupe reçoit des repas apportant 15 à 20 % de lipides, le deuxième reçoit des repas apportant 30 à 35 % de lipides et le troisième 40 à 50 %. On mesure ensuite ce que chacun a absorbé et son poids à la fin de l'expérience. Les résultats sont : le premier groupe a absorbé 2 100 calories et a maigri, le deuxième groupe a absorbé 2 350 calories et a maintenu le même poids qu'au début de l'expérience, enfin le troisième groupe a absorbé 2 700 calories et a grossi !

Ainsi, cette expérience nous montre que plus l'on mange gras, plus on est incité à manger beaucoup et, par conséquent, plus on grossit. Ce processus a été décrit par Jeanine Louis-Sylvestre sous le nom de surconsommation passive des graisses.

Si nous mangeons trop sucré(1)

Dans ce cas, l'alimentation devient riche en sucres et pauvre en graisses. L'excès de sucre comme chaque fois sera brûlé, et l'organisme se procurera les graisses qui lui manquent en les puisant dans ses propres réserves, faisant ainsi fondre le tissu adipeux et donnant à la silhouette un aspect beaucoup plus sec. Ce type de nourriture favorise la perte de poids et ultérieurement son maintien au même niveau.

1. L'alimentation est dite hyperglucidique.

Nous grossissons quand nous mangeons plus que ce que nous dépensons. Il n'est pas obligatoire de manger beaucoup pour y parvenir mais de manger trop par rapport à nos besoins.

Pourquoi grossissons-nous ?

Pour certains mangeurs, manger trop ne signifiera pas toujours manger beaucoup car leurs dépenses sont naturellement peu importantes. En effet, les dépenses de l'organisme peuvent être spontanément peu élevées, mais elles peuvent aussi diminuer avec l'âge ou à cause des régimes précédents. Dans ce dernier cas, nous sommes probablement en présence d'un effet Yo-yo.

Par diminution des dépenses énergétiques

Tous les événements de notre vie qui entraînent une réduction de nos dépenses énergétiques se concluront par une prise de poids. Ainsi, avec l'âge nous réduisons nos activités physiques, nous devenons économes de nos gestes et de nos déplacements. Quotidiennement, nous préférons les ascenseurs aux escaliers, la voiture à la marche à pied. Quand nous nous réunissons en famille, nous voyons les plus jeunes d'entre nous courir et s'agiter sans discontinuer alors que nous-mêmes discutons, confortablement assis, en sirotant des boissons et en picorant des cacahouètes. Les jeunes gens qui pratiquaient des activités sportives, en entrant dans la vie professionnelle, consacrent moins de temps à leurs loisirs et prennent souvent du poids [1]. Les fumeurs qui décident d'arrêter de fumer prennent aussi du poids alors même qu'ils ne changent rien à leurs habitudes alimentaires. L'absence de nicotine entraîne une diminution du métabolisme basal. C'est ainsi que la suppression de 24 cigarettes réduit de 10 % les dépenses du métabolisme. Une immobilisation forcée peut aussi se conclure par une prise de poids. Donc, nos dépenses énergétiques varient au cours de la vie suivant des processus plus ou moins irréversibles. Une étude française a montré récemment que les femmes prenaient statistiquement dix kilos entre 20 et 50 ans. Pour maintenir notre poids nous devrons donc adapter notre comportement alimentaire à cette réduction naturelle de nos dépenses.

Par augmentation des apports alimentaires

Schématiquement, manger trop revient à manger trop de graisses ou trop de sucres. Un excès de graisses se stockera directement dans les réserves du tissu adipeux. L'excès de sucres agit plus indirectement. Nous avons vu que les sucres étaient toujours brûlés même quand ils étaient apportés en quantités très importantes. Cependant, l'organisme, quand il brûle les glucides, épargne une quantité équivalente de graisses. C'est cette part de graisses qui sera stockée.

Ainsi, que nous mangions trop de graisses ou trop de sucres, c'est toujours les graisses qui seront mises en réserve.

Pourquoi maigrissons-nous ?

Nous maigrissons quand nos apports d'énergie deviennent inférieurs à nos dépenses. Soit parce que nous mangeons moins, soit parce que nous dépensons plus. Il peut arriver en effet que nos activités physiques s'intensifient sur une longue période, nous conduisant ainsi à augmenter les dépenses de l'organisme et par conséquent à perdre du poids. Certains traitements peuvent aussi augmenter notre métabolisme et entraîner une perte de poids. Il se peut également que nous soyons conduits à devoir manger moins pour des raisons de santé (maladies, dépressions...) ou pour des raisons économiques, comme cela se produit de plus en plus fréquemment dans notre société, qui distribue si mal ses richesses, même les plus abondantes.

En réalité, nous maigrissons le plus souvent à la suite d'une démarche volontaire fondée sur la réduction de nos apports alimentaires. Cela dans le dessein explicite de perdre du poids. Pour cela, nous avons recours à la pratique des « régimes amaigrissants ».

1. La réduction spontanée des activités physiques quotidiennes entraîne une diminution de la masse musculaire au cours de la vie. Cette évolution naturelle réduit les dépenses énergétiques et conduit souvent à une prise de poids.

Comprendre les régimes

Face à l'inflation des régimes, qui nous arrivent chaque année, il était intéressant de tenter une classification afin d'y remettre un peu d'ordre. Pour mieux les comprendre, il m'a semblé pertinent de recourir à deux typologies, l'une psychologique, l'autre diététique.

LA MAGIE *des régimes*

Le discours sur l'amaigrissement a ceci de particulier qu'il semble pouvoir changer tous les ans. Chaque saison présente un nouveau régime, une nouvelle méthode ou un nouveau produit. Il ne se passe pas une saison sans que l'on ne découvre une nouvelle vedette qui a maigri et qui présente « sa » méthode. L'année dernière nous avons eu la méthode Gesta, l'année précédente la méthode Powter, celle d'avant Sulitzer, et ainsi depuis maintenant 30 ou 40 ans. Le discours nutritionnel est si confus dans l'esprit du public que même les nutritionnistes, censés être les dépositaires d'un même savoir diététique, formés à la même école, sont suspectés d'avoir aussi leur méthode personnelle. Chacun la leur, alors qu'ils devraient délivrer les mêmes connaissances. Les patients nous interrogent souvent : « Et vous, c'est quoi votre méthode ? » Pourtant, tous ces médecins viennent des mêmes hôpitaux, des mêmes universités, ils ont participé aux mêmes congrès, lu les mêmes revues. Les connaissances qu'ils ont accumulées au cours de leur formation sont issues des mêmes recherches menées dans les instituts de nutrition du monde entier. Leurs prescriptions sont extrêmement proches. Cependant, dans l'esprit d'un public candide, remplacez un blanc de poulet par un filet de merlan et vous obtenez deux régimes.

Pour s'y retrouver dans cette mêlée de régimes, le psychiatre Gérard Apfeldorfer a proposé une typologie tout à fait passionnante. Il distingue des méthodes de type « transcendantal » et des méthodes de type « identificatoire ». Les premières se caractérisent par la faculté qu'a le patient de s'en remettre à des forces extérieures plus qu'à lui-même. Ces forces, si possible toutes-puissantes, permettront d'atteindre ce qui lui semble être hors de sa portée s'il s'en remet seulement à ses propres forces. Les secondes méthodes lui permettent de s'identifier à une personne extérieure, servant de modèle, à laquelle consciemment ou non le patient s'identifiera.

• *Parmi les méthodes transcendantales,* on retrouve les régimes s'appuyant sur des bases pseudo-scientifiques, ainsi que ceux qui s'appuient réellement sur des connaissances scientifiques parfaitement validées par la communauté médicale. La vérité scientifique n'est pas en cause. Seul compte ce que croit le patient. Il surinvestit la méthode. La toute-puissance de la science est supposée venir pallier le fameux « manque de volonté ». S'il se conforme aveuglément à une vérité révélée qui le dépasse, il sera sauvé. Nombre des régimes à la mode, lors de ces dernières décennies, sont en effet fondés sur l'idée qu'il existe une certaine alchimie des aliments qui permettrait de mieux ou plus maigrir. Une manière de combiner les aliments entre eux qui ferait que les initiés auraient la grande chance de pouvoir perdre du poids en échappant aux lois de la diététique « officielle ». Il en a été ainsi du fameux régime de la clinique Mayo. Ce régime a tout d'abord circulé sous le manteau, chacun le repassant à son voisin comme un conspirateur bien conscient de faire partie d'un petit groupe de privilégiés. Le régime établissait des repas, sur 15 jours, que l'on se devait de suivre à la lettre. Les aliments ainsi agencés dans ces menus étaient censés agir « en symbiose ». Modifier ce savant ordonnancement revenait à ruiner tous les effets du régime. Si les carottes ne sont pas mangées mercredi au dîner, elles ne feront pas maigrir ! L'initiation à un secret partagé par quelques chanceux a beaucoup compté dans l'histoire du faux régime Weight Watchers. Il s'agissait là d'un régime que les célèbres prêtresses du poids auraient réservé à leurs adeptes les plus récalcitrantes. Une formule de choc qui n'aurait circulé qu'à l'intérieur du temple et aurait été conservée dans le plus grand secret tant son efficacité était redoutable. Celui qui le proposait au nouveau candidat insistait soigneusement sur la chance immense de pouvoir disposer d'un tel secret.

• *Parmi les méthodes de type identificatoire,* on retrouve naturellement toutes les méthodes proposées par les célébrités. En imitant la vedette, on obtiendra les mêmes résultats et d'une certaine manière on deviendra un peu elle. Dans le même registre, Gérard Apfeldorfer fait remarquer que les régimes proposés par les revues féminines participent également de ce principe. Ici, la lectrice s'identifiera aux nombreuses photographies des mannequins présentées tout au long de la revue. « En faisant le régime de la page 101, je finirai par ressembler à Ursula de la page 102. »

Pour finir, citons les travaux menés par Axsom et Cooper, qui ont comparé l'efficacité de méthodes amaigrissantes en fonction de leur degré de complexité. Il est apparu que plus la méthode était compliquée et demandait d'efforts plus elle était efficace. Tout simplement parce que plus la méthode nécessite d'efforts, plus le patient se sent valorisé par sa réussite et met alors en œuvre tous les moyens pour obtenir un résultat qui le satisfasse. Une sorte d'interdiction d'échouer le mobilise.

LA CONFUSION *des régimes*

La multitude de régimes qui nous sont proposés depuis toutes ces années tend à faire croire qu'il existe autant de méthodes différentes, chacune fondée sur une nouvelle théorie diététique. Bien souvent, le candidat à la minceur se laisse prendre à ce tourbillon de nouvelles méthodes, fondant chaque fois de nouveaux espoirs sur une méthode qu'il croit supérieure à la précédente, qu'il a testée et qui a échoué. Chaque nouveau régime est une nouvelle promesse. Le précédent n'a pas marché, le suivant apportera la solution définitive. Dans son esprit la confusion règne, tous ces régimes semblent différents. « Le régime pamplemousse m'a fait reprendre deux kilos parce qu'il n'y avait pas les enzymes anti-graisses présentes dans le régime ananas. » « Scardale était meilleur que Mayo. » Sans connaissance diététique et toujours prêt à croire ce qu'on lui promet, il ignore qu'il recommencera un régime identique à ceux qu'il a déjà essayés sans succès. Mais quelle différence existe-t-il entre le régime pamplemousse, le régime ananas ou la cure de raisin ? On fait sans s'en rendre compte le même régime, seul le fruit a changé. Cependant, le sujet, crédule, a pu croire que les vertus du pamplemousse, par le miracle d'une découverte inédite, étaient supérieures à celles de l'ananas. Puisqu'il n'identifie pas les méthodes, il peut interminablement poursuivre sa quête. En réalité, le dernier régime sera seulement différent des précédents par la forme. Mieux ficelé, mieux « marketé », il sera vendu comme la dernière révolution diététique. Combien de régimes se sont approprié cette étiquette révolutionnaire ? Rappelons-nous, vers la fin des années 1960, « la révolution diététique du Dr Atkins ». Ces petits arrangements avec la vérité pourraient nous laisser indifférents s'ils ne participaient pas à entretenir des illusions toujours suivies d'une intense déception.

Pour nous permettre d'y voir plus clair dans cette forêt de « méthodes », dont il faut répéter qu'elles sont toutes fondées sur la restriction calorique, nous proposons une typologie diététique au terme de laquelle nous identifions seulement six familles de régimes. Tous les régimes peuvent être classés selon cette typologie. Ce qui permettra à ceux qui le souhaitent de se faire une opinion sur les futures « innovations » que l'on ne manquera pas de nous proposer dès la saison prochaine.

Le jeûne total

Exemple : Biolight

Si stupéfiant que cela paraisse, ce régime existe et a été récemment proposé. Régime on ne peut plus simple, le jeûne total consiste à ne plus absorber aucune nourriture. Il impose donc un déficit en protéines, glucides et lipides. Seules les boissons dépourvues de calories sont préconisées. Les carences en protéines et glucides entraînent une fonte de la masse maigre. La carence en lipides entraîne une diminution de la masse grasse. Le patient perd du poids, dont beaucoup de muscle. En 1990, un laboratoire pharmaceutique a mis sur le marché une boisson, Biolight. Il s'agissait d'une préparation à base d'eau et de sels minéraux. En cuisine, on appelle ce breuvage un bouillon ! Seul son prix de vente l'en différenciait. Après une grande campagne de publicité, le produit a été retiré des pharmacies. Maigrir sans manger n'est pas une difficulté, les résultats seront toujours présents. Mais il faut tout de même rappeler que c'est aussi le principe de la grève de la faim et que, poursuivie pendant un délai suffisant, celle-ci conduit à la mort. Ce qui peut éventuellement être considéré, par certains, comme une manière de régler leur problème de poids. Soulignons que les « survivants » à la méthode reprennent leur poids, sans aucune exception.

Le jeûne glucidique

Exemples : régime pamplemousse, ananas, Hollywood, cure de raisin

Il consiste à n'absorber que des glucides. Le déficit porte sur les protéines et les lipides. Le résultat est identique à celui du jeûne total. Seule la présence des glucides ralentit la fonte musculaire, mais ne suffit pas à l'empêcher. Il semble que le jeûne glucidique ne puisse se concevoir qu'assortit d'une certaine magie. Le pamplemousse ou l'ananas font maigrir parce qu'ils contiennent des « enzymes » qui dissolvent les graisses. La cure de raisin nettoie l'organisme et permet d'éliminer les « toxines ». Le régime Hollywood, quant à lui, bénéficie de toute l'efficacité américaine. On ressent, finalement, l'impression curieuse que ces régimes ne se suffisent pas. Comme si leur côté un peu louche ne pouvait s'oublier qu'en se dissimulant derrière une façade plus honorable, une découverte scientifique inédite, une chasse à la toxine qui empêche de maigrir… Dans tous les cas, il s'agit de régimes qui, c'est le moins que l'on puisse dire, n'amélioreront pas l'état de santé et seront, là encore, systématiquement suivis par une reprise du poids perdu.

Le jeûne ou la diète protidique

Exemple : Substi 500, Herbalife, Insudiet…

Il s'agit de la restriction calorique la plus sévère parmi les méthodes actuellement employées. Elle consiste à n'absorber que des protéines, sous forme d'aliments ou de préparations pharmaceutiques. Cette technique est apparue dans les années 20, introduite par un nutritionniste, le Dr Evans. Elle a connu un fort essor jusque dans les années 70, date à laquelle 58 personnes en sont mortes aux États-Unis. Les décès étaient dus à la mauvaise qualité des protéines utilisées. Après une courte traversée du désert, la méthode est réapparue, perfectionnée. La qualité des protéines a été renforcée, de petites quantités de glucides ont été ajoutées pour éviter la fonte musculaire, ainsi que des fibres, des vitamines et des sels minéraux. L'ensemble constitue un apport se situant autour de 400 à 800 calories par jour.

Aujourd'hui, cette technique connaît un très fort engouement de la part des laboratoires pharmaceutiques, des médecins, surtout depuis la disparition de presque tous les médicaments facilitant la perte de poids. Le public lui-même semble très attiré par la méthode. Il peut d'ailleurs facilement se la procurer, les produits étant en vente libre dans toutes les pharmacies, parapharmacies et supermarchés.

Malgré les améliorations, cette méthode reste délicate à employer. Elle nécessite le respect de certaines contre-indications, comme les troubles du comportement alimentaire ou les états dépressifs loin d'être rares dans les populations qui suivent régulièrement des régimes. Elle n'est pas non plus sans effets secondaires graves – décompensation psychiatrique, goutte, lithiase rénale, troubles du rythme cardiaque – et d'autres, moins graves – fatigue, crampes musculaires, hypotension, hypoglycémie, troubles digestifs, perte des cheveux, perturbations du cycle menstruel.

Les résultats sont bien entendu plus rapides qu'avec un régime hypocalorique classique, mais la perte de poids reste souvent la même. La reprise du poids, on l'a vu, est également identique, 70 % après un an et 100 % après cinq ans, avec parfois un effet rebond supérieur. Quand ces traitements sont utilisés par les médecins, ils sont toujours précédés et suivis d'une phase de régime classique. Ils sont également toujours limités à une durée ne dépassant pas quatre semaines.

Plus la méthode est restrictive, plus le risque de rebond pondéral est important ; plus la phase de stabilisation est longue, difficile, et plus le risque d'entraîner le patient dans des complications physiques (en particulier le début d'un syndrome Yo-yo) ou psychologiques est majeur. Certaines études ont très bien montré qu'un tiers des patients dépourvus des traits caractéristiques des mangeurs compulsifs les acquerraient après une diète protidique.

Compte tenu des risques qu'ils présentent, il est tout à fait anormal que l'on puisse se procurer ces produits en vente libre dans les pharmacies ou les commerces d'alimentation. Lorsque les diètes sont auto-prescrites, aucune des précautions nécessaires ne sera prise. Les phases de régimes transitoires ne seront pas respectées et la « sortie » du régime se fera très souvent sur un mode compulsif avec toutes les conséquences que nous avons déjà évoquées. Par ailleurs, les médecins doivent aussi s'imposer de ne recourir à cette technique que dans les cas d'obésités majeures ou associées à des complications médicales graves (diabète, hypertension maligne…). Il faut absolument redouter les médecins qui s'en servent sans discernement, la prescrivant systématiquement à tous leurs patients, s'en faisant ainsi une spécialité. Rien n'est plus facile que de se faire connaître comme celui qui fait maigrir en moins de temps qu'il n'en faut pour le dire. Il y aura toujours une clientèle pour cela. Mais rien n'est moins déontologique que d'accorder à son patient ce qu'il demande et de se moquer de ce que l'avenir lui réservera. Il est vrai que le patient, lui, ne reviendra jamais se plaindre. Il aura toujours tendance à remettre naturellement en cause ses propres capacités plutôt que celles de son médecin.

Il est navrant d'avoir à le dire, mais il semble bien que, aujourd'hui, pour certains médecins les diètes protidiques ont remplacé les médicaments prescrits autrefois pour maigrir : extraits thyroïdiens, anorexigènes, diurétiques. Après des années de campagnes d'informations et d'interventions des pouvoirs publics, ces médicaments ont presque tous été éliminés des prescriptions. C'est à coup sûr un progrès qui s'est fait au détriment de quelques médecins mais au bénéfice de tous les patients. Malheureusement, comme il existera toujours des patients qui exigeront de maigrir vite sans se préoccuper des conséquences sur leur poids et leur santé, il y a fort à parier que ce sont les diètes protidiques qui remplaceront bientôt la fameuse triade. Il faut se rendre compte que cette méthode est autant une solution de facilité pour le médecin qu'une épreuve de volonté pour le patient. Le médecin n'a rien d'autre à faire que de regarder le patient maigrir et à le récompenser de ses efforts. En aucun cas le patient n'aura modifié le comportement alimentaire qui lui a fait prendre du poids. À la fin de la diète, il ne faudra pas s'étonner si le poids ne peut être maintenu.

Le système Herbalife

Herbalife est une diète protidique vendue par des particuliers à d'autres particuliers suivant le principe pyramidal des chaînes d'argent ou des boîtes Tupperware. Il s'agit simplement de gagner de l'argent en vendant le produit à des personnes qui deviendront vos représentants de commerce et vous feront gagner de l'argent en vendant elles-mêmes le produit à d'autres, qui deviendront à leur tour leurs représentants et ainsi de suite. Ainsi, votre chef de service, votre chauffeur de taxi, votre voisin de palier vous feront suivre une cure de jeûne protidique probablement plus par souci d'arrondir leur fin de mois que d'améliorer votre santé. Quant à vos chances de stabilisation, il n'est pas certain qu'elles les préoccupent.

LES SUBSTITUTS DE REPAS

Exemple : Slimfast

Les substituts de repas ne doivent pas être confondus avec les préparations protéinées. Il s'agit, en fait, comme leur nom l'indique de remplacer le repas, par une préparation peu calorique et relativement équilibrée apportant en bonnes proportions des protéines, des glucides et des lipides. En somme, l'équivalent d'un repas complet et léger passé au mixer et conditionné dans un emballage facile à transporter. On peut les consommer de temps à autre en dépannage plutôt que de sauter un repas. En revanche, les utiliser en cure d'amaigrissement – deux à trois substituts de repas par jour pendant plusieurs semaines –, comme le suggèrent les fabriquants, permettra de perdre du poids mais pas de le garder stable. La reprise du poids a toutes les chances d'intervenir à l'arrêt de la cure.

Slimfast, littéralement Maigrir-Vite, a été le modèle des substituts de repas de ces dernières années. Représenté successivement par Marie-Christine Barrault et Clémentine Célarié, il appuie sa publicité sur un processus identificatoire. La vedette, une canette à la main nous explique : « Si je peux le faire, vous pouvez le faire. » Ainsi, en suivant la méthode et en maigrissant comme moi vous deviendrez un peu moi. L'artiste profite de la confiance que lui accorde le public pour lui recommander sa manière de maigrir.

Il est possible, dans certaines situations, d'avoir recours à des régimes plus restrictifs. Il est vrai que les régimes les plus sévères font maigrir plus et plus vite. En cela, ils permettent d'obtenir des résultats séduisants et spectaculaires. Quand ils sont utilisés pour obtenir la totalité de la perte de poids, ils sont toujours suivis d'une phase de reprise du poids. En revanche, dans les grandes obésités, il est possible d'y recourir pour obtenir une partie de la perte de poids. Il est parfaitement concevable, en présence d'un surpoids majeur, de vouloir accélérer le processus. Et, en effet, rien n'empêche, théoriquement, d'envisager de perdre rapidement une dizaine de kilos quand on envisage d'en perdre une trentaine. Dans ce cas, la diète protidique doit être strictement encadrée, avant et après, par une phase d'alimentation moins restrictive. Ces régimes devraient être considérés quasiment comme des outils de travail à ne mettre qu'entre les mains de praticiens entraînés à ces techniques. Le danger serait de dépasser la perte de poids que l'on obtiendrait avec une alimentation plus équilibrée.

Le régime pauvre en sucres [1]

Exemples : régime Mayo, Scarsdale, Atkins…

Dans le cas de ce régime, la restriction calorique porte essentiellement sur les sucres. Le principe consiste à maintenir les protéines et les lipides et à réduire les sucres. La restriction sur les sucres peut être totale ou partielle. L'exemple le plus sévère de restriction glucidique est celui du régime Atkins, qui autorisait les viandes et les charcuteries à volonté et traquait le moindre haricot vert. Les quantités de graisses absorbées étaient telles que ce régime finit par gagner son surnom de « passeport pour l'infarctus ». Dans cette famille, le régime le plus répandu est le fameux régime hypocalorique, distribué *larga manu* jusqu'au début des années 90, date à laquelle les féculents ont commencé à être réintroduits dans les prescriptions. Ce régime reposant sur une consommation de viandes, de poissons, de légumes et de laitages exclut tout féculent et sucre rapide. La perte de poids s'effectue essentiellement sur la masse grasse et en partie sur la masse musculaire. À long terme, la vie sociale est si difficile et le plaisir tellement réduit qu'ils conduisent irrémédiablement à l'abandon.

Ce régime a représenté pendant presque trente ans le type même du régime amaigrissant. Sur le plan diététique, il correspondait à l'état des connaissances de cette époque ; il était « le régime scientifique » par excellence. On ne peut d'ailleurs pas lui reprocher de ne pas avoir été en avance sur son temps. En revanche, on peut lui reprocher son extrême et implaquable rigidité, sa manière de terroriser les gros, en leur interdisant des listes entières d'aliments et en les refoulant derrière une frontière qui délimite les aliments autorisés. Ce qui est intéressant, c'est de relever le vocabulaire

1. Il est également appelé hypoglucidique.

qui s'est développé autour de ce régime. « Je fais régime, je mange régime. Ai-je le droit de manger un carré de chocolat, de boire pendant les repas… ? J'ai réussi à tenir pendant… J'ai craqué sur un morceau de fromage. Je n'ai pas craqué une seule fois pendant tout l'été. » Tout dans ce régime évoque l'interdit et la transgression. Le choix unique réside entre la frustration et la culpabilité. Comment s'étonner dès lors qu'il soit abandonné un jour ou l'autre ? Il ne repose que sur la volonté du patient de s'empêcher de manger et sur les efforts du médecin pour lui faire respecter les interdits. Patient et médecin s'accordant à penser qu'à deux il est plus facile que tout seul de ne pas manger. Il faut quand même souligner que s'ils sont deux à lutter pour empêcher le patient de manger, il n'y en a qu'un qui se serre la ceinture.

Il ne faut pas accabler ce pauvre régime. Bien qu'il ait été le plus prescrit, il n'est pas le seul à avoir voulu nous interdire de manger ce que nous aimons. De ce point de vue, il est bien identique à tous les autres. Comme si le plus grand bonheur de ceux qui rédigent les régimes était toujours de nous empêcher de manger les aliments que nous aimons le plus.

Le régime pauvre en graisses [1]

Il consiste à maintenir tous les nutriments mais en faisant, cette fois, porter la restriction calorique sur les lipides. Ceux-ci ne pouvant jamais être totalement supprimés, sous peine de voir aussi disparaître les aliments d'origine animale, qui apportent les protéines indispensables. Ce régime se développe considérablement depuis le début de la dernière décennie. Probablement parce qu'il intègre les découvertes les plus récentes en nutrition. Il réintroduit les glucides sous forme de féculents, pain et céréales, et limite les apports de graisses. Bien sûr, comme tous les autres régimes, il a aussi connu ses heures d'exubérance. Les régimes macrobiotiques, végétariens en sont des représentants mais également Haas, Pritikins et très récemment Powter. Ces trois régimes nous viennent des États-Unis, où sévit une sévère lipophobie, et vont jusqu'à préconiser de jeter les jaunes d'œuf pour seulement consommer les blancs. N'oublions pas que les acides gras sont indispensables à la naissance et au développement de la vie. De manière beaucoup plus raisonnable, les nutritionnistes en proposent aujourd'hui une version conservant des quantités modérées de graisses.

C'est dans ce groupe que l'on trouve les derniers régimes à la mode. Ils ont, comme il se doit, intégré les dernières connaissances diététiques : réintroduction des sucres lents, restriction sur les graisses. Mais pour le reste, ils ressemblent furieusement à leurs aînés. Il n'est pas non plus question de plaisanter avec les règles. Il y aura là encore des listes d'aliments autorisés et interdits, mais comme l'époque est plus clémente, nous aurons le droit de commettre un ou deux

1. Il est également appelé hypolipidique.

écarts par semaine. Et encore pas tout de suite, il faudra d'abord l'avoir mérité en ayant démontré sa bonne volonté et perdu quelques kilos.

Le régime dissocié : une méthode de type transcendantal

Il repose sur le principe de la dissociation des graisses et des sucres et l'exclusion des sucres rapides. Le principe fondateur s'appuie sur le mode d'action de l'insuline. L'absorption des sucres entraîne une sécrétion d'insuline qui agit en favorisant le stockage des graisses. Les repas apportant des graisses et des sucres sont donc formellement interdits. Sur le plan scientifique, il est parfaitement démontré que la dissociation, à calories égales, n'entraîne pas de perte de poids. En revanche, elle favorise l'engraissement. Le sujet conserve son poids mais perd des muscles et accumule de la masse grasse. La perte de poids observée, quand on suit ce régime, provient en réalité, quoiqu'en disent leurs auteurs, d'une restriction calorique. Cette technique, développée dans un livre par Michel Montignac, est publiée sous les titres *Je mange donc je maigris* et *Maigrir en faisant des repas d'affaires*, suggérant par là une certaine facilité à suivre le régime même dans des conditions réputées assez difficiles. Or, il est bien évident que si le patient consomme au restaurant un repas sans pain, sans vin, sans féculent, sans dessert, il finira par manger moins qu'il ne le faisait auparavant. Même si, parallèlement, on l'encourage à commander des charcuteries ou des viandes en sauce. Même les appétits les plus voraces auront du mal à manger leurs rillettes d'oie sans pain. Comme le faisait remarquer un nutritionniste dans le journal *le Point* : « Autant dire à un enfant assis devant la télévision “ regarde l'image à midi et écoute le son ce soir ”. »

Il n'est pas inutile de s'arrêter un instant sur une technique qui a été suivie par quelques millions de Français. Et qui à ce titre est devenue un véritable petit phénomène de société. Comment donc expliquer son succès ? Il est probable que sans l'appui des médias Montignac n'aurait pu connaître une telle renommée. N'a-t-il pas été présenté par *le Point* comme « l'homme qui a fait maigrir les Français ». Cependant, savoir si la presse a fait Montignac ou si la presse s'est contentée de parler d'un phénomène de société n'a finalement que peu d'importance… Probablement, les deux se sont-ils nourris l'un de l'autre. Les raisons du succès sont certainement à rechercher dans la méthode elle-même, sans laquelle rien n'aurait été possible. Pour reprendre la typologie de Gérard Apfeldorfer, voilà un modèle exemplaire d'un régime de type transcendantal, reposant sur des connaissances pseudo-scientifiques. Ce régime réunit en effet tous les ingrédients indispensables à sa réussite. Un gourou, une méthode et des adeptes. Le gourou est un ancien gros, traumatisé par sa prise de poids et l'idée de ressembler à un père obèse. Il a essayé tous les régimes, les a tous ratés. Grâce à sa position dans un groupe pharmaceutique – il n'est pas lui-même scientifique mais directeur du personnel –, il a accès à des informations « secrètes ». Il y découvre la vérité. Mais celle-ci est protégée par une cabale. « La vérité en matière de nutrition est connue, mais reste le privilège de quelques scientifiques et membres très spécialisés du corps médical. Mais cette vérité scientifique est, par archaïsme et ultra-conservatisme, occultée par la plupart des pseudo-professionnels de la diététique. » La cause est entendue, ce secret qu'il a découvert, il se charge de le révéler au monde entier : « Je suis prêt à mettre tous mes droits d'auteur sur la table pour que soit connue la vérité. » Désormais, il a une mission, se battre contre « l'establishment médical » pour faire triompher la bonne parole. La technique, pour être crédible, a besoin d'un corps. Elle doit avoir un fondement scientifique, dont naturellement il est le seul détenteur et qu'il se charge de nous exposer dans son ouvrage. L'objectif sera de « donner les bases scientifiques fondamentales indispensables à la compréhension des phénomènes nutritionnels » et de « démystifier les idées reçues ». Pour valider la méthode, il lui a fallu « observer, chercher, tester, expérimenter, et éprouver ». La science officielle est sévèrement jugée car elle est responsable d'années d'obscurantisme, néanmoins elle devient indispensable pour cautionner la méthode. Mais c'est une autre science, parallèle, innocente et au-dessus de tout soupçon. À partir de là, il est décidé à faire disparaître l'idée même de régime, ce qu'il nous propose est « une nouvelle méthode d'alimentation » avec ses nouvelles règles. Le dogme absolu devient la dissociation. Quoiqu'il arrive, il faut dissocier. Pour empêcher l'ennemi irréductible de sévir. L'ennemi, ce sont les sucres rapides, qui font « autant de ravages que l'alcool et la drogue réunis ». Car il ne suffit pas que l'ennemi soit identifié, il faut le diaboliser. S'ensuit d'ailleurs une interminable liste d'injonctions et d'interdictions à ne violer sous aucun prétexte. Le sucre devrait être marqué du « symbole de la tête de mort entre deux os en X. Car c'est un produit dangereux ». Le pain, « vous n'avez rien à perdre en n'en mangeant plus ». Le bifteck-frites est une « hérésie », « je sais ce qu'il en coûte d'abandonner ce mets national, mais c'est le prix qu'il faut payer pour réussir votre objectif ». La pomme de terre doit être portée « sur la liste rouge », « le riz ordinaire est à exclure » ; si on vous sert des pâtes fraîches, « ayez la force de ne pas y toucher tant que vous êtes dans la phase I » ; les digestifs, « faites un trait dessus », la bière, cette « boisson à proscrire » ; qu'il faut « abandonner dans tous les cas de figure ».

La parole a été révélée au prophète, il a rédigé sa bible, dépositaire des « 20 règles d'or », il faut maintenant convertir les infidèles. La cible est toute choisie, ce seront les cadres. Montignac est lui-même issu de ce sérail, il est donc naturel qu'il veuille d'abord sauver les siens. Pour les convaincre, il s'adresse à eux dans leur langage, il leur parle d'objectifs, d'optimisation des performances, d'efficacité. Ils se réunissent au cours de séminaires pour apprendre la méthode de la bouche même du père et en parler entre eux. Ils ont leurs codes pour se reconnaître.

Dans les repas d'affaires, la vérité partagée les rapproche, les rend complices. Le maître, lui, est indigné par ceux qui se comportent mal à ses yeux, ceux qui arrêtent leurs choix au restaurant sur « ce qu'il y a de plus commun et de plus classique ». Les cadres qui violent la loi sont des hérétiques. Ils sont suspects : « Si vraiment, ils font preuve d'aussi peu d'imagination et de créativité dans leur business, je plains leurs patrons ou leurs actionnaires. » On les soupçonne d'être de mauvais professionnels. Enfin, ceux qui épousent la nouvelle religion mériteront dorénavant le titre d'adeptes. C'est ainsi que les nomme celui qui devient désormais leur guide. Certains même, tiraillés entre leur foi religieuse et leur fidélité à la méthode, écrivent pour s'assurer que « l'hostie n'est pas un mauvais glucide ». Dépassé, dirait-on, par sa propre parole, le guide finit par être lui-même inquiet des excès qu'il génère et finit par reconnaître : « Les adeptes, ce qui m'inquiète un peu, c'est quand ils deviennent des fanatiques. »

Aujourd'hui le succès de la méthode semble un peu s'essouffler. D'abord, avec le recul, les premiers résultats sont connus. La plupart des fidèles ont regrossi, un certain nombre a repris plus de poids qu'il n'en avait perdu. Bref, la méthode est redevenue un régime. L'échec incline le maître à plus d'humilité. Il semble même que sa foi ait été sérieusement ébranlée. En 1996, lors d'une publication destinée aux diététiciennes et aux nutritionnistes, il écrivait : « L'éventuelle dissociation n'est qu'un artifice technique facultatif, mais qui peut être utilisé dans les deux ou trois premiers mois, car il accélère la vitesse d'amaigrissement. » Que reste-t-il donc de la méthode ? Elle n'est plus maintenant qu'une pâle copie conforme des recommandations de la faculté, qui préconise de réduire les matières grasses et d'augmenter les aliments riches en fibres et en sucres lents. Où est aujourd'hui la magie ? Guignol ne fait plus la nique au gendarme, il s'est acheté une conduite et risque fort de se faire oublier. La foi sans le dogme n'a plus le même attrait.

Bien qu'ayant l'air d'être très différentes toutes ces méthodes ont en commun de faire maigrir en imposant une restriction calorique. Toutes font perdre du poids, leurs résultats sont identiques de ce point de vue. En matière de stabilisation, elles ne diffèrent pas non plus. Dans presque tous les cas, l'échec est assuré. Malgré cela, elles ne sont pas équivalentes en terme de conséquence pour la santé. Les régimes les plus sévères sont carencés et entraînent souvent une fonte de la masse musculaire. Celle-ci est de mauvais pronostic pour les tentatives ultérieures d'amaigrissement, qui probablement deviendront plus difficiles. Par ailleurs, plus le régime aura été restrictif, plus, au moment de l'arrêt, le risque de rebond pondéral sera élevé. Enfin, plus le régime posera d'interdictions, plus il sera difficile à maintenir dans la durée. Le seul régime qui permette d'espérer une stabilisation est celui qui se rapprochera au plus près du simple équilibre alimentaire. Mais il ne sera possible qu'après avoir réalisé un travail sur le comportement, qui permettra une appropriation de ces règles d'équilibre.

Le mythe du régime de stabilisation

Il est habituel de considérer qu'un programme de perte de poids se décompose en deux phases. L'une au cours de laquelle la restriction est plus forte et qui permet l'amaigrissement, et l'autre au cours de laquelle on réintroduit certains aliments, voire tous, et qui permet la stabilisation. C'est le schéma adopté par la totalité des régimes et qui manifestement, d'après les résultats que nous connaissons, s'interrompt toujours dès la fin de la première phase. Nombre de patients expliquent d'ailleurs leur reprise de poids par le fait qu'ils n'ont pas poursuivi leurs efforts au-delà de cette étape. « J'ai regrossi mais c'est ma faute, je n'ai pas suivi le régime de maintien. »

Existe-t-il réellement deux régimes successifs pour perdre du poids et se stabiliser ? C'est ce que nous allons essayer de discuter.

UN RÉGIME POUR MAIGRIR, *un régime pour se stabiliser ?*

En effet, la plupart des régimes proposent deux phases. Dans la première, certaines catégories d'aliments sont supprimées. On fera donc retirer tout ce qui est supposé faire grossir. Selon le régime suivi, on demandera d'éliminer les féculents, les aliments gras, les charcuteries, les viandes, les gâteaux, les légumes… Nous avons vu qu'il n'y avait aucune limite à l'imagination de ceux qui voulaient empêcher leurs prochains de manger. Une fois la perte de poids obtenue, et selon l'indulgence des prescripteurs, ce qui a été retiré est alors réintroduit en partie. Soit certaines catégories sont entièrement réintroduites soit l'auteur du régime, dans sa clémence, autorise le patient à s'accorder un, deux, trois écarts par semaine, par mois, sans se préoccuper du contenu de l'écart. Le patient « a le droit » de manger ce qu'il veut. Nous l'avons dit, chaque méthode, quels que soient les moyens employés, finit par faire perdre du poids. Après un délai variable et un nombre de kilos également variable selon chaque organisme, mais tous deux parfaitement imprévisibles, le poids cesse de diminuer et atteint un plateau. C'est généralement le moment choisi pour la réintroduction des aliments. C'est aussi le moment où le patient regrossit. Faut-il s'en étonner ? Le patient retire des aliments, il maigrit. Il les réintroduit, il regrossit.

Que s'est-il passé ? Avant de commencer son régime, le patient suivait son régime habituel, sans doute un peu trop riche et déséquilibré et se maintenait à un poids qu'il jugeait trop élevé. Bien que le patient soit mécontent du résultat, celui-ci traduisait que son organisme avait néanmoins trouvé un équilibre dans lequel les dépenses compensaient les apports alimentaires. Il décide donc d'entreprendre un régime amaigrissant. Il réduit son alimentation, ou la rééquilibre, puis maigrit jusqu'à atteindre un nouveau palier car, comme cela se produit toujours, l'organisme s'est adapté au nouveau régime et a réduit ses dépenses jusqu'à atteindre un nouvel équilibre, dans lequel les nouvelles dépenses de l'organisme sont devenues égales aux nouveaux apports alimentaires. Dès cet instant le poids ne diminue plus et se maintient en plateau aussi longtemps que l'on maintient le régime qui a fait perdre le poids.

Si le régime qui a permis la perte de poids était trop sévère ou trop strictement suivi pour autoriser un effort prolongé, il survient toujours un moment où l'on se trouve obligé de réintroduire les aliments dont l'absence se fait sentir ou d'alléger les règles trop strictes que l'on s'était imposées.

Dès cet instant le poids commence à s'élever. Dans le meilleur des cas, le simple fait de revenir à une alimentation moins sévère ou à des règles plus réalistes et moins rigides n'entraîne qu'une reprise partielle du poids perdu. Mais, dans la plupart des cas, le poids est totalement repris, plus ou moins rapidement, et bien souvent des kilos supplémentaires s'installent en prime. C'est ce que l'on nomme le rebond pondéral.
On voit clairement sur ce schéma que le régime amaigrissant fait toujours perdre plus de poids que n'en ferait perdre le régime de stabilisation. Tout simplement parce que certains aliments ont été inutilement supprimés. Inutilement, puisque l'on sait dès le début du régime qu'ils devront être réintroduits. À quoi sert de prendre la décision de ne plus manger de gâteaux pour perdre du poids si l'on sait que l'on devra plus tard en remanger ? À quoi sert de supprimer totalement la consommation d'alcool ou de vin si l'on est grand amateur et que l'on sait que l'on ne renoncera pas toute sa vie à en boire, ne serait-ce que des quantités raisonnables ? S'il en est ainsi, pourquoi ne pas décider d'emblée d'adopter une consommation raisonnable, qui sera celle que l'on pourra maintenir par la suite ?

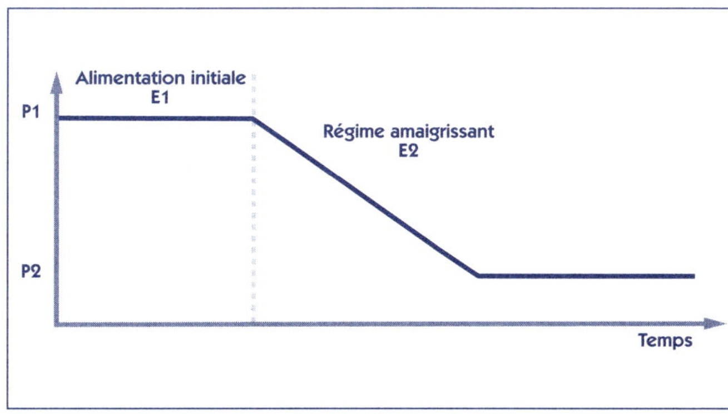

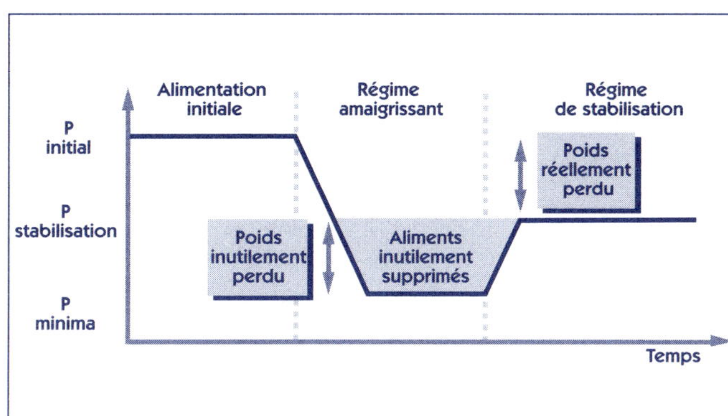

Il faut naturellement prendre conscience que plus l'effort que l'on s'impose pour perdre du poids est important moins il pourra être maintenu sur une longue durée. La sévérité du régime est toujours inversement proportionnelle à sa durée ! Et, dans ce domaine, mieux vaut se méfier de tout, y compris de soi-même, pour apprécier la sévérité des efforts que l'on accepte de s'imposer. La phase de perte de poids s'accompagne toujours d'une transformation physique et psychique qui modifie la perception de la réalité. La perte de poids et souvent la nouvelle alimentation elle-même entraînent, dès le début, un état de bien-être physique. Manger moins richement fait disparaître les troubles digestifs qui perturbaient le bien-être quotidien, essentiellement les ballonnements intestinaux, l'aérophagie, les douleurs abdominales. La perte des premiers kilos procure une nouvelle mobilité, une nouvelle aisance, la sensation d'une nouvelle jeunesse. On se sent une meilleure condition physique. Psychiquement, la réalisation du régime, comme nous l'avons vu, s'accompagne de bénéfices indépendants de la perte de poids. Il y a, dans le fait même de suivre un régime, une satisfaction qui n'est pas directement liée à la perte de poids. Le patient au régime gagne en assurance, en confiance en lui. Il s'ensuit un état proche d'une certaine euphorie qui justement permet de minimiser les efforts consentis pour obtenir la perte de poids. Les privations et les restrictions sont plus facilement ignorées. Le patient se persuade alors, parce qu'il est heureux d'y croire, qu'il pourra continuer indéfiniment à imposer des limitations à sa vie sociale et psychique. Il est aveuglé par les effets positifs des premiers résultats et ne peut pas croire que tout cela s'évanouira bientôt. Les efforts sont perçus comme des sacrifices utiles et salutaires. Par eux, il sera sauvé. Bien entendu, quand le poids cessera de baisser et se stabilisera à son nouveau niveau d'équilibre, cet état de grâce prendra fin. C'est alors que la réalité réapparaîtra. Une fois le poids atteint, on s'habitue au bonheur. Il ne devient plus qu'une habitude, familière et invisible. Les souvenirs d'avant le régime reviennent en mémoire. On se souvient que les bonnes choses, dont on s'est longtemps privé, existent. On les désire. « Je suis mince. Mais est-ce une raison pour renoncer à tant de choses que j'aimais et dont j'avais autrefois besoin ? » C'est alors que la belle construction mentale que l'on avait réalisée commence à se lézarder sous les coups de boutoir de la vie quotidienne. La stabilisation, c'est l'épreuve de réalité, une confrontation avec elle. On découvre que la minceur a un prix qui dépasse souvent ce que l'on est prêt à payer.

L'enseignement que l'on doit en tirer est qu'il ne faut, en aucun cas, accepter de maigrir par des moyens que l'on ne pourra conserver indéfiniment.

La mise en œuvre de moyens provisoires pour perdre du poids n'assurera que des résultats provisoires. Et les bénéfices obtenus ne se maintiendront que le temps des efforts consentis. La notion de moyens doit être entendue dans son sens le plus large. D'abord les aliments. Mieux vaut ne rien vouloir supprimer définitivement. Surtout pas les aliments que l'on aime le plus. Les interdictions génèrent le désir et la transgression. L'apprentissage d'une consommation modérée des aliments les plus riches est plus raisonnable et plus efficace. Ensuite, pour maigrir, rien ne sert non plus de créer des conditions de vie artificielles appelées à disparaître. Ainsi, refuser des invitations, téléphoner à ses amis pour obtenir des menus spéciaux quand ils nous reçoivent, consentir à se marginaliser au sein de sa propre famille en acceptant de manger des repas différents et sans attraits. La liste est interminable. De la même façon, on peut se demander si le système des cures ou des séjours en maison diététique présente le moindre intérêt. Si l'origine du dysfonctionnement du poids se situe dans ses propres habitudes et son propre mode de vie, à quoi sert de partir deux semaines se mettre dans une bulle pour retrouver aussitôt après sa sortie les causes de la prise de poids ? Dans la plupart des cas, les kilos perdus lors de cette courte parenthèse se réinstalleront d'eux-mêmes dès le retour dans le milieu naturel. Parmi les moyens éphémères, on peut également citer les cures d'aliments artificiels tels que les substituts de repas ou les sachets de protéines, qui évidemment sont appelés à être remplacés par de véritables aliments. Le sport également. À forte dose, il entraîne une perte de poids mais qui ne pourra être préservée que pendant le temps où les efforts seront maintenus. Rien ne sert par conséquent de s'imposer des rythmes d'entraînement incompatibles avec son emploi du temps. Les médicaments – coupe-faim, diurétiques, extraits thyroïdiens – feront perdre des kilos, qui reviendront s'installer dès leur interruption.

SE STABILISER : *une question de volonté ?*

Dans le même ordre d'idée, on peut se poser la question de l'utilité de la volonté dans la réussite d'une perte de poids. Bien souvent, le prétendant au régime fait de son succès une preuve de sa volonté : « Pour y arriver, il suffit de le vouloir. J'ai déjà réussi à m'arrêter de fumer, maigrir ne sera pas un problème. » La vérité n'est bien sûr pas si simple. On voit, et c'est loin d'être rare, des personnalités, insoupçonnables de manque de volonté dans leur vie personnelle et professionnelle, ne pas réussir à maigrir durablement. Ce qui d'ailleurs les plonge dans le plus grand désarroi et les plus grandes interrogations. « Comment est-ce possible ? Moi qui suis habituellement si fort ? » Pourquoi le nier, la volonté peut se révéler un atout majeur pour perdre du poids. Elle permet, en effet, de résister à la multitude des tentations qui nous entourent. Elle permettra de refuser les bons plats que l'on aimait déguster. Elle permettra de se sortir de nombre de situations périlleuses : sorties, dîners chez les amis, apéritifs avec les copains… Elle sera d'autant plus utile que le régime est difficile et restrictif. On conçoit du reste très bien que plus le régime sera mal vécu, consciemment ou inconsciemment, plus la volonté sera sollicitée et mise à l'épreuve. On conçoit aussi très bien que celui qui saura mobiliser beaucoup de volonté résistera plus facilement aux multiples sollicitations. En réalité, il résistera… plus longtemps que celui qui en aura moins mobilisé. Mais, il est certain que sa volonté un jour lui fera défaut. Car la volonté n'est nécessaire que pour s'imposer un régime mal accepté, et, tous les jours, il faudra se lever avec la volonté de le reprendre. Chaque jour, il faudra se motiver et trouver de bonnes raisons de le poursuivre. Or, c'est une erreur funeste de penser que la volonté sera présente tous les jours de la vie comme une vieille amie fidèle que l'on pourra solliciter chaque fois que nécessaire. La vie, chacun le sait, est une série d'épreuves et de difficultés à surmonter qui requièrent de la volonté. Nous agissons tous en établissant des ordres de priorité, souvent dictés par l'ordre des urgences. Nous déplaçons notre volonté là où nous en avons besoin, nous l'investissons là où elle sera le plus utile. Il n'est pas possible en permanence d'avoir de la volonté pour tout. Nous ne nous battons pas en permanence sur tous les fronts. Il faut de la volonté pour aller travailler quand les enfants sont malades, quand les parents nous quittent. Il faut de la volonté pour continuer à faire face après un divorce, un chômage, une maladie grave. Toutes choses auxquelles chacun est confronté un jour ou l'autre. Or, la volonté n'est pas inépuisable. Pour faire face à une épreuve difficile, il faudra la retirer de causes plus secondaires. Et le régime et le poids ne peuvent être considérés, quoi qu'il arrive, à chaque instant de sa vie, comme les objectifs les plus importants, ceux que l'on préserve avant tous les autres. Par conséquent, quand le régime repose sur une volonté quotidienne de le poursuivre, il n'est plus possible de le maintenir sans faire appel à elle. Si l'on soustrait la volonté d'un régime entièrement ou même partiellement appuyé sur elle, toute la construction s'écroule comme une maison dont on voudrait retirer les fondations. Pour conclure, je dirai que la volonté peut être utile pour maigrir, elle ne peut servir de base à une stabilisation du poids. Très vite il faudra lui substituer d'autres éléments plus sûrs : des habitudes, du plaisir. Toutes choses qui ne s'acquièrent que par une plus grande lucidité et une meilleure compréhension et acceptation de soi. Puisqu'il ne faut pas maigrir en recourant à des moyens que l'on ne pourra conserver, autant se dispenser de le faire par la force d'une volonté que l'on ne saurait éternellement dédier à ce projet.

Certains penseront peut-être réussir où d'autres échouent habituellement. Ils pourront penser que leur volonté, parfaitement inoxydable, les soutiendra indéfiniment. Ils doivent savoir qu'il est en effet possible de tenir parfois très longtemps, mais qu'aussi longtemps qu'ils tiennent, ils sont toujours à la merci d'un craquage. Voici pour eux l'histoire édifiante d'Henriette.

Henriette est une petite femme ronde qui mesure 1,55 m. Dès son adolescence, elle se préoccupe de son poids. Elle pèse 54 kg. À l'âge de 20 ans, à la suite d'une maladie qui lui fait perdre du poids, elle atteint 48 kg. « Plus je maigrissais, plus j'avais envie de maigrir. » Pour se maintenir, elle renonce à manger. Par la force de la volonté, elle ne se nourrit plus que de légumes et de yaourts, rarement un peu de volaille ou de poisson. Elle supprime son petit déjeuner, évite soigneusement toutes les occasions assorties de repas. « J'avais une ligne impeccable, je me sentais capable de résister à tout. » Elle n'a même pas l'impression de faire un régime, ne ressentant ni faim, ni envie. Elle tient ainsi… 25 ans ! À 45 ans, elle découvre que son mari la trompe avec une femme plus jeune qu'elle. La vie conjugale se détériore, le couple décide de se séparer. Mais le divorce a lieu dans des conditions extrêmement difficiles. Henriette se retrouve seule et se bat pour obtenir les quelques ressources financières que lui refuse son ex-mari. Elle ne peut plus tenir son régime. Elle craque, se met à manger compulsivement. Son poids augmente vertigineusement. 25 années de frustrations s'expriment d'un coup. En 5 ans, elle double son poids et atteint 98 kg ! Elle consulte tous les nutritionnistes de Paris, essaie tous les régimes, y compris et surtout les plus durs. Rien n'y fait. Régime après régime, elle grossit et les compulsions s'amplifient. Ce qu'elle recherche aujourd'hui, c'est sa volonté d'autrefois. Mais cette volonté qui lui serait nécessaire n'est pas disponible, elle est déjà mobilisée pour faire face aux difficultés qu'elle rencontre en ce moment dans son existence. Pauvre Henriette, quand la vie lui souriait, manger des légumes et des yaourts n'était pas un gros effort pour elle. Aujourd'hui, sa volonté lui échappe et elle ne le comprend pas, elle ne se reconnaît plus. C'est que maintenant elle est sans ressources, sans travail, sans pension alimentaire. Elle se bat contre un mari qui l'a rejetée. Et comme elle le dit elle-même : « Je ne peux pas être au four et moulin. »

LA VOLONTÉ *du médecin*

Nous avons vu qu'à tout moment la société injecte dans ses critères de beauté les valeurs morales sur lesquelles elle se construit. La minceur, dans notre imaginaire collectif, est associée à des idées de maîtrise de soi, de self-control. Elle traduit les capacités des minces à dominer leurs émotions et leurs comportements. Elle démontre ainsi une volonté en action. À l'opposé, le gros contracte une mauvaise

Il est bien évident que de nombreux patients et malheureusement certains médecins considèrent que maigrir est une affaire de volonté. Le patient s'adresse alors à son médecin en ces termes : « Je suis incapable de volonté, je craque chaque fois. J'ai besoin de quelqu'un qui m'aide, qui me surveille. » Il est possible que le médecin se laisse séduire par l'idée de la puissance que lui confère le patient.

image de lui car son poids apparaît aux autres comme la preuve visible de son manque de volonté. Traversé par ces courants de pensées, le gros se doit en premier lieu de convaincre son entourage qu'il n'en est rien, et en second lieu de se convaincre lui-même. Malheureusement, la répétition des échecs qu'il a déjà essuyés lors de ses précédentes tentatives n'aura fait que le renforcer dans cette mauvaise opinion qu'il a de lui. Par conséquent, comment mieux lever les soupçons qui pèsent sur lui qu'en devenant mince ? Il y a là une blessure qui demande réparation. C'est dans cet état d'esprit que le gros se présente au médecin. Il avoue son manque de volonté mais ne désire en vérité qu'une chose : qu'on lui donne l'occasion de démontrer qu'il n'en est rien. Quoi de plus facile alors pour le médecin que de le saisir par son point faible ? Quoi de plus facile, pour lui, que de solliciter cette volonté, il en reste toujours assez, et, pour le patient, de faire une bonne fois pour toutes la démonstration de ses capacités à se maîtriser ? Plus l'épreuve sera difficile à surmonter, plus elle renverra loin le mauvais souvenir des échecs passés. « Montrez-moi donc de quoi vous êtes capable. Et montrez ainsi aux autres qui vous êtes vraiment », dit le médecin. Pour parvenir à ses fins, le patient peut requérir une volonté extérieure à lui-même, celle de son thérapeute. Dans bien des cas, les demandes seront formulées ainsi : « Je n'ai plus de volonté. Je n'y arriverai pas tout seul. J'ai besoin d'un gendarme. Ce sera plus facile si j'ai des comptes à rendre. » Comment le thérapeute pourrait-il résister à une telle manifestation de confiance ? Comment pourrait-il refuser la situation de toute-puissance qui lui est ainsi offerte ? Tous deux s'engageront donc dans un contrat dont les termes seraient : « Docteur, faites-moi maigrir par la force de votre propre volonté et ainsi, une fois mince, je prouverai aux autres ma propre volonté. » À coup sûr, les deux parties retireront des bénéfices de cet étrange mariage.

Gérard Apfeldorfer a décrit ce scénario sous la forme d'une comédie en quatre actes. Au premier acte, le patient investit le médecin d'une toute-puissance qu'il exercera pour le contraindre à maigrir. Le deuxième acte est une lune de miel au cours de laquelle le patient maigrit et le thérapeute s'émerveille de son propre pouvoir. Au cours du troisième acte, le patient commence à se sentir envahi par la toute-puissance de son médecin. Le besoin de résister au thérapeute l'emporte sur le besoin de maigrir. Enfin, dans le quatrième acte, le scénario se dénoue par l'abandon du régime et éventuellement par la reprise du poids. Chacun peut alors rejouer la pièce à sa guise. Le patient avec un nouveau médecin et le médecin avec un nouveau patient.

Danielle, 27 ans, 82 kg et 1,59 m, a toujours fait des régimes. Mais depuis quelques années, elle n'arrive plus à « s'y mettre ». Elle a rencontré un médecin acupuncteur qui lui propose de l'aider à suivre son régime en la faisant venir chaque jour à son cabinet. Elle se sent très soutenue. La perte de poids, avec l'aide d'un régime très sévère, ne se fait pas attendre. Danielle maigrit comme jamais. Et quand elle ne maigrit plus, son médecin lui impose une journée de diète composée d'un yaourt et de deux pommes. Au début, elle est ravie de cette reprise en main. Puis, peu à peu, elle commet des écarts et vient les raconter à son thérapeute avec un air de défi, l'air de dire : « Et maintenant, comment allez-vous faire ? » Au bout d'un an, elle finit par abandonner son médecin à ses fantasmes de pouvoir et reprend tranquillement ses kilos perdus.

Pour finir, on peut se demander si ce fameux régime de stabilisation, de par sa conception même, n'est pas en fin de compte davantage un régime de déstabilisation ? En utilisant des moyens d'ordre diététiques, médicamenteux, psychologiques ou environnementaux dont on sait à l'avance qu'ils ne pourront être conservés, on dépasse le poids que des dispositions raisonnables auraient permis d'obtenir. La reprise du poids est inéluctable dès l'abandon de ces moyens inappropriés, et la stabilisation pondérale est, de ce fait, totalement illusoire. Pour ne rien arranger, il est rare que la sortie du régime se fasse alors dans le calme et la sérénité. Elle se fera le plus souvent sous une forme plus brutale et compulsive, traduisant l'expression des frustrations générées par les interdictions imposées. Ces excès alimentaires survenant de surcroît sur un organisme qui aura appris à s'économiser, ils entraîneront fréquemment une reprise de poids supérieure à la perte obtenue. Par conséquent, mieux vaut renoncer à l'idée qu'il y aurait deux régimes, l'un pour maigrir l'autre pour se stabiliser.

C'est le même régime qui fera maigrir et qui permettra de maintenir un poids stable.

LE PLAISIR DE MAIGRIR

1 La diététique d'Hippocrate

> *Sans l'alimentation, ni les hommes en bonne santé ni les malades ne peuvent vivre.*
> Galien, De alimentorum facultatibus

« Je dis que celui qui se propose de parler de la diète des hommes doit connaître et reconnaître en premier lieu la nature humaine : c'est-à-dire connaître ses composantes fondamentales et reconnaître les éléments prédominants… Les aliments et les exercices ont en effet des vertus réciproquement opposées, mais qui contribuent toutes ensemble à faire la santé. De par leur nature, les exercices dispersent les énergies disponibles, alors que les aliments et les boissons compensent les pertes » (Hippocrate, **De diaeta*****).***

On ne peut que s'étonner à la lecture de ce texte, vieux de 2 500 ans, et qui résume en quelques phrases tout ce qu'il faut savoir sur la diététique. Il nous parle, en premier lieu, de la nature humaine, avant d'évoquer le rôle des aliments et des exercices physiques. Qu'avons-nous ajouté depuis ? Rien. Bien au contraire, nous avons réduit une conception générale de l'humain à un particularisme alimentaire. Nous ne pensons plus la diététique qu'en termes d'aliments et même mieux en termes d'aliments amaigrissants. Au point que toutes les appellations diététiques évoquent pour nous la perte de poids et la minceur. Il n'est pas rare de voir des personnes acheter des barres énergétiques enrichies destinées aux sportifs simplement parce qu'elles se trouvent dans un rayon « diététique ». La *Diaeta* du monde antique dépassait très largement l'alimentation, ce que nous appelons aujourd'hui la diététique. Elle rassemblait dans un concept unique, bien entendu l'alimentation, mais aussi, les exercices physiques, le travail, le sommeil, l'hygiène corporelle et l'activité sexuelle. Sa vocation n'était pas de faire maigrir, comme nous le concevons actuellement, mais de guérir, d'entretenir la santé et de prévenir les maladies. On retrouvera cette conception élargie de la diététique chez Ambroise Paré, chez les hygiénistes du XIXe siècle, et plus près de nous chez Albert-François Creff, célèbre nutritionniste, récemment décédé, qui s'efforça de faire renaître le concept sous le terme de diétothérapie. Il faut bien admettre que la pensée contemporaine s'est fortement éloignée de cette démarche globalisante. Elle se retranche derrière une fragmentation du corps, un morcellement des organes. Attitude qui conduit, en nutrition, à une conception strictement biochimique de l'alimentation. Les différents aspects de l'alimentaire s'en sont trouvés occultés pour ne plus laisser la place qu'à sa fonction la plus vitale, la survie. Il n'existe pourtant aucune communauté d'hommes, si démunie soit-elle, qui n'associe à la nourriture les valeurs fondamentales de partage et de plaisir.

Quand les Anciens nous parlaient de régimes, ils nous indiquaient aussi les caractères essentiels de l'alimentation de l'homme. Ils nous enseignaient les règles de prescription d'un régime bien conduit qui reposait sur la présence de quatre qualités cardinales : variété, personnalisation, flexibilité et modération.

LA VARIÉTÉ

Elle est pour nous la clé de l'alimentation équilibrée. Notre statut d'omnivore nous impose de couvrir nos besoins en diversifiant nos sources d'aliments. Nous retrouvons cette nécessité sous la forme de la pyramide alimentaire proposée par les nutritionnistes lors d'un récent congrès mondial de nutrition. A.-F. Creff résumait cet impératif de variété par la formule : « Il faut manger de tout un peu et de peu assez. »

LA PERSONNALISATION

Chaque individu entretient avec sa nourriture un rapport singulier que la prescription doit respecter sous peine de noyer l'intégrité du mangeur. « Il doit connaître la vertu des exercices naturels ou violents [...], connaître le juste rapport entre les exercices et la quantité des aliments, la nature du patient et de son âge, la situation des régions où vivent les hommes, la constitution de l'année. » Hippocrate rappelle qu'il n'est pas deux hommes identiques et qu'il n'en est pas deux pour manger la même nourriture.

LA FLEXIBILITÉ

Il est plus surprenant de trouver déjà cette notion, pour nous si actuelle, de flexibilité. Un régime se doit d'être vivant, de respirer avec le mangeur. Il doit s'adapter à toutes les circonstances de sa vie quotidienne et ne pas constituer une entrave à son épanouissement personnel. Nous avons déjà sévèrement critiqué l'extrême rigidité des prescriptions diététiques et par conséquent l'impossibilité de les respecter.

LA MODÉRATION

En ce qui concerne la table, la satiété « excessive ne profite jamais et l'abstinence excessive est souvent mauvaise[1]. » Ne manger ni trop ni trop peu, voilà bien encore une clé de l'alimentation équilibrée. Un excès entraîne le plus souvent un excès inverse. Il est remarquable de noter que l'abstinence est considérée comme une attitude excessive. Du point de vue des Anciens, de trop grandes privations entraînent des carences et, surtout, de notre point vue moderne, un risque majeur de troubles des conduites alimentaires généralement sous forme compulsive.

Maigrir sans martyre

Les médecins qui souhaitent aider leur patients à perdre du poids réalisent rapidement qu'ils devront intervenir sur des comportements humains et non manipuler le contenu d'une assiette. Car le poids d'un individu est toujours le reflet de ce qu'il est : son patrimoine génétique, son mode de vie, son équilibre psychique. Et changer de poids revient à vouloir bouleverser des habitudes qui jusque-là revêtaient une remarquable stabilité et qui peu à peu s'étaient installées pour constituer un comportement alimentaire. Les progrès de la neuropsychologie nous ont beaucoup appris sur les déterminants de ces comportements. En particulier, une règle simple, pavlovienne, nous dit qu'un comportement ne peut se maintenir durablement que s'il est suivi de conséquences positives. Dans le cas contraire, il disparaît. En ce qui concerne les régimes amaigrissants, la perte de poids qu'ils provoquent ne semble pas être un bénéfice suffisant pour motiver la poursuite du régime, car cette perte est incapable à elle seule de compenser tous les désagréments entraînés par la méthode choisie pour maigrir. La justification d'un comportement vient du plaisir qu'il procure. En l'occurrence, la stabilité d'un comportement alimentaire se justifie par le plaisir de manger. Or, même le plaisir d'être mince ne peut compenser la disparition du plaisir de manger. Peu à peu ce comportement alimentaire sera abandonné. Il nous faut donc impérativement tenir compte de ces « contraintes » psychologiques et faire en sorte que l'installation d'un nouveau comportement alimentaire soit renforcée par des avantages qui motiveront sa pérennité. Je ne reprendrai pas toutes les études médicales qui ont permis d'aboutir à la conception moderne de la diététique. Cela ne ferait qu'alourdir un chapitre qui se veut le moins

1. Celse, *De medicina*.

La nutrition, en premier lieu, nous apprend qu'une alimentation équilibrée doit nous apporter 15 % de protéines, 30 à 35 % de lipides et 50 à 55 % de glucides. Il faut laisser ces considérations aux nutritionnistes. Elles ne sont rigoureusement d'aucun intérêt au mangeur que nous sommes. Tout cela est une affaire de scientifiques, laissons-la aux spécialistes !

technique possible. De l'étude à la pratique nous pouvons distinguer trois champs de l'alimentation : la nutrition, la diététique et la cuisine. Nous rapprochant de la conception hippocratique, j'ajouterai à cela qu'il faut également tenir compte de l'activité physique. Car aussi bien pour le régime que l'activité physique, l'objectif ultime est de permettre une réconciliation du mangeur avec son corps.

LA PRESCRIPTION *diététique*

La diététique nous renseigne sur la répartition des aliments. Elle nous permet de les classer et nous enseigne dans quelles proportions ils doivent figurer dans nos repas afin de maintenir un bon état de santé. La pyramide alimentaire est une bonne représentation de cette répartition. Il nous faut manger de tout pour conserver notre équilibre mais pas de tout dans les mêmes proportions. Les aliments de base sont les fruits, les légumes et les féculents. Ils représentent au moins la moitié de ce que nous mangeons. Les viandes, les poissons, les œufs et les laitages constituent le corps de la pyramide ; les corps gras, les produits sucrés et les alcools en constituent le sommet. Aucun n'est inutile mais, comme on le voit, chacun occupe une place particulière.
À partir de là, comment concevoir une alimentation équilibrée ?

Combien de repas doit-on faire chaque jour ?

Peut-être faut-il rappeler que nos trois repas quotidiens correspondent aux contraintes socio-économiques actuelles et qu'ils n'ont pas toujours existé. Ils ne sont finalement apparus que très récemment, vers la fin du XIXe siècle. Avant cela, en fonction de leurs origines sociales et de leurs contraintes économiques et professionnelles, les paysans avaient plutôt l'habitude de prendre quatre repas alors que la noblesse, elle, avait l'habitude de se contenter de seulement deux repas. Tout au long de l'histoire, la fréquence des repas quotidiens n'a d'ailleurs jamais cessé d'évoluer pour toujours s'adapter au mode de vie des mangeurs. Pour l'historien J.-L. Flandrin : « Les textes antérieurs au XIXe siècle nous parlent tantôt de quatre repas quotidiens, tantôt de deux, voire même d'un seul vrai repas, mais rarement de trois. » Le fait remarquable de notre époque est donc qu'elle semble bien avoir imposé une norme unique : celle des trois repas, du matin, du midi et du soir, à la place de la grande diversité des pratiques qui prévalait jusque-là.
L'organisme humain, quant à lui, est bel et bien indifférent à la norme sociale. Il est

conçu, ou s'est adapté, pour recevoir des apports énergétiques discontinus sous forme de repas, contrairement à certains organismes animaux qui ignorent la notion de repas, s'alimentent tout au long de la journée et reçoivent ainsi des apports énergétiques continus. Notre organisme, lui, reçoit l'énergie au cours des repas. Il dépense ce dont il a besoin puis stocke le surplus et le redistribue ensuite jusqu'au repas suivant. Grâce à ce fonctionnement, il est capable de supporter des périodes de jeûne de plusieurs heures. De nombreuses études se sont attachées à préciser l'influence du fractionnement des repas sur la prise de poids…

Pas d'effet sur le poids

Moult auteurs ont étudié l'impact sur le poids du fractionnement des repas. Ils ont pour cela observé, chez des volontaires obèses, la différence entre des régimes de niveau calorique équivalent, répartis de un jusqu'à dix-sept repas par jour. Les pertes de poids ne variaient pas en fonction du nombre de repas. La plupart des études sont concordantes, mais il faut signaler qu'elles ont toutes été réalisées sur de courtes durées et que les expériences sur l'animal ont souvent montré des résultats contradictoires. Il n'est donc pas exclu que ce débat soit ouvert de nouveau prochainement.

Amélioration de l'état de santé et de l'adiposité

En revanche, si le poids semble bien peu influencé par le nombre des repas, il n'en est pas de même de certains paramètres biologiques importants. La totalité des études converge pour affirmer une diminution dans le sang des taux de glucose, du cholestérol et de l'insuline. Ces paramètres n'agissent pas en réduisant le poids mais en diminuant l'adiposité. Les sujets qui fractionnent leurs repas sont moins gras, à poids égal, que ceux qui les cumulent.

Diminution des grignotages et des compulsions

Par ailleurs, il a été montré à plusieurs reprises que répartir ses prises alimentaires tout au long de la journée permettait de réduire efficacement la fréquence et l'intensité des grignotages et des compulsions alimentaires, sans toutefois les faire disparaître totalement. De même, la consommation régulière d'un petit déjeuner est associée à une diminution des compulsions, et à la réduction de l'ingestion de lipides et de glucides qui en résulte.
Finalement, quels conseils donnés à ceux qui veulent maigrir ? Manger en plusieurs fois, sans augmenter ses apports énergétiques, permet de réduire le risque de grignotages et de compulsions, diminue l'adiposité corporelle et améliore l'état de santé. En revanche, répartir son alimentation en deux, trois, quatre ou même cinq repas par jour influence très peu le poids.

Par conséquent, il est plus important de connaître la quantité totale d'aliments consommés au cours de la journée que de savoir en combien de repas ils auront été répartis.

L'importance et l'horaire des différents repas

On nous parle beaucoup ces temps-ci de chronobiologie alimentaire. Et, il est de fait que la glycémie et l'insuline varient en fonction des horaires de la journée de façon à favoriser la constitution des réserves de graisses le jour et la libération de ces réserves la nuit. L'insuline est une hormone dont le rôle, en dehors de celui bien connu sur la glycémie, est de favoriser le stockage des graisses. Cette hormone atteint un pic sécrétoire maximal dans l'après-midi. Il paraît donc logique d'imaginer que les aliments absorbés dans l'après-midi et en soirée seront plus facilement incorporés dans le tissu adipeux. Certaines recherches semblent d'ailleurs bien le confirmer. Ainsi, les enfants obèses mangent moins le matin et davantage l'après-midi et en soirée que les enfants minces. Ou encore, une étude portant sur des volontaires qui ne consommaient qu'un repas par jour – le matin ou le soir – a montré que ceux qui mangeaient le soir prenaient plus de poids que ceux qui mangeaient le matin.

Les nutritionnistes recommandent un important petit déjeuner censé constituer le quart des apports de la journée. Il devrait être un véritable petit repas. Cependant, certains manquent d'appétit le matin et ne peuvent prendre qu'une tasse de café. Ce sont souvent des personnes qui profitent de leurs derniers instants de sommeil et qui préfèrent se lever un peu plus tard plutôt que de perdre du temps à prendre un petit déjeuner. Le plus facile pour eux sera de commencer par introduire un petit déjeuner plus copieux le week-end ou pendant les vacances. Le manque d'appétit du matin est souvent dû à une asthénie matinale. Il est très fréquent à cette occasion de découvrir des troubles du sommeil ; une fois que ceux-ci sont corrigés, il est possible de retrouver un meilleur appétit. En cas de difficultés persistantes, une collation en milieu de matinée sera tout aussi bénéfique. Ce manque d'appétit peut également être la conséquence de dîners trop copieux, la faim se faisant alors moins sentir le lendemain. Réduire la taille du dîner pourra sans doute permettre de retrouver plus d'appétit le matin.

Faut-il prendre un déjeuner ou un dîner plus copieux ? Éternel débat. Les partisans du dîner léger argumentent qu'il n'est pas bon d'aller se coucher le ventre plein. Ils préconisent donc un déjeuner plus important. Les connaissances médicales ne permettent pas aujourd'hui, on l'a vu, d'adopter une opinion à l'emporte pièce. Les besoins énergétiques de l'organisme entre le déjeuner et le dîner ou entre le dîner et le petit déjeuner semblent sensiblement identiques. Par conséquent, mieux vaut se laisser conduire par une attitude plus pragmatique. De nos jours, le déjeuner devient le plus souvent un repas « fonctionnel », il est pris rapidement, parfois seul, parfois dans le stress, et se prolonge par un après-midi de travail. Pas question donc d'être alourdi et de dépenser son énergie à digérer. Il n'est pas besoin non plus d'imiter le directeur de cette grande banque d'affaires qui interdit à ses collaborateurs de manger du fromage à la fin des repas de travail afin qu'ils restent éveillés lors des réunions qui suivent. Quant au dîner, il reste souvent le seul repas familial de la journée ; il correspond aussi à un moment de détente et de décompression après la journée de travail. La famille se retrouve et apprécie de partager ce moment et ce repas. Là encore, la raison et le bon sens doivent l'emporter. Que chacun conserve donc la liberté d'adapter ses repas à l'organisation de sa journée. Et que la modération guide sa conduite.

Composer ses repas

L'alimentation équilibrée, nous l'avons vu, est un concept de santé et n'entraîne aucunement une perte de poids. Manger équilibré mais comme quatre fera toujours grossir comme quatre. Alors que, au contraire, certaines alimentations parfaitement déséquilibrées feront plutôt maigrir, comme on peut le constater en pratiquant de nombreux régimes. L'alimentation équilibrée n'est donc pas un impératif de minceur, mais un impératif de santé qui consiste, en quelque sorte, à vouloir s'offrir toutes les assurances contre l'ostéoporose, le cancer, l'athérosclérose, le diabète, etc., et dont le plus gros danger est de s'enfermer dans une morale alimentaire rigide qui, au bout du compte, risque de faire obstacle à la perte de poids.

Quoi qu'il en soit, apprendre à équilibrer son alimentation est de la plus grande simplicité. Il suffit pour cela de maintenir la diversité des aliments dans la composition des repas.

LES QUATRE GROUPES

Les quatre groupes d'aliments de la base de la pyramide doivent, dans la mesure du possible, figurer dans les menus.

- Les légumes et les fruits.
- Les féculents ou le pain.
- Les viandes, les poissons ou les œufs.
- Les laitages.

LES RÈGLES DU PETIT DÉJEUNER

Les mêmes règles peuvent également s'appliquer au petit déjeuner.

- Fruits : un jus de fruit, un fruit frais ou une compote.
- Féculents : pain ou céréales.
- Protéines : jambon ou œuf.
- Laitages : un café au lait et/ou un yaourt.

Les corps gras, les produits sucrés et les alcools ne seront présents qu'en quantité modérée et pas obligatoirement à tous les repas. Ce sont le plus souvent des aliments marqués par la convivialité et qui ne doivent ou ne peuvent être supprimés de l'alimentation. Ce schéma ne dit naturellement rien de la taille des portions. Chacun devant les adapter à ses besoins et à son appétit. Il est naturellement inconcevable de penser que nous aurions tous besoin, et chaque jour, de 200 g de légumes ou de 150 g de féculents. Les tableaux ci-dessous donnent des indications de poids qui correspondent aux portions actuellement servies en restauration collective. Certains les trouveront insuffisantes, d'autres excessives *(voir les tableaux page 159).*

Nos repas doivent s'adapter à toutes les circonstances de la vie quotidienne. Nous sommes amenés à manger au restaurant, au café, à aller chez des amis, à recevoir des amis, à sauter des repas, etc. Nous avons, chaque jour, plus ou moins de temps à consacrer à la préparation des repas, et nos choix diététiques doivent posséder toute la souplesse nécessaire pour s'adapter à l'immense diversité de nos rythmes de vie. Quel que soit le temps dont nous disposons, il sera souvent possible de composer un repas équilibré ou tout au moins qui se rapprochera de l'alimentation équilibrée, qu'il soit très élaboré et très cuisiné ou au contraire simplifié à l'extrême. En voici quelque exemples *(voir tableau page 160, Composer un repas).*

Attention, il n'est pas toujours possible, ni surtout souhaitable, de vouloir équilibrer chacun de ses repas. Ces propositions ne sont données qu'à titre d'exemple. Équilibrer tous ces repas n'est pas une obligation. Et il ne saurait être question d'en faire une règle inviolable et de s'obstiner à réunir systématiquement tous les groupes d'aliments, sous peine, comme nous le démontrerons, d'être incohérent avec le contexte des repas. Et de devenir parfaitement infréquentable. Ce modèle d'alimentation équilibrée constitue un fil conducteur, un ensemble de repères qui devra être interprété en fonction du mode de vie et du comportement de chacun. Au bout du compte, les recommandations diététiques en matière de poids sont bien plus libérales que les conseils rigides auxquels nous ont habitués la plupart des régimes amaigrissants, généralement rédigés sous forme d'injonctions, dix commandements, règles d'or, etc. Pour faciliter la perte de poids le nombre de repas n'est pas imposé. De un à dix, le résultat sera le même pour peu qu'il s'agisse bien d'un fractionnement de l'alimentation et non d'apports supplémentaires. Les horaires peuvent rester très souples : nul besoin de manger à heures fixes. Toutefois, quand l'organisation de la journée de travail le permet il semble profitable d'alléger les repas du soir. Enfin, la composition pyramidale des repas influence favorablement l'état de santé mais n'agit pas sur le poids. Nous voilà, par conséquent, très libres d'organiser comme nous l'entendons notre alimentation.

La seule condition que nous ayons réellement à observer pour maigrir sera de parvenir à manger moins que nous ne mangions auparavant, ou d'augmenter nos dépenses énergétiques.

MAIGRIR *par plaisir*

Comment font donc les minces pour maintenir un poids stable ? La nature les a sans doute favorisés. Mais passent-ils pour autant leur temps à compter les calories qu'ils mangent ? À éviter les dîners trop

PETIT DÉJEUNER		
Boissons	Thé, café, chicorée, Ricorée	Thé
Féculents et sucres	Tous les pains Biscottes, Wasa, Triscottes… Céréales : Spécial K, Fitness, Corn Flakes, Rice Krispies, Weetabix, flocons d'avoine… Confiture, miel	1/8 à 1/4 de baguette 1 à 2 cuil. à café de confiture
Corps gras	Beurre, margarine	10 g
Protéines	Jambon dégraissé, jambon de volaille, charcuterie maigre, œuf, poisson fumé	Une portion
Laitages	Lait, yaourt, fromage blanc, faisselle, fromage *entre 0 et 40 % de matières grasses*	Une portion
Fruits	Fruits frais entiers ou en morceaux, jus, compote sans sucre…	Une portion

		REPAS 1	**REPAS 2**
Légumes et fruits	Potages, crudités, légumes cuits, purées de légume Un fruit frais ou cuit ou un sorbet	Une à deux portions 1	Une à deux portions 1
Féculents	Riz, pâtes, pommes de terre, maïs, légumes secs, semoule, petits pois… *ou* Pain	100 g à 200 g cuits 40 à 80 g	100 g à 200 g cuits 40 à 80 g
Protéines	Poisson, fruits de mer, volaille, lapin, veau, cheval, abats, gibier, bœuf maigre, œuf, jambon de volaille	100 à 150 g	100 à 150 g
Laitages	Yaourt, fromage blanc, faisselle, fromage *entre 0 et 40 % de matières grasses*	Une portion	Une portion
Corps gras	Huile, beurre, margarine, crème	10 g	10 g
Alcool	Vin	Un à deux verres	Un à deux verres

- Les repas peuvent être fractionnés. Le fruit, le laitage ou le pain peuvent être pris en collation du matin, de l'après-midi ou de la soirée.
- Aucun aliment n'est interdit.

COMPOSER UN REPAS		
Formule	**Exemple**	**Commentaire**
Repas autour d'un plat complet (féculents, légumes, protéines)	Couscous Spaghetti à la bolognaise Pot-au-feu	Ces plats peuvent être complétés par une entrée de légumes sous forme de crudités ou de potage et d'un laitage.
Repas cuisiné	Filet de poisson Riz Ratatouille	Ce menu peut être complété par une entrée de légumes sous forme de crudités ou de potage et d'un laitage.
Repas peu cuisiné	Filet de poisson Pain Purée de légume	Pour réduire le temps de préparation le féculent peut être remplacé par du pain et le légume par une purée surgelée.
Repas express	Potage Pain Œuf à la coque Yaourt	Ce repas ne nécessite aucune préparation si ce n'est la cuisson des œufs, qui peuvent être remplacés par une tranche de jambon ou de viande froide.
Repas surgelé	Potage Findus cuisine légère Yaourt	La soupe est proposée en brique et le plat surgelé apporte les féculents, les légumes et la protéine.
Sandwiches	Pain Crudités Œuf, thon, poulet, Jambon	La richesse du sandwich peut être considérablement augmentée par la présence de mayonnaise en excès. Il sera complété par un fruit et un yaourt en collation.
Salade composée	Crudités Riz, maïs, pommes de terre Œuf, thon, poulet, jambon	La salade sera complétée par un petit morceau de pain et par un laitage. Elle sera accompagnée d'une vinaigrette sans trop d'huile.
Substitut de repas	Slim-fast Proti fort Alburone liquide	Ils ne seront utilisés qu'en cas d'impossibilité de consommer un des autres repas. Ils seront complétés par un fruit et un laitage.

copieux ? Ou encore à jeûner les lendemains de fêtes ? Bien sûr que non ! Ils se contentent tout bonnement de manger quand ils ont faim et de cesser de manger quand ils sont rassasiés. Cette simple logique paraît leur permettre d'assez bien réguler leur alimentation et leur poids, sans le sentiment constant d'avoir à lutter pour manger ce qui leur convient. Au contraire, il semble bien que la plupart des personnes qui souffrent d'un problème de poids rencontrent des difficultés à éprouver des sensations aussi élémentaires que la faim, le plaisir et la satiété. Ils mangent plus souvent que les autres sans avoir faim et perçoivent mal le moment où il faudrait s'arrêter de manger augmentant par là même leurs quantités d'aliments. C'est sans doute dans un dérèglement de ce système que se trouve une bonne partie de l'origine de la prise de poids, et probablement aussi sa solution.

Nous avons décrit, dans le chapitre sur le goût, les déterminants neurophysiologiques de la prise alimentaire et montré que la sensation de plaisir se situait au centre de la problématique du poids. Le plaisir serait ainsi la clé des quantités d'aliments que nous absorbons. Le mangeur, schématiquement, mange par plaisir et s'arrête quand il n'en éprouve plus. Cet enchaînement faim/plaisir/satiété constitue pour lui un véritable système de régulation pondérale. On conçoit alors qu'un dysfonctionnement de ce système puisse aussi bien faire maigrir que grossir. Et c'est donc en réalisant un travail destiné à accroître la perception de cet ensemble de sensations que l'on pourra réduire les apports alimentaires et ainsi modifier les comportements alimentaires de façon durable et plus compatible avec le poids souhaité.

Prendre le temps de manger

Ce travail d'analyse sensorielle que nous proposons nécessite préalablement le ralentissement de la vitesse d'ingestion des repas, qui, à lui seul, entraîne une réduction de la taille du repas. Les médecins, comme à leur habitude, pour mieux comprendre ce phénomène n'ont pu s'empêcher de réaliser des expériences. Voici donc quelques travaux sur le sujet.

ÉTUDES DE ROLLS

Au cours d'un repas composé de deux plats, l'auteur propose à ses sujets trois entrées différentes et apportant chacune 200 calories. Puis il mesure la quantité du second plat consommé par les sujets, en l'occurrence du bœuf accompagné de pâtes à la sauce tomate.

Entrées à 200 calories	Bœuf et pâtes en sauce tomate
	Quantités consommées en calories
Soupe à la tomate	*625*
Melon	*779*
Canapés au fromage	*830*

Les résultats montrent que la consommation calorique spontanée au cours d'un repas diminue quand celui-ci comporte un potage, car le patient est plus vite rassasié.

Ce n'est, bien sûr, pas la soupe elle-même qui est à l'origine de ces meilleurs résultats. Il s'agit en fait d'une relation entre la vitesse d'ingestion du repas et le rassasiement. Plus on mange lentement et plus vite on est rassasié. La soupe agit ainsi en diminuant la vitesse d'ingestion du repas et par conséquent en diminuant la prise calorique au cours du repas. On obtiendrait sans doute les mêmes résultats en mangeant du riz avec des baguettes au lieu d'une fourchette ! L'explication de ce phénomène est bien sûr physiologique. En prenant plus de temps pour manger, on laisse à l'organisme la possibilité d'adresser au cerveau des informations sur le contenu du repas, ce qui lui permettra de mieux ajuster les apports alimentaires à la satisfaction des besoins de l'organisme. Le mangeur éprouvera davantage les sensations de rassasiement que lui envoie son cerveau et s'arrêtera spontanément de manger en constatant l'extinction de son plaisir. Ce mécanisme intervient précocement, avant celui de la distension gastrique, qui signale, lui, une consommation déjà excessive.

Apprendre à contrôler sa faim et son appétit

Manger plus lentement permet donc de manger moins mais présente également d'autres avantages. Cela permettra, en particulier, par des exercices de concentration de mobiliser toute son attention sur la perception des sensations présentes au cours du repas. C'est une condition essentielle à la maîtrise de son comportement alimentaire, et, par conséquent, à la possibilité d'agir sur celui-ci afin de le transformer. Comment, en effet, imaginer que l'on puisse exercer le moindre contrôle sur des repas engloutis sans aucune attention et qui, donc, auront partiellement ou totalement échappé à la conscience. Voici, en quelques points, un exercice, tiré de l'expérience de Gérard Apfeldorfer, que nous enseignons à la fois pour ralentir la vitesse d'ingestion d'un repas et augmenter la conscience des sensations présentes *(voir encadré, Bien manger).*

Nous commençons généralement à manger quand nous ressentons une sensation de faim. Mais c'est loin d'être toujours le cas. Nous pouvons également manger pour bien d'autres raisons :

- par habitude de respecter des horaires ;
- dans l'espoir de soulager une tension ; anxiété, solitude, chagrin…
- par crainte de refuser un aliment offert ;
- par provocation pour irriter ceux qui veulent nous forcer à maigrir ;
- par incapacité à résister à une envie soudaine ;
- etc.

Il est donc nécessaire de pouvoir reconnaître la vraie sensation de faim quand elle se présente, celle qui s'accompagne de signes physiques : creux à l'estomac, malaise… Cette faim se distingue des « envies » de manger, qui, elles, ne sont pas précédées de ces signes et concernent des aliments spécifiques : « Je mangerais volontiers une petite douceur. » Puis quand nous commençons à manger nous éprouvons du plaisir. Ce plaisir va en décroissant au fil de notre consommation. Il est toujours plus important au début qu'à la fin du plat. C'est quand il s'éteint que nous arrêtons de manger. Cependant, ce système de contrôle par le plaisir peut parfois se dérégler *(voir encadré page 162, Quand nous mangeons trop).*

Dans tous les cas, et quel que soit le plaisir qui nous anime, quand nous n'éprouvons plus de satisfaction nous cessons de manger. Quand la faim est apaisée et que le plaisir s'est éteint, nous avons enfin atteint la satiété.

La succession de ces événements se déroule selon un processus naturel qui se répète lors de chaque repas mais de façon plus ou moins consciente. Le cerveau, grâce à toutes les informations qui lui parviennent des récepteurs sensoriels, identifie les aliments et peut ainsi nous renseigner sur les quantités nécessaires à la satisfaction de nos besoins. Il dispose pour cela d'un langage qui lui est propre : le plaisir.

BIEN MANGER

- ***Se relaxer quelques instants avant de commencer à manger***
  La relaxation s'effectue à table, en position assise, face à ses couverts pendant quatre à cinq minutes. On apprend à relâcher son corps, à faire le vide mental afin de mieux se concentrer sur ce que l'on ressentira au cours du repas, et à contrôler sa respiration pendant que l'on mange. Il s'agit en définitive de se conditionner pour l'exercice qui suivra.
- ***Diviser par deux la taille de ses bouchées***
  Il faut considérer l'opération comme un exercice et accepter de jouer le jeu jusqu'au bout, en n'hésitant pas à prendre même de plus petits couverts.
- ***Poser ses couverts toutes les trois bouchées***
  Il s'agit d'un dernier stratagème pour finir de ralentir la vitesse d'ingestion du repas et en faire l'analyse sensorielle.
- ***Se concentrer sur le goût des aliments***
  Nous définissons le goût comme tout ce qui permet de reconnaître un aliment. Le goût comprend donc l'ensemble des qualités organoleptiques de l'aliment (goût, odeurs, aspect, consistance...) ainsi que ses composantes affectives et symboliques. À partir de ces caractéristiques, le cerveau sera capable de reconnaître l'aliment, de l'identifier et d'en déterminer, avec la précision d'un ordinateur, la composition exacte.
- ***Se concentrer sur les sensations de faim, de plaisir et de satiété***
  Il s'agit de prendre conscience de son état de faim, du plaisir que l'on ressent et de l'apparition de la satiété.

QUAND NOUS MANGEONS TROP

- Nous pouvons poursuivre notre consommation au-delà de l'extinction du plaisir. Parfois simplement pour finir l'assiette car « on ne doit pas jeter la nourriture », pour se donner une contenance face à des convives qui nous mettent mal à l'aise…
- Nous pouvons n'éprouver aucun plaisir et manger distraitement en suivant une conversation, une émission télévisée ou tout simplement être accaparés par nos pensées.
- Nous pouvons continuer à éprouver du plaisir alors même que nous mangeons des quantités anormalement élevées qui n'ont plus rien à voir avec la satisfaction de nos besoins.
- Nous pouvons aussi apprendre à soulager des tensions psychiques par le plaisir que procure l'ingestion de certains aliments.
- Nous pouvons même trouver un certain plaisir à manger pour déplaire à d'autres et utiliser notre corps gros comme une arme ou une défense contre eux.

Souvent plaisir varie

En modulant le plaisir que nous éprouvons à manger, il agit sur les quantités d'aliments que nous consommons. Prenons deux exemples opposés. Dans le premier cas, imaginons que nous grignotons du pain tout au long de la journée. Si au dîner on nous propose un plat de petites pommes de terre rissolées, à la vue de ce plat nous ne déborderons peut-être pas d'enthousiasme. Nous en éprouverons peu de plaisir, ce plaisir sera de courte durée et nous n'en consommerons sans doute qu'une toute petite quantité. Ce peu de plaisir que nous ressentons nous incitera à réduire sans effort notre consommation de pommes de terre. Notre cerveau est tout simplement en train de faire son travail. Il nous informe que nos réserves de sucres sont pleines et qu'il n'est pas nécessaire d'en manger davantage. À l'opposé, si pour maigrir nous décidons pendant quelques semaines de nous priver de féculents, à la simple vue d'un plat de pâtes nous saliverons de plaisir. Ce plaisir sera prolongé et nous incitera à manger des quantités plus importantes de ce féculent. Dans ce cas, notre cerveau, en intensifiant le plaisir que nous éprouvons, nous fait savoir que notre corps manque de glucides et que nous avons le devoir de reconstituer nos réserves. Ainsi, par la perception du plaisir, et sans même nous en rendre compte, nous réglons les quantités d'aliments que nous mangeons et par conséquent nous agissons sur notre poids. Il s'agit donc là d'une notion capitale dans l'équilibre pondéral.

Produire du plaisir

Par ailleurs, cette notion de plaisir a ceci de remarquable qu'elle est manipulable. Il est, par exemple, parfaitement possible par des exercices de concentration d'intensifier le plaisir ou au contraire de le réduire. Prenons, là encore, des exemples pour illustrer cette notion. L'œnologue ou le gastronome dégustent de toutes petites quantités de vin ou d'aliments mais y mettent une telle concentration qu'ils peuvent ensuite en fournir la description la plus détaillée qui soit. Dans le même temps, ils auront éprouvé un plaisir intense tout en ayant très peu mangé.

Le grignoteur, au contraire, mange sans prêter attention à ce qu'il fait. Il se rend bien compte qu'il mange mais il n'est pas capable de dire en quelle quantité. Son esprit est accaparé par d'autres pensés ou d'autres activités et sa concentration sur la nourriture est des plus faibles. Son plaisir est réduit d'autant, mais les quantités d'aliments qu'il aura absorbé pourront être, elles, parfois très importantes. Moins on est concentré sur ce que l'on ressent plus les quantités d'aliments sont susceptibles d'augmenter.

On reparle du grignotage et des compulsions

Le grignotage et les compulsions sont des comportements qui, tous deux, dans une certaine mesure, échappent à la conscience. Leur raison d'être réside dans le besoin de manger pour se faire du bien. Ce bien, selon chacun, pourrait s'appeler réconfort, occupation, soulagement, consolation, plaisir… L'individu sait, parce qu'il l'a appris, qu'il pourra l'obtenir en mangeant et ainsi apaiser son malaise.

Le grignotage est une prise alimentaire qui s'effectue sans faim ni réel plaisir. Le sujet espère un bien-être de cette consommation mais il est si peu attentif que le plaisir même qu'il recherche lui échappe. C'est justement parce qu'il ne trouve pas ce qu'il veut qu'il continue à manger. Sa distraction le détourne du plaisir auquel il aspire. D'une certaine manière, il se le fait voler et lui court après.

La compulsion, quant à elle, est plus consciente. Le plaisir est souvent présent au début de la prise alimentaire mais, très souvent, se trouve altéré par des pensées culpabilisantes. Ou encore, le sujet, conscient de commettre une transgression, détourne son attention sur d'autres pensées. Un peu comme s'il refusait de se voir manger. Comme s'il voulait manger en cachette de lui-même. Là encore le plaisir est gâché.

Dans les deux cas, la raison d'être de ces comportements – le bien-être – a disparu. L'aliment consommé n'a pas rempli la fonction qui lui était dévolue. Le plaisir n'a pas été obtenu ou faiblement.

Mais au contraire, par la concentration et la conscience de ce que nous faisons, nous pouvons transformer ses prises alimentaires en véritables collations qui, elles, apportent toute la satisfaction que l'on en attend : réconfort, soulagement, etc. Dans le cas du grignotage, les quantités d'aliments s'en trouveront sensiblement réduites. Au cinéma, les personnes qui réussissent à avaler sans s'en rendre compte des bassines de pop-corn seraient bien incapables de les manger au cours d'un goûter. Dans le cas des compulsions, les quantités peuvent demeurer identiques mais le risque d'engrenage s'en trouvera d'autant diminué.

Quel intérêt me direz-vous de prendre un goûter plutôt que de céder aux grignotages ou aux compulsions ? Le résultat ne sera-t-il pas le même ? Eh bien, justement, non. D'une part, nous l'avons souligné, les quantités seront souvent inférieures à ce qu'elles auraient été. Et surtout, d'autre part, un grand nombre de travaux très sérieux ont bien montré que les calories ainsi consommées ne seront pas compensées au repas suivant, qui restera de taille normale. Un peu comme si le cerveau n'avait pas comptabilisé les calories ingérées. En revanche, si la même quantité d'aliments est consommée en toute conscience, sous la forme d'une collation, celle-ci sera cette fois comptabilisée et compensée au repas suivant, qui s'en trouvera réduit. Dans le premier cas, nous avons une consommation supplémentaire qui fait prendre du poids, dans le second un fractionnement des repas de la journée qui n'aura pas d'incidence.

L'analyse sensorielle consiste donc simplement à déplacer l'ensemble de ces sensations du champ de l'inconscient à celui du conscient. Elle permettra ainsi de mieux adapter son comportement alimentaire à la satisfaction des besoins physiologiques et de se régler en fonction de sensations que l'on perçoit davantage. Presque toujours ce simple travail sensoriel permettra d'obtenir une perte de poids. Mais, bien sûr, nous ne mangeons pas que pour satisfaire des besoins physiologiques. Nous avons vu que nos motivations pouvaient aussi bien être sociales ou psychologiques. Il s'agit donc, avec cet exercice, de mieux faire la part des besoins du corps afin de s'en rapprocher aussi près que possible. Mais il ne saurait naturellement être question de nous laisser dicter notre comportement par la seule satisfaction des besoins physiques.

Les objectifs de l'analyse sensorielle sont de substituer à une logique diététique comptable, dans laquelle chacun mange en fonction de l'idée qu'il se fait d'un repas qui fait maigrir, une logique sensorielle, dans laquelle on mange en fonction de ce que l'on ressent.

LA MÉTAPHORE DU PILOTE DE LIGNE

Pour nous aider à comprendre, comparons le mangeur à un pilote de ligne. Quand ce dernier effectue un vol, le décollage et l'atterrissage sont réalisés en pilotage manuel tandis que l'essentiel du vol l'est en pilotage automatique. Il existe sur les avions quantités d'appareils qui permettent précisément de prendre des mesures et de soulager le travail humain afin d'ajuster en permanence l'exactitude du vol. Personne n'aurait jamais l'idée, quand ces appareils tombent en panne, de demander au pilote d'effectuer son vol en pilotage manuel. Trop de fatigue et de concentration finiraient fatalement par provoquer une erreur ou un accident. Quand ces pannes surviennent, on immobilise l'avion et on répare les instruments de mesure.

Le mangeur est comme un pilote de ligne. Il ne lui est pas possible sur une trop longue période de contrôler lui-même son alimentation. Toute sa bonne volonté n'y suffirait pas. Il a lui aussi besoin de se reposer sur son pilotage automatique. Son système propre est le contrôle sensoriel. Quand ce système ne lui permet plus d'ajuster ses consommations alimentaires, rien ne sert de lui demander d'en prendre le relais par des efforts de volonté. Ces derniers sont trop coûteux sur le plan psychique. Tôt ou tard, il devra relâcher son attention et alors perdra complètement tout contrôle. Mieux vaut pour lui corriger le système de régulation qui lui fait défaut.

On nous propose, au cours des régimes amaigrissants, de remplacer un comportement inconscient par un comportement conscient. C'est inconcevable. Si la plus grande part de nos comportements sont inconscients c'est justement pour nous épargner l'épuisement d'un contrôle volontaire. Comment pourrions-nous vivre si nous devions en permanence surveiller notre respiration, notre démarche, notre posture… Il est donc essentiel pour nous que le comportement alimentaire, une fois modifié par les nouveaux apprentissages, redevienne inconscient pour sa plus grande part. Ces apprentissages requièrent sans doute des efforts lors de leur mise en place mais ils offriront un système de contrôle pondéral considérablement plus économique et facile à conserver.

Manger moins mais manger de tout

Cependant, il existe, nous le verrons, bien des manières de manger moins. Mais si manger moins suffit à perdre du poids cela est loin de suffire à le maintenir. Encore faut-il être capable de manger de tout. Ou tout au moins, tout ce que l'on aime. Car, « tenir » six mois sans manger de frites, de fromage, de gâteaux ou de chocolat, se terminera toujours par le même dénouement : un craquage et une reprise du poids perdu. Manger moins est une évidence métabolique, notre corps est ainsi fait qu'il ne peut perdre du poids par un autre moyen. Manger de tout est une évidence psychologique qui garantira la stabilité du résultat obtenu.

Un programme réussi, nous en conviendrons, devra permettre de perdre du poids quand ce sera possible, de maintenir le nouveau poids atteint et, ce que l'on oublie toujours, de ne pas se sentir enchaîné au régime qui aura permis de maigrir. Pour y parvenir, nous devons naturellement admettre deux évidences et deux seulement : manger moins et manger de tout.

S'imposer de se priver toute sa vie de manger ce que l'on aime n'est pas concevable et, l'expérience le prouve, finit toujours par des compulsions.

Manger moins signifie plus précisément manger moins de calories mais pas obligatoirement manger moins copieusement. Il est parfaitement possible de réduire les calories d'un repas tout en maintenant des quantités appréciables d'aliments.

Je propose deux manières d'y parvenir.

- Réduire les quantités d'aliments. On décide de manger moins en réduisant ses portions habituelles.
- Réduire les graisses alimentaires. Ce sont elles qui apportent le plus de calories sous la forme la plus réduite. Les aliments gras sont des aliments à haute densité énergétique. Ils apportent beaucoup d'énergie dans un tout petit volume. Dans ce cas, manger « moins » doit se comprendre comme manger « moins riche ».

Prenons un exemple, si nous mangeons des spaghetti à la bolognaise, nous avons la possibilité de les manger normalement accommodés, avec les quantités d'huile habituelle, et d'en prendre moins, ou de les préparer avec moins ou pas du tout de matières grasses et de consommer les quantités habituelles. Dans les deux cas, nous avons réussi à manger moins. Et, par conséquent, nous perdons du poids. Réduire les quantités n'est pas toujours facile puisqu'il faudra accepter de se lever de table avec la sensation de ne pas avoir mangé tout à fait à sa faim. Pourtant, c'est quelquefois nécessaire. Réduire les matières grasses impose de savoir choisir ses plats et de connaître quelques techniques de cuisson et de préparation. En vérité, selon les situations, nous recourrons aux deux méthodes alternativement. Et, en pratique, nous nous trouverons toujours face à trois cas de figure.

• *Le plat pourra être totalement dégraissé*
Certains plats peuvent être préparés sans aucunes matières grasses et cela sans que leurs qualités gastronomiques en soient trop ou du tout altérées. Par exemple, les ragoûts. Un bœuf en daube cuisiné sans graisses reste un plat très fameux.

• *Le plat pourra être partiellement dégraissé*
Certains plats ne peuvent être complètement dégraissés. Leur préparation requiert obligatoirement certaines quantités de matières grasses. Par exemple, les gâteaux, ou les spaghettis à la carbonara. Dans ce dernier cas, il n'est pas envisageable de supprimer la crème fraîche, ce ne serait plus des carbonara. Mais, il est toujours possible d'utiliser une crème fraîche allégée ou une crème normale alors en quantité plus réduite. Ce sont là encore deux façons de manger moins.

• *Le plat ne pourra pas du tout être dégraissé*
Enfin, certains aliments ne peuvent pas du tout être dégraissés. Soit qu'ils ne s'y prêtent absolument pas : un foie gras, un fromage du terroir, soit qu'ils aient été préparés à l'extérieur de chez soi. Dans ce cas, il faudra accepter l'idée d'en manger moins.

À partir de ces différents cas de figure, il est possible, pour manger moins de calories, de raisonner de deux façons. Soit en fréquence soit en quantité. C'est-à-dire, manger souvent ou beaucoup des plats et des aliments les moins gras, et moins souvent ou en moindres quantités des aliments et des plats les plus gras. Suivant les lieux où nous nous trouvons, nous serons plus souvent

Manger moins + Manger de tout	
1 - Réduire les quantités de tout 2 - Réduire les graisses alimentaires	
A - Plats totalement dégraissables	(ragoûts)
B - Plats partiellement dégraissables	(spaghetti à la carbonara)
C - Plats impossibles à dégraisser	(foie gras, aliments consommés à l'extérieur)
À la maison => Manger copieux mais moins riche À l'extérieur => Manger riche mais moins copieux	

placés dans l'un ou l'autre de ces cas. À la maison, nous pourrons fréquemment dégraisser totalement ou partiellement nos plats et nous mangerons moins souvent, mais parfois tout de même, des aliments riches. À l'extérieur, nous mangerons plus souvent des aliments ou des plats riches, dont nous réduirons les quantités, et moins souvent des aliments ou des plats totalement ou partiellement dégraissés. Si bien qu'à la maison nous pourrons manger assez copieusement mais moins riche et à l'extérieur plutôt moins copieusement mais plus riche. Nous voyons, qu'avec ces procédés, chacun pourra continuer à manger ce qu'il aime le plus, préservant ainsi son plaisir et sa singularité. Dans le même temps, on est parvenu à manger moins tout en continuant à manger de tout.

Pourquoi choisir une alimentation réduite en graisses ?

Si les études comparatives n'ont pas montré de différence d'efficacité, en terme de perte de poids, entre une alimentation réduite en graisses ou réduite en sucres, il existe, néanmoins, quelques bonnes raisons de préférer la première.

• *Le gras n'a pas de goût*

Si surprenant que cela puisse paraître, le gras a peu de « goût ». Au point qu'il est difficile d'en apprécier les quantités dans un plat. Une personne habituée à sucrer son café pourra en apprécier la teneur en sucre à quelques grammes près (un demi-sucre ne pèse que 2,5 g). En revanche, il est très difficile, dans un plat en sauce de préciser s'il y a une, deux ou trois cuillers à soupe d'huile ou de beurre.

Rapportons quelques expériences sur ce sujet.

• De jeunes hommes ont été sélectionnés pour goûter des biscuits de compositions diverses. Ils parviennent très bien à évaluer les différents contenus en sucre, jusqu'à une valeur de 30 % de sucre dans le biscuit. Alors que le contenu en gras et celui en énergie donnent lieu à des estimations très variables et indépendantes du contenu réel.

• On fait goûter à des hommes et des femmes divers échantillons de fromage blanc contenant de 0 à 30 % de matières grasses et de 1,5, 10, 20 à 40 % de sucre. Si leur estimation de la saveur sucrée coïncide avec la concentration en sucre, celle du taux de matières grasses est beaucoup plus imprécise et là encore indépendante du contenu réel.

En réalité, ce ne sont pas les lipides eux-mêmes qui confèrent le goût à un aliment mais un certain nombre de substances aromatiques qui leur sont associées. Celles-ci ne possèdent pas de valeur nutritionnelle ou énergétique mais essentiellement des qualités sensorielles. Le gras, à proprement parler, s'il ne participe pas, quant à lui, au goût, contribue davantage à modifier la texture du plat et à augmenter son onctuosité. C'est pourquoi il n'est pas si difficile de réduire les quantités de matières grasses contenues dans un plat. C'est plus sa texture qui en sera modifiée que sa saveur.

• *Le gras devient difficile à tolérer*
Après quelques semaines d'alimentation réduite en graisses, il semble bien qu'il y ait une certaine accoutumance de la part du système digestif. Peu à peu, l'organisme s'adapte et réduit ses sécrétions de sels biliaires et d'enzymes pancréatiques, qui lui permettaient d'assurer la digestion des graisses. Ces sécrétions, après avoir diminué, se maintiennent à un niveau insuffisant pour assurer le traitement d'un repas inhabituellement riche. Les manifestations digestives pénibles qui apparaissent – lourdeurs, ballonnements, nausées – finissent en quelque sorte par constituer une barrière à l'ingestion des graisses. On s'habitue progressivement à manger moins gras, au point de mal supporter un repas trop riche.

• *Les graisses sont bien moins régulées que les sucres*
L'organisme contrôle mieux les apports de sucres que les apports de graisses. Un apport excessif en sucres est spontanément compensé par une réduction lors des repas suivants. Alors que ce mécanisme n'existe pas dans le cas des graisses, ce qui en autorise une surconsommation prolongée qui ne sera pas régulée par une réduction spontanée lors des repas suivants. C'est l'un des mécanismes possibles de la prise de poids.

• *Les sucres sont plus rassasiants que les graisses à court terme*
Les sucres lents et les fibres alimentaires qui leur sont associées sont plus volumineux et apportent moins de calories que les aliments gras. Ils ont donc une faible densité énergétique. Ils permettent de se rassasier davantage au cours du repas bien que leur pouvoir satiétogène soit de plus courte durée que celui des aliments gras.

• *L'alimentation réduite en graisses est bonne pour le métabolisme*
Cette alimentation protège mieux la masse musculaire et par conséquent préserve davantage le métabolisme de base, donc l'efficacité de la perte de poids. Elle favorise également la consommation d'aliments qui augmentent la thermogenèse alimentaire et contribue à augmenter les dépenses de l'organisme.

• *L'alimentation réduite en graisses est bonne pour la santé*
La réduction des matières grasses est particulièrement bénéfique pour le système cardiovasculaire.

De la difficulté à manger moins mais manger de tout

L'analyse sensorielle ne suffit pas toujours à réduire suffisamment les quantités d'aliments pour espérer une perte de poids substantielle. Il faudra parfois poursuivre le travail pour limiter encore sa consommation et maigrir d'avantage.
Manger moins n'est pas une recommandation que l'on pourra oublier. Nous l'avons entendu répéter si souvent que nous pourrions la réciter en dormant. Néanmoins, cela nécessite de laisser de côté une partie de ce que nous aurions volontiers mangé.

Il y a là une difficulté qu'il faudra surmonter. Laisser dans l'assiette une partie de son plat suppose déjà un certain contrôle de soi et également la capacité d'assumer une certaine frustration. L'analyse sensorielle, grâce à la concentration portée aux sensations que l'on perçoit, permettra de prendre conscience de cette frustration liée à la part que l'on abandonne en intensifiant le plaisir lié à la part que l'on s'accorde. C'est sans doute là qu'il s'impose de reparler de la frustration. Nous avons jusque-là beaucoup critiqué les frustrations infligées par les régimes. Ces dernières sont rarement récompensées par un plaisir entier car ce plaisir sera toujours gâté par des reproches ou la culpabilité d'avoir mangé des aliments interdits.

Est-ce à dire que l'on doit dorénavant manger sans aucune frustration ? Est-ce à dire que l'on peut imaginer une vie débarrassée de toute privation ? Qui donc peut croire une chose pareille ? C'est non seulement inconcevable mais fort peu souhaitable. Car il faut aussi rappeler les aspects positifs de la frustration. L'absence de frustration est aussi l'absence de désir. Une vie au cours de laquelle chaque désir serait immédiatement satisfait serait d'une épouvantable fadeur et dépourvue du moindre plaisir. Il faut prendre conscience du fait que la frustration fait naître le désir. Et que de la satisfaction de ce désir dépend la présence du plaisir. Nous vivons tous avec des frustrations que nous assumons totalement. « J'aimerais disposer de 300 m^2 avec vue sur le parc Monceau et je me contente de mon trois pièces avec vue sur l'immeuble d'en face. J'adorerais m'afficher au volant d'une rutilante Ferrari flambant neuve mais finalement je pense garder un an de plus ma vieille Golf GTI. » C'est ainsi, et assumer ses frustrations est un signe de maturité. Ce sont les enfants qui ont des difficultés à effectuer des choix et à assumer le renoncement qu'ils impliquent.

Bien des psychologues attribuent la prise de poids à cette difficulté à résister à la frustration, à ne pouvoir différer la satisfaction d'un désir. En particulier, nous pouvons rappeler l'hypothèse de Donald Winnicott à ce sujet. Pour ce psychanalyste, une mère trop empressée de satisfaire les besoins de son enfant l'empêche d'apprendre à supporter l'attente et à tolérer un délai à la satisfaction de ses désirs. Cette attitude se traduira à l'âge adulte par la même incapacité à attendre, à l'impossibilité de renoncer à une satisfaction alimentaire à portée de main.

Cette hypothèse n'est pas sans rappeler celle d'une autre psychanalyste, Hilde Bruch, pour laquelle la reconnaissance de la sensation de faim n'est pas biologiquement innée mais apprise au cours de l'enfance. Pour cela, il est nécessaire que la mère sache reconnaître les demandes de son enfant et puisse y répondre par des actions appropriées. Dans le cas contraire, nous aurons une mère qui interprétera tous les pleurs de son nourrisson de manière univoque et réagira en lui donnant à manger aussi bien quand il aura faim que soif, mal au ventre, envie de jouer, besoin de tendresse, etc. L'attitude de cette mère ne permettra plus à l'enfant et au futur adulte qu'il deviendra de savoir identifier ses sensations de faim. Face à la colère, l'anxiété, la peine, etc., il aura souvent tendance à confondre ses émotions avec des sensations de faim et à réagir par des prises alimentaires.

Ainsi la tolérance à la frustration et la reconnaissance des sensations de faim seraient le résultat d'un apprentissage qui commencerait dès l'enfance. Il est donc concevable, par des techniques comportementales et sensorielles, de pouvoir réapprendre à maîtriser l'attente et à réintroduire un délai entre le moment de l'expression d'un désir et l'instant de sa satisfaction. Après tout, ressentir une légère sensation de faim n'a rien d'épouvantable si l'on sait que l'on pourra bientôt manger. Certains objecteront que plus ils attendent plus ils se jettent avec avidité sur la nourriture. Ce faisant ils réduisent d'autant leur plaisir. Celui qui sait attendre et qui sait savourer en prenant le temps d'apprécier ce qu'il mange éprouvera un plaisir bien supérieur. Son attente n'aura fait qu'accroître son désir, et par la concentration qu'il met à goûter ce qu'il mange, il augmentera d'autant son plaisir.

Mais manger de tout est moins simple qu'il n'y paraît. Car il ne s'agit pas de dire que l'on mange des frites ou du chocolat si l'on est seulement capable d'en manger en se les reprochant ou sous la forme d'une compulsion. De nombreuses personnes préféreront se priver de certains aliments plutôt que de s'exposer à ne plus pouvoir cesser d'en manger. Ou certaines autres diront : « Je préfère ne pas en manger que d'en manger si peu. » La conséquence de ce raisonnement est que, ne pouvant se contenter de peu, ils finiront par se jeter sur la boîte de chocolats.

Après avoir appris à manger moins, il est tout aussi indispensable d'apprendre à manger de tout.

Car les aliments écartés ont toutes les chances de réapparaître à un moment ou un autre sous une forme compulsive. Il est donc nécessaire de toujours se rappeler que suivant leur quantité tous les aliments font grossir ou maigrir, y compris les yaourts maigres à 0 % de matières grasses et le chocolat noir.

LA PRESCRIPTION *culinaire*

La cuisine, enfin, est ce que l'on peut considérer comme le produit fini, celui qui arrive dans l'assiette du mangeur. Elle seule le préoccupe. Le mangeur n'absorbe pas des glucides, des protéines et des lipides ; il ne mange pas des pâtes, des tomates et de la viande hachée, il mange des spaghetti à la bolognaise. Car il cuisine ses aliments et, par là, les personnalise. Il leur imprime sa marque puis les fait entrer dans son territoire, son patrimoine culinaire.

L'importance de la cuisine

Dire que ce que nous mangeons doit être bon est une évidence pas toujours partagée par ceux qui suivent des régimes amaigrissants et qui acceptent, mais dans un premier temps seulement, de manger une cuisine sans goût. Les repas doivent être appréciés par celui qui souhaite maigrir, par sa famille et par ses amis quand il les reçoit. S'il y avait des obligations à s'imposer dans un régime, maintenir le plaisir de manger et respecter la prise en commun des repas en seraient certainement. Bien souvent les régimes amaigrissants sont abandonnés car les menus sont composés de viandes grillées et de légumes bouillis qui ne sont guère appétissants pour la personne désireuse de perdre du poids. Ou encore parce que les repas ne sont plus partagés, le régime imposant la pratique de deux cuisines différentes. Comment concevoir que celui qui veut maigrir mange, à un bout de la table, des blancs de poulet grillés et des haricots verts bouillis tandis que le reste de la famille, à l'autre bout de la table, déguste un succulent petit salé aux lentilles. L'obligation de partage est plus essentielle que l'obligation de maigrir. Mieux vaut sans doute renoncer à quelques kilos que de se marginaliser au sein même de sa famille. Pour associer la famille au projet, il n'existe finalement qu'une condition, c'est que cette cuisine soit bonne et concilie les intérêts de chacun. Maigrir pour les uns, se faire plaisir pour les uns et les autres. Il y a fort à penser que ceux qui ne parviendront pas à trouver ce compromis ne pourront maintenir longtemps leur effort et par conséquent ne pourront stabiliser leur poids.

À quoi sert la cuisine ?

Que voilà une question bien étrange. La cuisine servirait donc à quelque chose qui ne serait pas simplement manger. Et à quoi d'autre ? En effet, il faut admettre qu'il existe bien une fonction culinaire. Elle joue un rôle particulier qui lui permet de satisfaire certains besoins essentiels. Or, la prescription diététique s'impose aussi avec sa propre cuisine. Pourra-t-elle satisfaire aussi bien à ces besoins ? La question semble incontournable si l'on souhaite envisager une substitution éventuelle de l'ancien système culinaire. Nous emprunterons son analyse au sociologue Claude Fischler, qui distingue dans la fonction culinaire deux aspects primordiaux à ses yeux, la résolution de l'angoisse liée au paradoxe de l'omnivore et l'aspect identificatoire.

• *Comment définir la cuisine ?*

Il convient avant toute chose de s'entendre sur ce que l'on appelle la cuisine. Pour Claude Fischler, « il s'agit de l'ensemble des représentations, des croyances, et des pratiques qui leur sont associées et qui sont partagées par les individus faisant partie d'une culture ou d'un groupe à l'intérieur de cette culture. Chaque culture possède une cuisine spécifique qui implique des classifications et un ensemble de règles portant non seulement sur la préparation et la combinaison des aliments mais aussi sur leur collecte et leur consommation ». Ces règles culinaires sont intériorisées par les individus de manière inconsciente en grande partie, et déterminent une sorte de grammaire dont la transgression rend le langage culinaire incompréhensible.

• *Le paradoxe de l'omnivore*

L'être humain est un animal omnivore qui doit, pour assurer sa survie, se procurer une alimentation diversifiée. Aucun aliment ne permet à lui seul de satisfaire l'ensemble des besoins nutritionnels de l'homme. Il est donc dépendant de la variété de son alimentation et est confronté à la nécessité d'explorer le champs des aliments existant pour ne retenir que ceux qui lui paraîtront comestibles. Pour cela, il est obligé de goûter des aliments nouveaux, au risque de manger des aliments nocifs. Il s'expose ainsi à une double contrainte : d'une part, l'obligation d'innover, de découvrir et de s'adapter aux aliments disponibles ; d'autre part, l'obligation de prudence et de conservatisme alimentaire. Chaque nouvelle expérience alimentaire comporte donc le besoin de découvrir et le danger de se tromper. C'est en cela que toute découverte porte en germe une angoisse liée à cette situation de double lien.

Et c'est ici qu'intervient le culinaire. En incorporant l'aliment dans un système de règles et de préparations reposant sur une classification socialement et culturellement admise, il permet de le familiariser, de le rendre rassurant. C'est par le truchement de cette familiarité que le système culinaire aide à résoudre cette angoisse liée au paradoxe de l'omnivore.

• *La cuisine a un caractère identificatoire*

Les populations transplantées modifient rapidement leurs caractéristiques culturelles. Elles abandonnent, dès la première ou la deuxième génération, leur langue, leurs vêtements, mais conservent bien au-delà la cuisine des mères. Comment sait-on dans une grande métropole que l'on se trouve dans le quartier chinois, indien, juif, italien de la ville ? Parce que l'œil est arrêté par la profusion des restaurants et des magasins d'alimentation. Même quand la plupart des attributs culturels ont été abandonnés, le système culinaire d'origine subsiste. Dans les familles émigrées qui ont adopté la cuisine du pays d'accueil, on conserve l'habitude, les dimanches et jours de fête, de consommer les plats traditionnels, qui marquent l'appartenance au pays natal. Le psychologue Paul Rozin souligne que nombre d'Américains en voyage à l'étranger se délectent à l'idée de retrouver leur cuisine nationale dans les restaurants des grands hôtels. De même, les Français en coopération à l'étranger ne manquent pas une occasion de se réunir pour partager leurs plats nationaux. Ainsi, où qu'il se trouve, le mangeur par ce qu'il consomme continue à affirmer son appartenance à son groupe social. L'alimentation et la cuisine deviennent pour lui un élément tout à fait capital de son sentiment collectif d'appartenance.

Il n'est pas sans intérêt de se demander dans une cuisine quels sont les éléments qui permettent de la caractériser, de l'identifier. Comment le mangeur reconnaît-il sa nourriture, à partir de quels caractères peut-il affirmer qu'elle est sienne ? Pour Élisabeth et Paul Rozin, c'est par ce qu'ils nomment le principe des arômes, qui associe à la fois le goût et l'odeur des aliments, que l'opération est rendue possible. Ainsi la cuisine méditerranéenne se reconnaîtrait par un complexe ail-tomate-huile d'olive, la cuisine mexicaine par la présence du citron vert, du piment rouge et de la tomate, la cuisine chinoise par celle de la sauce de soja, du gingembre et de l'alcool de riz. Ces principes d'arômes auraient pour objectif, entre autres, de donner une signature commune aux mets d'une culture donnée, un signe d'appartenance indiquant ce qui est « à soi[1] ».

Il faut encore souligner que si ces principes d'arômes sont sans doute spécifiques d'une cuisine nationale ou régionale, il existe également des sous-groupes locaux ou même plus simplement familiaux. Ainsi, en Inde, le curry préparé dans la famille à partir d'un mélange pouvant associer de sept à quinze épices est quasiment spécifique à chaque cellule familiale. De même, les recettes traditionnelles françaises bénéficient-elles du tour de main ou du secret de préparation de chaque maîtresse de maison, contribuant par là à les rendre précisément identifiables par les membres du groupe familial.

Pour Claude Fischler, ces principes d'arômes sont encore insuffisants et c'est, en réalité, l'ensemble du système culinaire de la famille, « son langage avec sa grammaire et sa syntaxe », qui fait sens et « du même coup contribue à construire la familiarité, c'est-à-dire l'acceptabilité des mets ». Ce système culinaire construit la personnalité du mangeur et, par conséquent, fonde son identité. De nos jours, dans une société où l'aliment devient souvent méconnaissable et sans origine certaine, le mangeur accordera d'autant plus d'importance à l'identification de ce qu'il consomme. Par le jeu de la loi de similitude, qui fait que l'on est ce que l'on mange, ne plus pouvoir identifier sa nourriture peut conduire le mangeur à se demander qui il est. C'est probablement la raison qui explique le développement récent des produits labélisés et l'engouement pour les cuisines de terroir. La crise des valeurs que traverse notre civilisation occidentale se traduit aussi par un renforcement des démarches identitaires individuelles à laquelle participe ce courant d'authenticité alimentaire.

• *Existe-t-il une cuisine diététique ?*

Nous voyons à quel point la cuisine sert le mangeur et n'est pas le fruit du hasard. Elle est socialement et culturellement déterminée. Elle rassure le mangeur en résolvant son angoisse d'omnivore et l'inclut à sa communauté de vie en lui donnant une identité. Il est peu probable qu'une cuisine étrangère, fut-elle excellente pour la santé, puisse se substituer à elle sans tenir compte de toutes ses fonctions culinaires.

Bien que les systèmes culinaires soient d'une remarquable stabilité et d'une étonnante pérennité, ils ne sont pas figés pour autant et tolèrent des changements et des évolutions. Malgré tout, même si nous sommes déterminés par notre héritage social et culturel, nous ne mangeons déjà plus comme nos

1. Rozin et Rozin, 1981.

parents et encore moins comme nos grands-parents. Nous avons introduit des aliments nouveaux qu'ils ne connaissaient pas – les fruits exotiques, les laitages aromatisés, les produits surgelés –, la consommation de certains autres a régressé – les légumes secs, le pain –, et les manières de manger ne sont plus tout à fait les mêmes. Nos manières de table sont devenues différentes, la notion de repas de fête a évolué, le repas de famille ne ressemble plus à ce qu'il était. Bref, tant sur le plan de ce que nous mangeons que sur la façon dont nous mangeons, les systèmes culinaires ne sont pas immuables. Ils suivent la dynamique de leur temps et sont parfaitement capables de s'adapter et d'intégrer de nouvelles contraintes. On peut donc concevoir une incorporation des principes d'une cuisine diététique dans les systèmes traditionnels, à condition qu'ils respectent l'essentiel : l'identité du mangeur.

L'alimentation réduite en graisses peut-elle satisfaire à ces obligations ? C'est sans doute possible dans la mesure où elle ne supprime aucun aliment familier. Son principe consiste à réduire les graisses là où elles sont indispensables, et à les supprimer là où elles sont inutiles, afin d'être le plus respectueux possible du patrimoine culinaire de la famille. Elle permet mieux qu'une autre de conserver la cuisine traditionnelle tout en la faisant évoluer vers des préparations plus légères en calories mais néanmoins reconnaissables et « identifiables ». Conditions nécessaires pour rendre cette alimentation acceptable à la fois par l'individu qui souhaite perdre du poids et par l'entourage proche qui devra également partager sa nourriture.

La cuisine traditionnelle occidentale est l'héritière des arts culinaires forgés à la fin du Moyen Âge. Beaucoup de nos plats d'aujourd'hui existaient déjà alors. On les retrouve dans les plus anciens livres de cuisine, les premiers datant du XIVe siècle, *Le Viandier*, du fameux Taillevent, ou *Le Ménagier de Paris*. Bien sûr, ils ont évolué au fil des siècles et ont subi les influences de leur temps. Il est surprenant de constater que la blanquette de veau du XIXe siècle, lourde et grasse, ou le coq au vin, le bœuf en daube étaient au XIVe siècle des préparations légères. Car le cuisinier médiéval était d'abord un saucier, mais un saucier qui n'utilisait ni beurre, ni gras, ni liant farineux. À peine 2 % des recettes de cette époque comportaient du beurre. Les préparations étaient donc légères, les sauces confectionnées à base de vin et de bouillon, liées avec de la mie de pain, du jaune d'œuf, des amandes, des noix, des végétaux et des épices pilées [(1)] [(2)]. Il est d'ailleurs important de rappeler que la cuisine médiévale coïncide avec l'une des rares périodes de l'histoire où la minceur était un critère de beauté.

1. Vincent-Cassy, 1995.
2. Sur ce sujet, je conseille de consulter l'excellent ouvrage de Jeanne Bourin, *Cuisine médiévale pour table d'aujourd'hui*, Flammarion, 1983.

Il ne m'appartient pas d'affirmer qu'il y a là plus qu'un simple hasard, mais cependant il peut être intéressant de rapprocher ces deux faits. Néanmoins, nous mangeons encore ce que mangeaient nos ancêtres mais nous avons enrichi leurs recettes en incorporant huile, beurre et margarine. Il ne s'agit pas là de se réclamer nostalgiquement d'un passé lointain mais simplement de signaler qu'autrefois, d'autres que nous, dont nous sommes les héritiers, faisaient de la bonne cuisine déjà réduite en graisses. Il est donc concevable que nous puissions conserver nos plats traditionnels tout en les allégeant et sans pour autant les dénaturer. Il semblerait alors que gastronomie, tradition et santé puissent être ensemble au rendez-vous.

CONSEILS POUR UNE BONNE CUISINE

1. Disposer de matériaux anti-adhésifs
2. Connaître les différentes bases de sauce
3. Connaître les différents modes de cuisson
4. Connaître les différents types de liaison
5. Pouvoir cuisiner sans aucunes matières grasses la plupart des plats traditionnels de la famille
6. Réduire les quantités de corps gras dans les plats qui ne peuvent être confectionnés autrement
7. Réduire la fréquence de consommation des plats moins dégraissés

La préparation des repas

Si l'on écarte les assaisonnements qui conservent une petite quantité d'huile, de multiples plats pourront être cuisinés sans matières grasses ajoutées. Cette nouvelle manière de cuisiner modifie la préparation des plats chauds et particulièrement la confection des sauces. Il semble bien que les sauces, par le principe des arômes, contribuent considérablement à l'identification de la cuisine.

La cuisine dégraissée nécessite l'usage de matériaux anti-adhésifs. Sans eux, il n'est pas possible de cuisiner, les ingrédients attachent. Dans beaucoup d'anciennes recettes, cet aspect pratique est la seule justification de l'utilisation du corps gras. Les huiles ou le beurre étaient utilisés pour faire revenir les viandes et les empêcher d'attacher au fond des marmites et n'avaient rien à voir avec des considérations gustatives. Faire revenir une viande dans l'huile d'olive en début de cuisson n'ajoute d'ailleurs rien à la saveur du plat. Il faut bien reconnaître que le goût de l'huile d'olive aura tout à fait disparu en fin de cuisson. En revanche, ajouter un filet d'huile d'olive quand le plat est fini, juste avant de le servir quand il est encore chaud, exhalera tous les arômes de l'huile. Si nos maîtres cuisiniers avaient disposé de ces matériaux modernes, ils auraient, comme ceux d'aujourd'hui, considérablement réduit les quantités de corps gras des recettes qu'ils nous ont laissées.

Les sauces, quant à elles, sont conçues à partir de bases mères et d'une liaison. Les préparations sans corps gras permettent d'isoler cinq bases essentielles : les alcools, les bouillons, la tomate, les agrumes et les laitages. À partir de ces bases de sauce, il est possible de réaliser la quasi totalité des recettes que nous connaissons. Certaines ne sont certes pas réalisables de cette façon, mais il est toujours possible, dans ce cas, d'en réduire les proportions de corps gras et d'en limiter la fréquence de consommation. Ainsi, mieux vaut conserver dans leur forme traditionnelle les recettes qui ne peuvent être confectionnées avec ces bases de sauce. Les pâtes au pistou ne pourront jamais être préparées sans huile d'olive mais il est toujours possible d'en réduire la quantité et d'espacer la consommation de ce plat.

LES SAUCES

1. Sauce à base d'alcool, de vin ou de vinaigre
Alcool : steak au poivre (cognac)
Vin blanc : cuisson des poissons et des volailles
Vin rouge : bœuf bourguignon, sauce marchand-de-vin
Vinaigre : foie de veau
2. Sauce à base de bouillon
Bouillon de légumes
Bouillon de volaille
Fond de veau
Fumet de poisson
3. Sauce à base de tomate
Spaghetti à la bolognaise
Chili con carne
4. Sauce à base d'agrume
Citron : cuisson des poissons, des volailles, du veau
Orange : osso bucco
5. Sauce à base de laitage
Lait : béchamel et gratins de légumes ou de pâtes
Yaourt : sauce des poissons, lapin à la moutarde

Les liaisons permettent de donner aux sauces leur consistance et leur onctuosité. Les modes de liaison sont la réduction, les jaunes d'œuf, les amidons (fécule de pomme de terre, farine, Maïzena), les laitages.
J'ai déjà eu l'occasion de développer, avec l'aide d'un cuisinier et d'une diététicienne de talent, les techniques culinaires dans un ouvrage consacré à la pédagogie de cette cuisine réduite en graisses. Bien que n'étant pas sans doute pas le plus compétent en matière de cuisine, il m'a paru évident en tant que nutritionniste de consacrer du temps à l'étude des techniques culinaires. Un médecin doit prendre en considération les aspects les plus pratiques des problèmes que rencontrent ses patients. D'illustres nutritionnistes n'ont d'ailleurs pas hésité avant moi à troquer leur blouse blanche contre la toque du cuisinier. Mais la cuisine est le domaine des cuisiniers et j'espère que certains n'hésiteront pas à consacrer leurs talents à développer ces nouvelles techniques. Certains, comme Yves Rivoal, Michel Guérard, le font déjà, mais ils sont encore trop peu nombreux.

LA PRESCRIPTION *d'activités physiques*

Tous les ouvrages récents de nutrition consacrent aujourd'hui au moins un chapitre à l'activité physique. Or, comme pour copier l'alimentation, ils en adoptent la même vision strictement énergétique. Elle est certes incontournable mais, là encore, terriblement réductrice. Plutôt que de limiter l'effort physique à une simple consommation de calories, il me semble plus pertinent de l'envisager sous un angle plus global : celui du rapport de l'individu avec son corps. En agissant sur son corps, par l'action de l'activité physique, l'individu cherche en réalité à se réconcilier avec lui-même. Son corps, en mincissant, deviendra plus conforme à l'image qu'il souhaite en avoir et, par là, il l'en aimera davantage. Rien ne sert d'être hypocrite, la question à laquelle les nutritionnistes doivent le plus souvent répondre concernant le sport est : « Le sport fait-il maigrir ? » Il est rare que l'on nous interroge sur ses autres influences : diabète, hypertension artérielle, ostéoporose, etc. Par conséquent, tenons pour acquis que l'activité physique, en général, et le sport, en particulier, possèdent de merveilleuses vertus et qu'ils sont indispensables, en dehors même de considérations corporelles et pondérales, à l'équilibre des individus. Ce qui nous permettra de nous concentrer sur l'affaire qui nous préoccupe réellement : à quoi sert l'activité physique dans la question du poids ?

Et plutôt que d'en développer d'emblée les aspects énergétiques, commençons par l'envisager sous ses aspects psychologiques. Je sais que l'on pourra me reprocher d'introduire de la psychologie jusque dans le plus simple amusement qu'est le sport. Mais je souhaite, malgré tout, que même le lecteur le plus réfractaire veuille bien se donner la peine de lire ces courts paragraphes avant de dégainer son revolver.

Ainsi, l'activité physique en modifiant l'aspect du corps transforme l'image du corps et c'est en cela qu'elle sert l'objectif de minceur. Voyons donc de quelles façons elle exerce ses influences.

Le corps et son image

Dès son apparition, au XVIIIe siècle, le terme « silhouette » contenait déjà la notion d'épurement des formes. À l'origine de ce mot se trouvait un personnage, Étienne de Silhouette, alors contrôleur général des Finances sous Louis XV. Son nom fut bientôt associé aux termes d'économie, de restrictions, de sécheresse et d'avarice. Si bien que l'on parla vite d'une « culotte à la Silhouette », sans gousset et sans plis. Rapidement « silhouette » devint un mot à part entière, désignant aussi bien l'esquisse, l'ombre, les contours, la morphologie ou la posture du corps. En fin de compte, une forme ou allure générale qui ignore les détails de l'ensemble. Cependant, dès l'origine, on voit que les vêtements participent au dessin de la silhouette. Mais sous la pression de la mode, afin de donner au corps de la « ligne », les corsets et les gaines font rapidement leur apparition, relayés aujourd'hui par les soutiens-gorge pigeonnants, les collants « remonte-fesses » et les slips « ventre-plat ». Avec le temps et l'évolution des modes successives, l'exigence de minceur s'accentue, tandis que le corps se montre et se dénude. Le vêtement ne peut plus à lui seul en cacher les imperfections quand il s'agit de se mettre en maillot de bain. Les

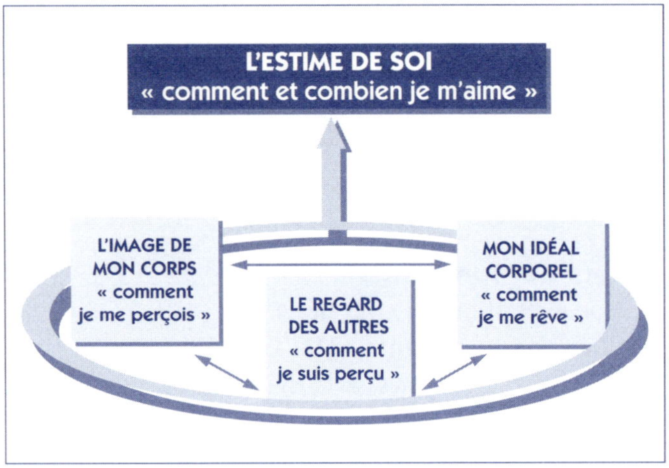

vêtements se rapprochent de plus en plus du corps, et la silhouette finit par se confondre avec le corps lui-même comme le montre l'utilisation des nouveaux textiles, tels que le Lycra, qui moulent le corps et lui collent véritablement à la peau. Si bien qu'aujourd'hui pour transformer sa silhouette, il n'est plus possible comme avant de changer simplement sa garde-robe. Il n'y a plus d'autres recours que d'agir sur son propre corps, comme le démontre l'émergence de toutes les techniques qui permettent de façonner le corps : la diététique, le jogging, la gym. Mais également des techniques plus sophistiquées, telle l'électro-stimulation, la mésothérapie, la cellulo-lipolyse ou même tout à fait radicales, comme la chirurgie esthétique, en ultime recours. Le corps lui-même est devenu l'objet de la mode.

La silhouette idéale est donc une notion dynamique qui évoluera selon les époques. Elle rassemble, comme nous le verrons, la notion objective de schéma corporel et la notion plus subjective d'image du corps. Être « bien dans sa peau », c'est donc être bien dans sa silhouette, en réduisant autant que possible l'écart entre le « corps tel qu'on le perçoit » et le « corps tel qu'on désirerait qu'il soit ». Pour y parvenir, il faudra agir sur deux pôles, le corps et le psychisme, afin que « l'être » s'accorde au « paraître ». Pour obtenir cet équilibre dont dépend l'estime de soi, ce que l'on appelle aussi l'amour-propre, un certain nombre de paramètres doivent s'harmoniser. Voici un schéma qui représente cette harmonie.

Le schéma corporel

Le schéma corporel est une notion neurophysiologique dont le fonctionnement est commun à tous les individus. Il s'agit d'une zone anatomique située sur le cortex cérébral et sur laquelle vient se projeter chaque partie du corps. Comme si le corps venait se dessiner sur le cerveau. C'est à la fois le lieu de réception de toutes nos sensations et le poste de commandes de tous nos muscles, donc de nos gestes et de nos postures. Il est indispensable pour agir, préparer une action et s'adapter physiquement aux situations. Il se développe essentiellement pendant les années de croissance et se fortifie grâce à la richesse des « expériences sensori-motrices ». Ainsi, l'enfant, en explorant son environnement, développera conjointement la maîtrise et la sensibilité de son corps.

Pour bien percevoir notre corps, nous devrons faire la synthèse d'un certain nombre d'informations externes et internes qui parviennent au schéma corporel.

• *Les informations externes*
La représentation externe, visuelle, du corps se nourrit à la fois de la vision directe que nous avons de certaines parties de notre corps, de son reflet dans le miroir, ou bien encore de représentations photographiques ou vidéo. Cette vision que nous avons de notre corps est parcellaire et très déformée. Car, en effet, nous ne voyons jamais notre corps dans sa globalité sinon à travers des images virtuelles (reflets, photos, vidéo). Si bien que la vision directe de notre corps est déformée car certaines parties, le dos, le visage, sont absentes de notre champ visuel tandis que d'autres sont hypertrophiées par la plongée du regard, le ventre, les hanches ou les cuisses. Et finalement toutes ces informations visuelles s'organisent pour aboutir à une représentation mentale des contours et de la forme du corps : la silhouette.

• *Les informations internes*
La représentation interne du corps se nourrit des différentes stimulations que le corps peut recevoir pour prendre conscience de la peau comme « enveloppe corporelle », des muscles comme « cuirasse corporelle », du squelette comme « charpente corporelle » et des organes internes comme « contenu corporel ». Ainsi, pour être bien dans sa peau, il est nécessaire de construire un schéma corporel qui comprenne à la fois un contenant et un contenu, une vision externe qui s'équilibre avec une vision interne.
Il est cependant possible que le schéma corporel fonctionne mal. Le patient deviendra maladroit, souffrant de troubles de la coordination ou de la latéralité (non-reconnaissance de la droite et de la gauche). Il rencontrera des difficultés à s'orienter dans l'espace ou à s'adapter à des situations et à des tâches inhabituelles : apprendre à conduire, apprendre une activité physique ou sportive, se repérer dans un nouvel appartement, changer de métier, etc. Tous ces changements ou tous ces apprentissages nécessitent une capacité d'adaptation liée à la qualité du schéma corporel. Nous avons tous un schéma corporel plus ou moins performant, qui dépendra de la quantité et de la variété des stimulations que nous offrirons à notre corps.
Ainsi, le sportif professionnel possède un schéma corporel très développé mais aussi très spécifique selon sa spécialité. Par exemple, un joueur de tennis n'aura pas les mêmes compétences qu'un gymnaste ou un nageur. Quant à M. et Mme Tout le monde, ils posséderont un schéma corporel en rapport avec leur activité quotidienne, qui, en moyenne, est constituée de 90 % d'actions automatiques ou réflexes et seulement de 10 % d'actions volontaires et conscientes. C'est grâce à ces 90 % d'actions involontaires que nous sommes capables de mener plusieurs actions en même temps. Comment, sinon, parvenir à discuter en marchant si l'on doit, simultanément, réfléchir à mettre un pied devant l'autre ? Les actions volontaires, bien que quantitativement beaucoup plus réduites, sont, quant à elles, absolument déterminantes et indispensables au bon déroulement des programmes d'actions automatiques.

Il est donc fondamental pour la qualité et l'efficacité du schéma corporel d'augmenter le plus possible le champ de nos actions conscientes. Plus la mobilité du corps est réduite, plus nos actions sont stéréotypées et plus notre schéma corporel s'affaiblit. La perception de notre corps s'effacera peu à peu de notre mémoire. En fait, le schéma corporel ne s'use que si l'on ne s'en sert pas. Au bout du compte, le corps se déprogramme peu à peu par manque de sollicitations, comme cela se produit quand le corps est gêné dans ses mouvements par une surcharge graisseuse. Certains mouvements deviennent alors difficiles voire impossibles à réaliser. Si la surcharge est très importante, ce sont même certaines parties du corps qui deviennent inaccessibles. Les mouvements problématiques seront évités et les parties hors d'atteinte ignorées puis oubliées. Le patient de moins en moins mobile dégrade progressivement son schéma corporel. À son tour, son schéma corporel appauvri l'incitera à bouger de moins en moins. La commande des muscles deviendra de moins en moins précise, l'acuité des sensations de plus en plus floue et c'est ainsi que la limitation des activités quotidiennes contribuera à installer profondément la prise de poids. En effet, le manque de stimulations affaiblit le muscle à tel point qu'un individu sédentaire aura perdu 40 % de sa force musculaire à 60 ans. Elle correspond, en réalité, à une diminution de la masse musculaire, qui, comme nous le savons, entraîne une réduction des dépenses énergétiques journalières.

Les prises de poids et les amaigrissements répétés déforment ou réduisent la perception du corps, entraînant un affaiblissement du sentiment d'identité corporel. Ne plus sentir son corps, le percevoir de façon irréaliste ou incomplète peut conduire à une véritable insécurité corporelle allant d'un simple manque de confiance en soi à de l'anxiété, voire de la crise d'angoisse. La personne obèse vit le plus souvent son corps comme un élément séparé de sa tête, comme en témoignait cruellement une patiente : « Cette chose immonde n'est pas mon corps, mon corps c'est ma tête. » La tête et le visage sont d'ailleurs les parties du corps qui bénéficient de la plus grande attention et de la plus grande coquetterie car elles identifient le patient. Le reste étant, en quelque sorte, absent ou inconnu et n'identifiant pas le patient. Mais rassurons-nous, car si ce tableau est pessimiste il n'est pas inéluctable et encore moins irréversible : cela dépend de notre capacité à remettre notre corps en action et à augmenter notre capacité à percevoir ce que nous ressentons.

Pour reprendre conscience de son corps, on comprend donc tout l'intérêt de l'activité physique, qui renforce la perception des muscles et des articulations, du massage, qui stimule la peau et augmente la conscience de l'enveloppe corporelle, de la relaxation, qui permet de mieux visualiser le corps dans sa forme et son contenu.

L'image du corps

La qualité du schéma corporel ne contribue pas seule à procurer cette sensation « d'être bien dans sa peau ». Le sportif professionnel, bien qu'entraîné, bien qu'ayant une perception de son corps plus nette que la plupart des sédentaires, n'est pas à l'abri de ce sentiment de « mal-être ». Le corps n'est pas qu'une machine à performances et ne se nourrit pas seulement d'actions mais également d'émotions, de fantasmes ou de rêves. Les émotions – la peur, la joie, la colère, la tristesse, etc. – influencent nos postures, le rythme de nos gestes et leur amplitude. Elles nous offrent ainsi une perception particulière de notre corps et nous font comprendre que ce corps est une machine sensible que nous ne contrôlons pas totalement. Nos rêves et nos fantasmes nous projettent dans des scénarios fantastiques dans lesquels notre corps n'est jamais absent et dont nous sommes les acteurs ou les observateurs. Nous pourrions même dire que nous pensons avec notre corps. C'est pour cette raison qu'il est important de distinguer une autre notion, complémentaire de celle de schéma corporel : l'image du corps. Prenons comme référence à cette distinction Françoise Dolto, qui écrit dans *L'Image inconsciente du corps* que si le schéma corporel fait référence à l'espèce, « l'image du corps, par contre, est propre à chacun : elle est liée au patient et à son histoire ».

L'image du corps est donc une notion personnelle, subjective, alors que le schéma corporel est, lui, une notion objective, testable, mesurable, correspondant à une réalité de compétences ou d'incompétences physiques. L'image du corps est propre à chacun, à son histoire, à ses expériences émotionnelles et sexuelles, elle est ainsi constitutive de la personnalité. L'image du corps est donc une image subjective qui contient toute la mémoire émotionnelle du corps, et qui s'enrichit ou s'appauvrit avec le temps.

Si le schéma corporel est atteint, certaines actions concrètes deviendront difficiles voire impossibles à réaliser. Si l'image du corps est appauvrie c'est la vie relationnelle qui est atteinte. Projets, envies, désirs, aspirations et fantasmes sont étouffés. En effet, toute projection dans le futur utilise le corps comme référence, c'est-à-dire que si l'image de notre corps nous est insupportable nous ne pouvons plus nous projeter dans l'avenir, le champ de nos projets se restreint. Cette situation conduit à une perte de l'estime de soi qui peut aller jusqu'à la dépression. En outre, Françoise Dolto constate que ces deux notions peuvent évoluer de façon dysharmonieuse : « un schéma corporel infirme » et « une image du corps saine » peuvent coexister chez une même personne. On peut ainsi concevoir qu'un individu « maladroit », qui souffre d'un schéma corporel défaillant, n'éprouve aucune difficulté à accepter son image du corps. À l'inverse, « Un être humain peut n'avoir pas structuré son image du corps au cours du développement de son schéma corporel. » Reprenons l'exemple du sportif de haut niveau, qui a un schéma corporel très développé. Rien ne l'empêchera de ne pas aimer son corps et de subir des frustrations sur le plan affectif ou sexuel.

Et une personne non sportive et présentant un excès de poids pourra très bien s'accepter telle qu'elle est et vivre des expériences émotionnelles ou sexuelles positives. Alors que la reconstruction du schéma corporel répond à un travail corporel et perceptif, la restauration de l'image du corps répond à un travail corporel associé à l'expression verbale pour restituer au corps sa fonction d'échanges et de relations avec les autres. Françoise Dolto institue l'image du corps comme fondement de toute communication, y compris verbale : « C'est grâce à notre image du corps, portée par notre schéma corporel, que nous pouvons rentrer en communication avec autrui. »

Parler de son corps, de ses sensations, de ses impressions, de ses douleurs et de ses plaisirs est donc un élément clé pour stimuler et réorganiser l'image du corps.

Mais il arrive que l'image du corps soit prise dans le moule d'une image idéale de son corps imposée par les critères esthétiques de la mode. Nous parlerons alors d'idéal corporel. Dans ce cas, l'image du corps perd de sa substance, de son originalité, elle se rigidifie dans un modèle d'esthétique corporelle standardisé. Nous pourrions dire que le corps réel entre en conflit avec le corps rêvé quand l'idéal corporel devient irréaliste ou inaccessible. Ce conflit porte alors atteinte à l'estime de soi. Ainsi, « plus je veux être mince plus je me sens grosse », plus l'écart entre « comment je me perçois » et « comment je me rêve » s'accroît, et plus le sentiment de dévalorisation augmente.

• *Le regard des autres*

Le regard des autres peut être valorisant ou dévalorisant car il renvoie notre propre image tel un miroir. Les femmes, et de plus en plus les hommes, doivent plaire, satisfaire à des exigences esthétiques et risquent de n'exister qu'à travers le regard d'autrui. Ils peuvent s'y perdre tel Narcisse qui se noya parce qu'il était fasciné par son reflet dans l'eau.

Si le regard des autres constitue l'unique source de valorisation personnelle, la personnalité s'en trouvera fragilisée, ce qui peut entraîner une perte de contrôle émotionnel pouvant aller jusqu'à la dépression. Dans ce contexte, le regard des autres, réel ou supposé, est suffisamment intériorisé pour qu'il finisse par se confondre avec le regard que l'on a vis-à-vis de soi-même. Pour éviter cela, il sera nécessaire de développer la conscience et la maîtrise du corps dans le dessein de restaurer sa valeur expressive, donc sa valeur d'échanges et de communication.

L'estime de soi

Estime de soi, amour-propre, narcissisme sont des termes positifs à ne pas confondre avec égoïsme, égocentrisme ou individualisme. Le narcissisme représente l'énergie indispensable à chacun pour affronter le quotidien et mener une vie de qualité. Et pourtant le narcissisme est une notion communément utilisée de façon négative pour identifier des personnes imbues d'elles-mêmes, prétentieuses, voire mégalomanes. À l'origine, le mythe de Narcisse véhicule la définition courante selon laquelle le narcissisme est « l'amour porté à soi-même », un amour autodestructeur si l'on en croit la légende. En fait, en référence à la psychologie, c'est une notion extrêmement positive dont dépend la solidité de la personnalité. En vérité, les personnes dites narcissiques seraient davantage en proie à un défaut de narcissisme qu'à un excès.

L'estime de soi peut être comprise comme la forme de la valorisation de la personne. Elle puise ses origines à différentes sources. L'apparence, le paraître, en est une. L'intériorité, l'être, en est une autre. Entre les deux, un équilibre s'établit. Ainsi, un manque d'assurance pourra se compenser par une apparence qui nous fera briller dans le regard de l'autre. Tandis qu'une forte intériorité permettra de se désinvestir du paraître. Or, nous vivons actuellement une période d'effritement des grands systèmes de pensées. Les idéologies, les religions, la famille, les valeurs morales et spirituelles subissent un terrible bouleversement. L'individu, dépourvu de ses anciens repères, est obligé de s'en créer de nouveaux pour entretenir son sentiment d'exister. C'est cette recherche permanente du sentiment d'exister qui conduirait à recourir au narcissisme comme moyen de défense. La perte des

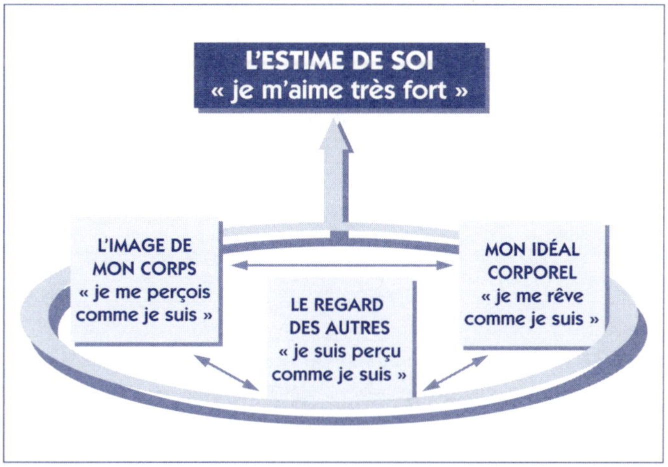

repères sociaux conduit l'individu à trouver en lui-même ses repères. Cela ne se fait qu'au prix d'une certaine fragilité du moi qui ne peut se compenser que par un surinvestissement du corps et des apparences. Ce corps qui nous valorise dès lors qu'il se trouve mince et musclé. Ne pouvant avoir la certitude d'être estimé pour sa richesse intérieure, l'individu s'attache à la certitude d'être apprécié pour ses qualités apparentes. Ainsi plus l'être est fragile plus le paraître se doit de compenser cette carence et de se substituer à lui pour maintenir l'estime de soi.

Dans la figure ci-dessus, les doubles flèches établissent des correspondances entre l'image du corps, l'idéal corporel et le regard des autres. Plus ceux-ci sont proches et tendent à se superposer, moins il y a de souffrance psychique vis-à-vis de son corps, le patient s'aime. Il s'aime comme il se perçoit et comme il est perçu. Il en retire une forte estime de lui-même.

En revanche, plus ils sont éloignés, plus il est difficile au patient de s'aimer.

Une personne peut être objectivement mince, être vue mince par son entourage et malgré cela se trouver grosse. Malgré tous les signes qui pourront la contredire, elle ne s'aimera pas.

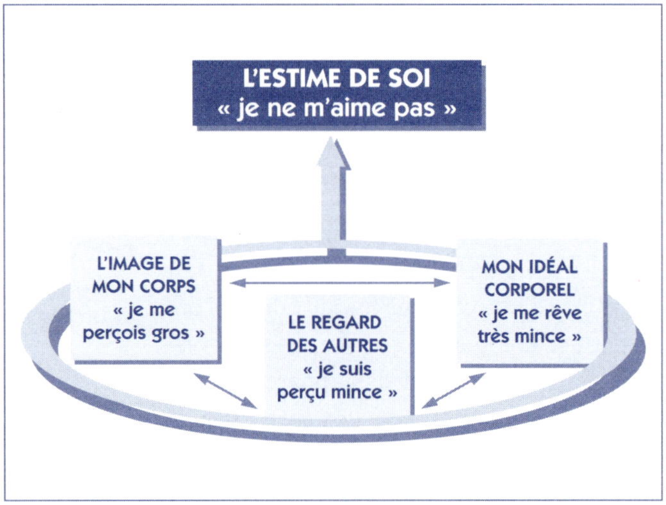

De même, un individu peut se percevoir gros, être perçu comme l'étant par son entourage et se rêver mince. Ce qui semble être le cas chez la plupart de ceux qui veulent maigrir. Plus l'écart entre « je me trouve gros » et « je me rêve mince » est important, plus le désir de perdre du poids s'accentue et moins le patient conserve d'estime de lui-même. Surtout si, par ailleurs, il accumule les échecs des régimes qui ne font que renforcer son sentiment de faiblesse et ainsi aggraver ses blessures d'amour-propre.

Il est également possible d'envisager une situation où le patient se trouve gros, est considéré comme un gros et se rêve comme il est. C'est de nos jours, il faut bien le reconnaître, un cas de figure assez peu courant, mais parfaitement concevable et pas si absurde, pour peu qu'il s'agisse d'un surpoids modéré.

Ainsi nous voyons que le manque d'estime de soi est l'une des principales motivations de la perte de poids, voire, peut-être, la plus importante. Pour revaloriser l'individu à ses propres yeux, il est naturellement possible d'entreprendre un travail destiné à renforcer son intériorité, et ainsi augmenter sa confiance en lui et lui faire prendre conscience de la richesse qu'il porte en lui.

Il est également possible d'agir en réduisant l'écart entre son image du corps et son idéal corporel. Pour y parvenir, le choix le plus répandu consiste à essayer de transformer son corps, et par conséquent son image du corps, pour la rendre plus conforme à ses exigences. L'individu recourra pour cela aux régimes, à l'activité physique, à la cosmétologie, voire à la chirurgie esthétique. Pourtant il ne faut pas qu'il se leurre, si ses exigences sont inaccessibles, tous ces moyens resteront insuffisants et insatisfaisants. Le seul moyen de raccourcir la distance entre son image et son idéal corporel sera alors de déplacer son idéal corporel afin qu'il puisse l'atteindre plus facilement.

Voilà donc la fonction psychologique de l'activité physique. D'une part, elle réconcilie l'individu avec son apparence corporelle en la rapprochant de sa forme idéale, d'autre part, elle permet de relativiser cet idéal afin de le rendre plus accessible.

Comment les activités physiques transforment-elles le corps ?

• *En agissant sur le poids*

Nous avons vu que la réduction des activités physiques pouvait être considérée comme l'un des facteurs de la prise de poids. Elle traduit une évolution de nos civilisations et elle est naturelle avec l'avancée en âge des individus. Si bouger moins entraîne une augmentation du poids, on peut se demander si bouger plus permettra d'en perdre. De ce point de vue, il faut signaler que le sport ne résume pas l'activité physique. Et si nos aïeux dépensaient plus d'énergie que nous ce n'est certainement pas parce qu'ils jouaient au tennis plus souvent que nous. Nous avons, par rapport à eux, tout simplement réduit nos activités physiques quotidiennes.

Certaines personnes pratiquent quotidiennement des activités physiques importantes dans leur cadre professionnel : les agriculteurs, les déménageurs, les travailleurs du bâtiment, les danseurs professionnels, les artistes de cirque, les sportifs professionnels… Leur métier les amène à pratiquer chaque jour plusieurs heures d'activité physique intense. La masse graisseuse de ces catégories de travailleurs est, en moyenne, toujours inférieure à celle des catégories sédentaires. Elle démontre, sans aucun doute, que l'activité physique pratiquée quotidiennement et intensément empêche de grossir et permet de maigrir.

Le sport, lui, sauf si l'on est un sportif de haut niveau, ne se pratique ni quotidiennement ni aussi longtemps. On peut donc se demander si introduire une activité sportive intermittente dans la vie d'un sédentaire lui permettra de perdre du poids. Nous avons déjà évoqué le sujet et montré que l'activité physique seule ne permettait pas de perdre une grande quantité de poids. En revanche, un régime accompagné d'une activité physique permet de maigrir plus, et, surtout, le poids a plus de chance de se maintenir longtemps. On maigrit donc plus et on se stabilise mieux dès lors que l'on bouge davantage.

LE SPORT ET LE RÉGIME

Il faut cependant encore faire quelques remarques.

- Les bénéfices de l'activité physique n'apparaissent qu'après trois à quatre mois de pratique régulière.
- La perte de poids peut s'en trouver ralentie au début. Car l'augmentation de la masse musculaire peut compenser la diminution de la masse graisseuse. Il peut donc en résulter un bilan nul sur la balance pendant plusieurs semaines.
- Les bénéfices de l'activité physique se dissipent si l'on s'interrompt trop longtemps.

• *En agissant sur la silhouette*

L'activité physique n'agit pas seulement sur le poids mais également sur la silhouette. En substituant de la masse maigre à de la masse grasse, le corps change d'allure et d'aspect. La silhouette se transforme et se redresse. Elle devient plus énergique, plus posturée. Les tissus se raffermissent tandis que les muscles se dessinent et affleurent sous la peau. Les infiltrations d'eau et de graisse qui pénètrent les tissus s'amenuisent et laissent ainsi se dessiner un corps plus moulé. Un corps même légèrement enrobé mais d'allure plus sportive est plus facile à assumer. Surtout, il s'impose davantage à la conscience et contribue à restaurer l'estime de soi.

Quelles activités physiques choisir ?

Pour perdre du poids et ainsi améliorer son image du corps, quelle activité physique faut-il pratiquer ? Classiquement, on recommande des activités qui consomment de l'énergie et stimulent les processus de lipolyse. Les activités d'endurance et celles qui augmentent la force musculaire sont donc conseillées en toute logique énergétique. Mais nous savons bien que, pour beaucoup de gros et de personnes complexées, elles présentent un ensemble de difficultés tant sur le plan physiologique que psychologique. Abandonnons alors le raisonnement énergétique classique [1] et abordons l'activité physique par une approche globale : physiologique, psychologique et sociologique. Quels sont alors les critères qui permettront de choisir une activité physique quand le désir de « bouger » est là ?

La variété

Une activité physique variée renforce le schéma corporel par la richesse des sollicitations psychomotrices et développe des qualités telles que la coordination, l'équilibre et le contrôle musculaire. La variété combat la routine, source de démotivation, mais doit conserver le développement équilibré des quatre qualités physiques fondamentales : l'endurance, la force, la souplesse et la relaxation. Sur le temps global consacré à un programme d'activités, la proportion de chaque qualité se définit ainsi :

Endurance	40 %
Force	30 %
Souplesse	20 %
Relaxation	10 %

(voir figure page 189)

Si l'on consacre 3 heures par semaine à son entraînement physique, on aura à peu près ces proportions.

- Endurance .... 1 heure 10
  (par ex. : jogging ou marche rapide)
- Force .... 50 minutes
  (par ex. : musculation)
- Souplesse .... 40 minutes
  (par ex. : stretching)
- Relaxation .... 20 minutes
  (par ex. : sophrologie)

La conscience du corps

Une activité physique consciente construit pas à pas la perception du corps par les qualités d'écoute et de concentration que le patient développe vis-à-vis de son corps. Sentir son corps permet de mieux le comprendre, mieux l'accepter, mieux le contrôler : c'est

1. La physiologie de l'effort et le rôle des différentes sortes d'activités physiques sont développés dans les annexes.

valoriser « l'être » et relativiser le « paraître ». Être à l'écoute de son corps, c'est prendre conscience de son existence et accorder moins d'importance aux apparences. L'idéal corporel se redéfinit en terme d'actions et de sensations et non plus comme une silhouette creuse. Aussi, il faut davantage insister sur la qualité des exercices proposés que sur leur quantité. Savoir « posturer » son corps, savoir respirer, savoir contracter, relâcher ou étirer un muscle, voici les conditions pour changer et réactiver son corps. À ce sujet, Hilde Bruch[1], éminente spécialiste de l'obésité, écrit : « J'ai l'impression que ce qui amène à transformer une apparence, ce n'est pas tant des dépenses croissantes d'énergie, mais une attention croissante à son corps et à ses fonctions. Les programmes de gymnastique individuelle accentueront l'attention portée à la tension musculaire, et certaines autres sensations corporelles peuvent produire un meilleur résultat qu'une activité violente. » Hilde Bruch met donc davantage l'accent sur des activités physiques qui développent la perception du corps et le schéma corporel que sur des activités physiques ou sportives dépensières d'énergie.

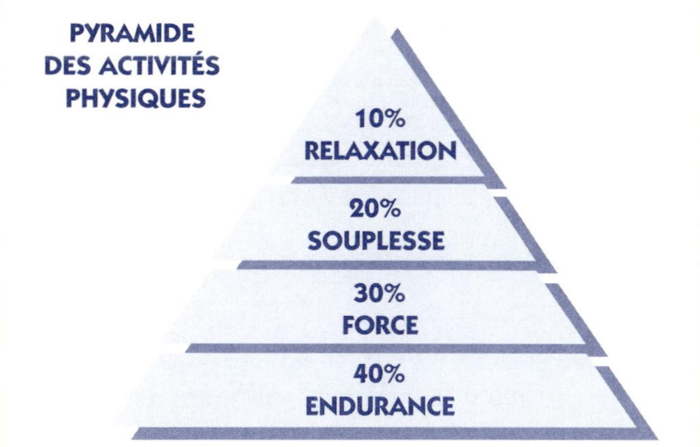

En pourcentage du temps consacré à l'activité physique

La régularité

Une activité physique régulière est indispensable à tout entraînement et à tout changement physique. La répétition des séquences d'exercices est un élément clé de la réussite. S'accorder du temps est donc l'un des préalables de tout programme efficace.

La planification des séances permet d'aller au bout de son engagement. Il ne faut pas attendre d'avoir le temps sinon aucune action ne se déclenche. La mise en place d'objectifs et de mini-objectifs personnels permet de maintenir la motivation et donc la régularité des séances. Si à chaque séance on décide de faire plus et mieux telle action, il est question de mini-objectif. Si l'on prend date dans un mois, six mois ou un an, pour réaliser l'exploit de ses rêves (l'ascension du mont Blanc, apprendre la planche à voile, faire vingt kilomètres à pied, etc.), il est question d'objectif.

La convivialité

Une activité physique partagée garantit la motivation individuelle. Lors d'une reprise d'activité, il est nécessaire de trouver les bons repères, de découvrir ses capacités et ses limites. Pour ces raisons, il est préférable,

1. Hilde Bruch, *Les Yeux et le ventre*, 1984.

Ainsi le corps ne s'affirme-t-il pas seulement par sa forme, son poids, mais aussi par son caractère sensible et sa dimension émotionnelle. En résumé, il vaut mieux trouver un cours de gym où l'on échange des mots, des sensations, des émotions, plutôt qu'un cours où l'on n'échange que des regards évaluateurs et inquisiteurs.

dans un premier temps, d'avoir recours à quelques séances individuelles avec un spécialiste qualifié pour comprendre et partager les premières sensations et réveiller le désir de bouger. Ensuite, la participation à des séances collectives permettra de bénéficier de l'énergie d'un groupe, dans lequel la convivialité permettra d'accepter la sollicitation physique, élément indispensable à toute progression. Retenons surtout l'importance des réactions verbales, des échanges d'impressions qui surgissent avant, pendant ou après une séance d'activité physique. Ce point est fondamental car c'est aussi en parlant de son corps qu'on le fait exister pour soi-même et pour autrui. La parole permet en quelque sorte de passer à un niveau de conscience supérieur et par conséquent elle réorganise et renforce le schéma corporel.

Au bout du compte, une activité physique consciente, variée, régulière et partagée réunit les quatre critères qui conditionnent le plaisir de bouger, sans lequel aucune activité ne peut s'inscrire dans la durée. Dans cette approche, il n'existe pas de bonne ou de mauvaise activité physique, comme il n'existe pas de bons ou de mauvais aliments. Tout est une question de dosage, d'équilibre, de goût et de plaisir.

MON RÉGIME, LES AUTRES, ET MOI

Nous voilà bien au cœur de notre sujet. Nous savons que si les régimes amaigrissants ne fonctionnent pas, c'est qu'ils sont abandonnés. Et s'ils sont abandonnés, c'est tout simplement qu'ils ne sont pas faisables. En tout cas pas assez longtemps. Et de ce point de vue, tous les régimes sont identiques, les plus sérieux et les plus farfelus. Nous essaierons de comprendre pourquoi les régimes sont impuissants à atteindre leurs objectifs – à la fois la perte du poids et sa stabilisation – et de proposer une approche qui permettrait d'optimiser nos efforts. C'est une tentative difficile et nécessairement imparfaite. Mais il s'agit d'ouvrir une voie jusque-là inexplorée, qui, je l'espère, pourra s'enrichir, à l'avenir, des réflexions et de l'expérience d'autres médecins et chercheurs.

1 Un régime c'est pour la vie

À la question : « Combien de temps un régime doit-il durer ? » la plupart des patients savent aujourd'hui qu'il faut répondre « longtemps ». Quand on leur demande de préciser cette durée, les réponses varient de plusieurs semaines à plusieurs mois, parfois quelques années. Rares sont ceux qui répondent « toujours ».

L'honnêteté veut qu'on le dise d'emblée au candidat à l'amaigrissement : le régime a une durée infinie.

Une fois commencé, il ne s'interrompt jamais. C'est une perspective qui, pour certains, se révèle douloureuse à réaliser et qui est parfaitement inconcevable pour d'autres. L'idée qu'ils se font de leur régime ne leur permet pas de le projeter dans leur avenir et d'imaginer qu'ils devront s'imposer cette contrainte indéfiniment. Le régime qu'ils imaginent n'est que frustration, ils en ont une vision redoutable qu'ils ne peuvent que rejeter.

Lors des premiers entretiens, avant toute prescription, nous interrogeons les patients sur la conception qu'ils se font de leur régime futur. Voici les réponses que nous recueillons.

Que pensez-vous de l'influence du régime :

1. *Sur votre état général*
   C'est fatigant
2. *Sur vos sensations de faim*
   On a faim
3. *Sur le plaisir*
   Ce n'est pas bon
   C'est frustrant
4. *Sur la convivialité et la vie sociale*
   On doit faire deux cuisines
   On mange à part
   On ne doit plus sortir
   Ça prend du temps
   C'est compliqué
5. *Sur votre humeur*
   C'est angoissant
   C'est déprimant
   On craque tout le temps
6. *Sur la durée*
   On ne peut pas le tenir

Dès lors, on comprend le peu d'empressement que mettent certains à venir consulter. Un grand nombre de patients, avant le premier rendez-vous, s'offrent le dernier bon repas, la dernière pâtisserie, le dernier chocolat. Un peu comme on enterre sa vie de garçon ou de jeune fille. « J'en ai profité avant de venir parce que je savais que vous alliez tout m'enlever. » La vision même de ce qui les attend devient le premier obstacle à surmonter et la cause probable de l'échec à venir. Un travail très patient devra être entrepris pour transformer leur conception du régime.

Nous avons vu qu'il n'y a pas deux régimes, l'un pour maigrir, l'autre pour se stabiliser. C'est le même régime qui permet de perdre du poids puis de le stabiliser. Par conséquent, inutile de songer à maigrir avec des moyens que l'on ne pourra pas conserver. Il doit être évident pour tous que si les moyens utilisés sont abandonnés le poids reviendra à son niveau antérieur ou au-delà. Les moyens pour perdre du poids sont envisagés dans leur sens le plus large. Il peut s'agir d'aménagements diététiques, de l'utilisation de médicaments, de la pratique d'une activité physique, de la modification du comportement social, du recours excessif à la volonté… Autant dire qu'il vaudra mieux réfléchir, et deux fois plutôt qu'une, à la manière dont on s'y prendra. L'objet des consultations sera de retenir les moyens les plus adaptés à chacun, ceux que l'on sera capable de conserver et qui pourront transformer la vision du régime, afin que la projection de ce dernier dans le futur du patient devienne enfin une perspective supportable.

D'emblée, le régime doit paraître faisable. Ou, tout au moins, doit-il rapidement le devenir. « Le meilleur régime est celui que le patient pourra faire. » Il devra toujours être à la mesure des capacités du patient à réduire et à équilibrer son alimentation. Il est possible qu'au premier abord ces dernières se révèlent extrêmement faibles et que les possibilités de contrôle ne permettent pas d'obtenir, tout de suite, une perte de poids satisfaisante. Mais rien n'empêche, en revanche, d'entreprendre un travail qui, par étapes successives, augmentera ces capacités.

Pour qu'il soit envisageable de conserver définitivement une ligne de conduite alimentaire, il faudra s'attacher à transformer la vision bipolaire de l'alimentation en une autre, plus nuancée. Il faudra cesser de penser qu'il est interdit de manger certains aliments. Comment, en effet, imaginer un régime qui ne peut durer qu'au prix du renoncement aux aliments que l'on préfère ? Il faudra modifier le contenu de son assiette sans pour autant renoncer aux aspects indispensables de sa vie sociale ou au caractère hédonique de la nourriture. Il faudra démontrer qu'une cuisine moins riche est réellement tout aussi bonne qu'une cuisine plus lourde. Il s'agit là d'une démonstration et non d'un acte de foi. Éventuellement, il faudra prendre en compte la présence de troubles du comportement alimentaire qui ne sont pas apparus avec la pratique du régime mais qui étaient antérieurs à la prise de poids et responsables de celle-ci.

En fin de compte, changer sa manière de manger, c'est surtout changer sa manière de penser la nourriture. Et pour concevoir un système qui puisse durer, il faut que ces pensées soient supportables.

Préciser les objectifs

Entre le patient et le médecin un accord doit être trouvé sur les objectifs de travail. Le plus souvent la demande sera formulée dans ces termes.

LES OBJECTIFS DE MINCEUR

- « Je veux maigrir. »
- « Je veux perdre x kilos. »
- « Je veux faire un régime, mais je ne veux plus regrossir. »
- « J'en ai assez de faire des régimes, je veux apprendre à manger normalement. »

Au risque de déplaire et de décevoir, l'objectif d'une prise en charge nutritionnelle n'est pas de perdre un nombre de kilos déterminé. Les demandes formulées en ces termes sont presque toujours vouées à l'échec et doivent être reformulées, comme nous le développerons, en fonction du principe de réalité. C'est l'application de ce principe qui établira le poids à atteindre. Le nutritionniste contribuera essentiellement, voire exclusivement, à mettre en place un comportement alimentaire dont on peut seulement souhaiter, sans en avoir l'absolue certitude, qu'il fera perdre du poids.

En vérité, son objectif est double :
1. Déterminer, avec le patient, l'alimentation qu'il lui sera possible de maintenir à long terme.
2. Libérer le patient de son régime.

PERDRE *du poids*

Pourquoi faire un régime amaigrissant, direz-vous, si ce n'est pour perdre du poids ? C'est tellement évident que la question même est incongrue.

Tout le monde peut-il maigrir ?

C'est sans doute un mythe qu'il faut s'employer à détruire. Une utopie dévastatrice qui fait que chacun peut continuer à rêver à l'inaccessible. Tous les nutritionnistes le savent, il arrive toujours un moment dans le régime où le patient ne peut plus perdre de poids. Il atteint un seuil qu'il ne peut franchir malgré des efforts constants et même supplémentaires. À ce stade de la perte de poids, même la diète protidique, régime sévère s'il en est, ne fait plus perdre de poids ou alors très peu. La survenue de ce seuil est difficile à prévoir, elle est fonction des capacités de chaque organisme à réduire ses dépenses, et peut surgir quel que soit le poids des patients, parfois, même lorsqu'il reste encore un surpoids important, voire très important. Le corps résiste et se protège contre un événement qu'il considère comme une agression. Ce phénomène n'est pas caractéristique des obèses et se retrouve chez les individus de poids « normal ». L'idée qu'il suffise de s'arrêter de manger pour maigrir autant qu'on le veut, appuyée, comme on l'entend tous les jours, sur l'argument selon lequel il n'y avait pas de gros à Dachau est tout simplement une stupidité qui revient à confondre un camp de concentration avec une cure de thalassothérapie, un capo avec une diététicienne.

Il semble, en réalité, que le corps soit, en quelque sorte, programmé pour se protéger. En période de restriction, il réduit spontanément ses besoins. C'est un phénomène essentiel qui a permis la survie de l'espèce humaine depuis la nuit des temps. Grâce à lui, les hommes et les femmes ont pu survivre, et survivent encore, dans plusieurs régions du monde, à de longues périodes de famine au cours desquelles les pénuries de nourriture entraînaient des amaigrissements heureusement ralentis par la résistance du corps. Sans ces processus, une privation prolongée de nourriture, volontaire ou non, provoque une perte de poids constante aussi longtemps que dure la restriction, et suffisamment prolongée elle devient fatale. Ce phénomène, très utile tout au cours de l'histoire de l'humanité, pose aujourd'hui un problème à ceux qui souhaitent maigrir. Il n'est plus rare, actuellement, de voir des obèses en état de restriction alimentaire ne pas pouvoir maigrir davantage. Le seuil au-dessous duquel ils ne peuvent maigrir semble alors être élevé. Il n'est pas exclu que l'élévation de ce seuil soit en rapport avec la répétition des régimes qu'ont pratiqués ces personnes dans leurs efforts réitérés pour perdre du poids. Donc, en se privant de manger, on finirait par atteindre un seuil au-dessous duquel il devient extrêmement difficile et peu raisonnable de maigrir. Malheureusement, ce seuil peut parfois être assez éloigné du poids que l'on souhaitait atteindre !

Dans le cas de patients qui se restreignent beaucoup, qui gardent malgré tout un surpoids et ne répondent plus au régime, l'objectif de la prise en charge peut devenir d'empêcher le poids d'augmenter davantage. Car ces personnes qui vivent un état de restriction continuelle s'exposent, comme on l'a vu, à l'apparition répétée de compulsions de régime qui, à la longue, conduisent le poids à s'élever progressivement malgré tous les efforts pour s'y opposer. Dans de tels cas, restaurer un rapport plus serein avec les aliments permettra, peut-être, de maigrir durablement, mais surtout de stopper l'ascension irrésistible du poids. Ce qui constitue un objectif plus qu'honorable chez les personnes qui se trouvent dans une véritable impasse alimentaire.

Cesser de manger avec l'aide d'un médecin

Pour maigrir en faisant des régimes sévères qui consistent à manger le moins possible, les patients ont découvert depuis longtemps qu'ils n'avaient nul besoin de consulter leur médecin. Chacun peut y parvenir seul. Il suffit pour cela de s'arrêter de manger. Et encore perdra-t-on moins de poids qu'on ne le pense. Comme il n'est pas si facile de ne plus manger et que l'union fait la force, certains trouveront utile de s'allier à un médecin pour y parvenir. Il est navrant de constater que certains praticiens sont encore convaincus de devoir remplir cette fonction, au point de déployer les moyens les plus insensés. Dans *The Lancet*, la plus célèbre revue médicale internationale, on pouvait lire, en 1992, sous le titre « Le traitement de l'obésité » : « Lorsque les conseils habituels échouent, la meilleure solution consiste à mettre en place des obstacles physiques à l'ingestion d'aliments et à recourir par exemple à la ligature des mâchoires ou à la dérivation gastrique. » Pour beaucoup d'entre nous, maigrir consiste à trouver le moyen de ne plus manger. En Suisse, au Maroc, en Grande-Bretagne, certains établissements d'amaigrissement très chics vendent, jusqu'à 50 000 francs, des cures d'une semaine qui consistent tout simplement à jeûner sous surveillance médicale.

On peut aisément concevoir qu'il n'y a rien de plus facile et gratifiant pour les deux parties, médecin et patient, que de rentrer dans ce jeu sado-maso. Où le patient supplie le médecin de l'aider à « tenir son régime » et où le médecin savoure la toute-puissance dont il est investi. Il suffira de quelques mesures diététiques bien frappées, d'un peu d'autorité présentée avec le sourire, et le tour est joué. Le patient maigrit. Mais pour ne pas regrossir, que l'on ne compte plus sur le médecin. Son travail est fini. Il a fait maigrir, il n'est pas chargé du service après-vente. En vérité, le médecin sera tout aussi impuissant à vous empêcher de regrossir qu'il l'aura été à prévoir le nombre de kilos perdus.

STABILISER SON POIDS : *stabiliser son comportement alimentaire*

Il s'agit bien de l'objectif ultime. L'objet de toutes les promesses. Mais qui malheureusement sont bien rarement tenues. Les médias ne s'y sont pas trompés, qui sont en train d'abandonner les slogans auxquels plus personne ne croit : « Perdez 5 kilos avant l'été », mais qui nous resservent les même régimes avec de nouveaux slogans : « Maigrir sans jamais regrossir ». C'est aujourd'hui le nouveau credo.

Maintenir un poids raisonnable

Maigrir et regrossir ne conduisent, en fin de compte, qu'à prendre avec les années de plus en plus de poids, à perdre confiance en soi et à accumuler de plus en plus de difficultés à contrôler son alimentation. Par conséquent, un poids stable apparaît des plus souhaitables. Aussi, l'objectif de la stabilisation ne doit plus être, comme on le voit si souvent, de déterminer le poids le plus bas que l'on est capable d'atteindre. Mais le poids le plus bas que l'on est capable de maintenir. Entre ces deux poids, il existe un écart. Naturellement, le poids de stabilisation sera toujours supérieur au poids minimal que l'on pourra atteindre. On a montré que ce poids minimal pouvait, déjà lui-même, être plus élevé que le poids que l'on souhaitait atteindre. A fortiori, le poids de stabilisation sera encore plus élevé. Cet écart entre le poids de stabilisation et le poids souhaité peut être vécu de façon dramatique, mais ne doit pas conduire à revenir à des régimes sévères et rigides que l'on ne saura maintenir. Car passer en dessous du poids de stabilisation entraînera toujours une reprise du poids inutilement perdu. La difficulté d'assumer un poids que l'on n'accepte pas ne pourra, dans ce cas, être résolue par des manœuvres diététiques. Si la pensée de devoir vivre avec un corps « gros » est à ce point intolérable, il faudra engager un travail d'acceptation de soi avec un spécialiste.

Le moment où le médecin commence à comprendre que le patient ne maigrit plus parce qu'il a atteint son poids de stabilisation est certainement l'étape la plus difficile de la consultation. C'est là qu'il faut réunir son courage et toute sa diplomatie pour dire : « Je crains fort que vous ne puissiez maigrir davantage sans compromettre votre stabilisation. » Certains patients admettent volontiers que des efforts supplémentaires les entraîneraient dans des voies déraisonnables. D'autres refusent catégoriquement d'admettre une réalité douloureuse. « J'y suis déjà arrivé une fois, je ne vois pas pourquoi je ne pourrais pas le refaire. » Ou bien, « Je pesais moins il y a cinq ans, pourquoi ne pourrais-je pas revenir à ce poids ? » Les premiers oublient de dire combien de temps ils ont pu maintenir ce poids et à quel prix. Généralement peu de temps et au prix d'un régime qu'ils n'ont pu supporter que pendant la période d'amaigrissement. Les seconds oublient qu'au cours de ces quelques années, certains événements ont pu se produire, qui ont modifié leur métabolisme. Ce n'est pas parce qu'on a pu, un jour, atteindre un poids, qu'il sera de nouveau possible de l'atteindre quelques années plus tard.

Mme S., veuve de 65 ans, 160 cm et 55 kg, a maintenu son poids pendant des années en se privant de manger avec une remarquable persévérance pour conserver 50 kg. C'était une femme de très belle allure, qui répétait sans cesse : « Ma ligne est ce qu'il y a de plus important pour moi. » Quand, passé la soixantaine et malgré la surveillance de son alimentation, elle s'est vu grossir, elle a aussitôt durci son régime. Yaourt à 0 % au petit déjeuner, poisson et légumes au déjeuner, potage et yaourt au dîner. Tout cela durant deux ans et sans aucun résultat. Ne mangeant presque plus, et ne maigrissant pas, elle se trouvait au fond de l'impasse. Une alimentation raisonnable, beaucoup plus diversifiée que ce qu'elle mangeait jusque-là, mais pourtant encore assez restreinte, lui a rapidement fait perdre 2 kg. Ne s'autorisant auparavant qu'une sortie au restaurant par semaine en tête-à-tête avec son fils – sole grillée et légumes vapeur –, elle a pu retrouver une vie sociale à laquelle elle avait renoncé. Puis plus rien, plus de perte de poids. Manifestement, revenir à un régime plus sévère n'aurait fait que la replonger dans l'impasse d'où elle sortait. Néanmoins, Mme S. n'a jamais voulu accepter ce résultat. « Il faut absolument que vous trouviez le moyen de me faire maigrir. » Le seul moyen aurait été de lui imposer une diète sévère, que d'ailleurs elle réclamait de ses vœux, et qui lui aurait sans doute fait perdre un ou deux kilos supplémentaires. Mais qu'elle n'aurait jamais pu conserver à l'arrêt de la diète et qui aurait présenté le risque d'un rebond pondéral. Par ailleurs, elle aurait été en droit de dire : « Maintenant que vous m'avez fait maigrir, débrouillez-vous pour que je ne regrossisse pas. » Ce qui aurait été bien difficile à réaliser.

Accepter d'entrer dans ce jeu, c'est faire du clientélisme. C'est satisfaire sa patiente sans se préoccuper le moins du monde des conséquences à moyen terme du traitement. Ce n'est plus une conception déontologique de la médecine. Mme S. est partie en colère et ne reviendra sans doute plus me voir. J'ai pourtant, et malgré tout, le sentiment de ne pas lui avoir rendu un mauvais service.

Maintenir un comportement raisonnable

En définitive, en dehors de tout problème médical, d'une réduction des dépenses énergétiques liée à l'âge ou à un handicap, la stabilité du poids ne dépend que de la stabilité du comportement alimentaire. Comment, en effet, envisager un poids qui se maintienne si, sans cesse, le comportement alterne entre des régimes sévères et des périodes compulsives. Le travail de stabilisation se fait par la recherche d'un comportement alimentaire que l'on pourra maintenir indéfiniment. Il s'agit moins là d'assimiler de nouvelles informations diététiques que de vivre sereinement avec son alimentation.

Certains patients viennent consulter après avoir maigri et demandent un programme de stabilisation. Mais, nous le savons, ce programme n'existe pas. Le plus souvent, il s'agit de patients qui se restreignent beaucoup, qui viennent de suivre un régime et se trouvent dans l'impossibilité de remanger « normalement » sans reprendre du poids. Ils sont, en fait, passés en dessous de leur poids de stabilisation et ne pourront maintenir leur poids actuel qu'au prix de cette restriction dont ils se sentent prisonniers. Il sera très difficile de leur faire comprendre qu'ils ne pourront se stabiliser qu'en reprenant quelques kilos et surtout en entreprenant un travail sur leur comportement alimentaire afin de stabiliser leur poids.

Il faut donc retenir que ce qui garantit la stabilité pondérale c'est la stabilité du comportement alimentaire. Ceux qui veulent s'économiser ce travail ne s'exposent qu'à des déboires. Le poids est le reflet d'un comportement ; quand ce dernier change, le poids change. Quand il se maintient, le poids se maintient. Rien ne sert de martyriser son poids alors qu'il n'est finalement rien d'autre qu'une image du comportement. Ce n'est pas en jetant des pierres dans l'eau pour brouiller son reflet que l'on devient différent.

SE LIBÉRER *du régime*

Atteindre le poids souhaité ne suffit pas à être tiré d'affaire. Encore faut-il, pour le maintenir, pouvoir vivre heureux avec ce que l'on mange.

Un régime est constitué d'un ensemble de règles. De ce point de vue, on peut dire que chaque individu suit un régime fait de ses règles personnelles, bâti sur ses choix, ses goûts, ses conceptions de l'aliment, du corps, de la santé, parfois d'une vision du monde. Or, il faut bien le reconnaître, chaque mangeur passe son temps à transgresser ses propres règles en mangeant parfois ce qu'il n'aime pas ou ce qu'il n'a pas choisi. Ces transgressions ne lui posent aucun cas de conscience. S'il transgresse ses lois, ce n'est que pour mieux les suivre ensuite. Tel n'est pas le cas de celui qui suit un régime amaigrissant et s'astreint à un moralisme alimentaire. Car, à l'opposé, s'il établit des règles, il ne sait plus les transgresser sans se culpabiliser. Dans son cas, la transgression l'expose à perdre le contrôle de ses actes, à ne plus pouvoir se dominer. Et ensuite à rejeter la totalité des règles qu'il avait décidé de s'imposer.

Nous avons vu que la diététique évoluait sans cesse en fonction des connaissances nouvelles apportées par les recherches des nutritionnistes. Périodiquement, ils nous proposent de nouvelles règles à suivre. À partir de leurs travaux, nous établissons aujourd'hui de nouveaux régimes, qui probablement ne ressembleront pas à ceux du futur. Rien ne sert, par conséquent, de s'épuiser à suivre précisément ces règles-là. Dans dix ans ce ne seront plus les mêmes. Le problème qui se pose à nous n'est donc pas d'observer « ces » règles mais « des » règles. Car ce n'est pas leur nature qui est en cause mais leur existence même. Or, pour y parvenir, si paradoxal que cela puisse paraître, et avec un rien de provocation, il nous faudra apprendre à les transgresser ! Mais sans perdre le contrôle.

Pourquoi établir des règles que l'on transgresse ?

À quoi servent des règles, direz-vous, si l'on doit les transgresser ? Ces règles, bien qu'elles évoluent avec le temps, nous renseignent sur la nature de l'alimentation équilibrée. Celle qui permettra de maintenir un bon état de santé physique et de ramener le poids à un niveau raisonnable, qui pourra par la suite se maintenir. N'hésitons pas à répéter ces règles *(voir encadré : Les règles de l'équilibre)*.

Ces règles, volontairement simplifiées, définissent aujourd'hui ce que nous savons de l'alimentation équilibrée. Il n'y a là rien de bien nouveau. Aucune formule magique, aucune combinaison particulière d'aliments. Tout cela est tristement banal. Et pourtant celui qui s'essaie à les respecter, sans y réfléchir, s'expose à bien des ennuis.

Apprendre à faire un régime, c'est apprendre à suivre des règles, n'importe lesquelles, puisqu'elles sont amenées à se transformer au fil des nouvelles connaissances. Pour réussir cet apprentissage, plutôt que d'adopter n'importe lesquelles autant choisir celles qui conduisent à équilibrer son alimentation. Après tout, dans l'absolu, en tant que règles, elles en valent bien d'autres : Mayo, Scarsdale, Montignac. Elles ont l'avantage d'aussi bien faire maigrir que ces dernières et de favoriser un meilleur état de santé.

LES RÈGLES DE L'ÉQUILIBRE

1. Faire plusieurs repas par jour.
2. Manger un peu de tout selon une répartition pyramidale, c'est-à-dire beaucoup de fruits, de légumes et de féculents et moins de viandes, poissons et laitages.
3. Réduire les quantités de graisses, d'alcool et de sucre.
4. Admettre qu'aucun aliment n'est interdit.
5. Manger globalement moins si l'on souhaite également perdre du poids.

N'en déplaise aux cartésiens, pour apprendre à suivre une règle, il faut apprendre à la transgresser. Et pour continuer dans l'art de la provocation, nous dirons que pour bien suivre une règle, il faut apprendre à ne pas la suivre. Or, s'il n'existe pas de règles, il n'existe rien à transgresser. Par conséquent, la règle est, en quelque sorte, la matière première d'un régime. Celle qu'il nous faudra apprendre à travailler pour la transformer en un véritable comportement alimentaire.

Pourquoi transgresser des règles que l'on a établies ?

• *Les transgressions sont obligatoires*

Avant toute chose, il nous faut reconnaître le caractère obligatoire de ces transgressions qui sont loin d'être fortuites. Le fait est que nous constatons tous leur existence. Il nous faut réaliser qu'elles sont simplement le socle de notre équilibre psychique. Elles garantissent notre capacité à nous adapter à notre environnement et aux variations de notre état intérieur. À cet égard, la nécessité de leur existence ne doit pas être remise en question, mais il nous faut comprendre leur raison d'être. Car aucun des aliments que nous mangeons n'est arrivé par hasard dans notre assiette. Tous ont une histoire, ont suivi une trajectoire qui explique à un moment précis leur présence.

Si nous sommes amenés à enfreindre nos règles alimentaires, c'est essentiellement que nous sommes conduits à observer d'autres règles qui, dans l'instant, nous apparaissent plus importantes que les premières et viennent les contredire. Des règles de conduite sociale, des règles qui régissent notre équilibre psychologique. Nous agissons en fonction d'indicateurs qui nous renseignent sur les situations que nous vivons. Et nous établissons le meilleur compromis, entre nos choix alimentaires, les règles de la convivialité et notre état mental, de manière à être le plus cohérent possible avec l'instant présent. Les transgressions expriment ainsi une vision de la place de l'homme dans le groupe qui l'intègre. L'individu se trouve face à une alternative. Il transgresse ses propres règles et facilite sa pénétration à l'intérieur du groupe social ou il les respecte obstinément et finit par se déplacer vers l'extérieur du groupe, jusqu'à s'en extraire parfois. Dans le premier cas, il est amené à rencontrer des individus qui suivent également des règles, issus d'une autre culture, partageant une autre conception de l'aliment, de la santé, de la vie. Pour se joindre à eux, il lui faut partager la nourriture et parfois transgresser ses propres règles alimentaires. Ce qu'il partage ainsi c'est finalement leur vision du monde. Partager le repas d'un végétarien, c'est partager avec lui, quelques instants, une vision du monde et de l'homme qui élève la vie de l'animal et la protège. Dans la cellule familiale, les membres peuvent affirmer leur « sens de la famille » et le traduire en s'imposant le rituel des repas de famille. La participation de chacun est le gage de son allégeance à une conception de la famille. Refuser de prendre sa place au sein de ce repas ne revient pas simplement à dire « Je n'ai pas faim » ou « Je n'aime pas ce qu'il y a à manger » mais à refuser cette conception de la famille. Ce geste situe aussitôt le réfractaire en dehors du groupe.

Stéphanie est issue d'une famille très unie qui cultive un goût immodéré pour la tarte à la rhubarbe. C'est un plat dominical qui se partage en famille. Et, quand ils sont là, tous les invités sont priés d'apprécier et de commenter la tarte de la maîtresse de maison en la comparant avec celles qu'ils ont pu manger auparavant. Lors des déplacements en vacances, on se précipite systématiquement chez le pâtissier le plus réputé de la ville pour tester sa tarte à la rhubarbe. Bref, c'est le plat familial. Ce goût démesuré pour ce dessert est le signe de reconnaissance de la famille, il l'identifie. Stéphanie se souvient très bien de sa première dispute avec son petit ami. Il détestait la tarte à la rhubarbe. Quand Stéphanie l'a appris, sa première réaction a été brutale car elle s'est sentie rejetée par son amoureux. Si ce dernier détestait la rhubarbe, c'est qu'il ne l'aimait pas vraiment comme elle était et il ne pourrait pas réellement faire partie de la famille.

Même si au sein du groupe l'individu souhaite affirmer sa différence, c'est la loi du compromis qui prévaut. L'exercice consiste à recevoir l'offrande, facteur d'intégration, tout en soutenant sa différence, facteur d'individuation.

> Marianne est la seule de la famille à avoir des problèmes de poids. Elle adore les légumes frais, alors que son mari et ses enfants ne les apprécient pas et préfèrent les féculents accompagnés de sauces lourdes. Pour ne pas s'isoler et ne pas rompre la cohésion familiale, elle a renoncé depuis longtemps à ce qu'elle aime et mange des plats qui la font grossir. Depuis qu'elle a commencé son régime amaigrissant, elle s'oblige à faire deux cuisines et mange à part. Comme à chacune de ses tentatives, elle finit par craquer et abandonne son régime. Depuis le temps qu'elle s'impose de manger ce qui fait plaisir à sa famille, il ne lui est jamais venu à l'idée que ces derniers pourraient aussi manger, de temps en temps, ce qui lui fait plaisir.

Dans le second cas, l'individu refuse les règles alimentaires du groupe social. Il s'obstine à suivre les siennes sans jamais les transgresser. Les difficultés qu'il rencontre l'amènent à reconstruire un univers centré sur sa propre manière de manger. Il recherchera les endroits où il lui sera plus facile de manger comme il le souhaite et évitera les autres. Il peut être amené à réduire considérablement sa vie sociale et donc à limiter toutes les situations d'échanges. Nous développerons plus longuement ces conduites, qui s'interprètent comme des troubles du comportement alimentaire.

• *Les transgressions sont nécessaires*

Pour suivre des règles, il faut pouvoir se les approprier, les reconnaître comme siennes, et, dans les régimes amaigrissants, ce que l'on suit ce sont les règles des autres. Celles du médecin, des revues, de son voisin. Elles nous sont et nous resteront toujours étrangères. Pour pouvoir les conserver, il nous faut les ressentir comme un besoin, les intérioriser. Et surtout se trouver libre de les suivre afin de se dégager du sentiment d'être prisonnier de son régime. Or, c'est justement l'apprentissage de la transgression qui nous donnera ce sentiment de liberté. « Si je suis libre de transgresser mes règles, je suis aussi libre de les suivre. » Grâce à ce jeu des transgressions, s'écarter d'une règle n'est plus culpabilisant et n'expose plus à perdre le contrôle de son comportement alimentaire. Le risque de voir apparaître des compulsions de régime se réduit proportionnellement.

Par ailleurs, si ces règles sont les miennes, je n'ai plus peur de les abandonner. Je sais que si, pour une raison quelconque, je suis amené à m'en éloigner, je saurai toujours les retrouver. Je peux partir un mois en vacances, manger tout à fait différemment, rencontrer et partager les habitudes de personnes qui mangent autrement, quand je reviendrai chez moi, je reprendrai mes habitudes. Je n'aurai pas besoin de me remotiver pour recommencer « mon régime ». Après un week-end chez des amis, où les transgressions auront été nombreuses, je n'aurai plus besoin de remobiliser toute mon énergie. Je ne m'entendrai plus dire chaque semaine : « Lundi je recommence le régime. » Comme les règles étaient la matière première du comportement alimentaire, les transgressions en sont les instruments. C'est grâce à ce jeu autour des règles et des transgressions que nous gagnons le sentiment de liberté dont nous avons besoin pour adhérer de notre propre gré à nos choix alimentaires.

Prendre son temps

Les patients, inquiets, nous demandent : « Combien de temps je vais mettre à maigrir ? » Ils s'impatientent et se souviennent de régimes qui leur ont fait perdre du poids beaucoup plus rapidement. Ils oublient souvent de dire à quelle vitesse ils ont repris ce poids et parfois plus. Naturellement, dans leur esprit, les régimes qui ont « le mieux marché » sont toujours ceux qui les ont fait beaucoup maigrir – « J'ai bien maigri avec Mayo » –, alors que plus ces méthodes ont prétendument « marché », plus elles leur ont fait reprendre du poids. Pourtant, cette seconde phase, responsable de leur poids actuel, a étrangement disparu de leur mémoire. Dans 87 % des cas, les patients qui se présentent lors de leur première consultation accusent le poids le plus élevé qu'ils aient jamais atteint de toute leur vie. Ils n'ont jamais été aussi gros depuis des dizaines d'années ; ils ont pu parallèlement accumuler des dizaines de régimes. Malgré tous leurs régimes amaigrissants, ils n'ont pu que grossir. Certains pensent que sans leurs efforts, ils seraient devenus énormes. D'autres se sont rendu compte qu'ils avaient surtout grossi après chaque régime. Qu'ils se rassurent, prendre son temps pour maigrir en réfléchissant un peu à ce que l'on mange ne prendra jamais autant de temps que celui qu'ils ont perdu jusque-là.

Alors, surtout, ne nous fions pas aux apparences, les régimes « les plus rapides » sont souvent les plus lents. Car ce sont ceux qui font reprendre le plus de poids et que l'on doit recommencer six mois plus tard avec quelques kilos en plus. On pourra rarement aller plus lentement. À l'opposé, les régimes qui prennent leur temps ne sont pas forcément les plus lents. Pour construire un comportement alimentaire, changer une manière de penser, il faut investir du temps. Ce temps n'est jamais perdu, il consolide le poids futur. Il est dépensé dans le souci de la stabilisation du poids à venir.

Céline-qui-voulait-aller-vite, 41 ans, 167 cm et 79 kg, pesait 59 kg à 20 ans. Elle n'aimait pas son corps et se reprochait ses hanches trop rondes. Elle a commencé son premier régime à 21 ans pour « rentrer dans sa robe de mariée ». Depuis, elle compte avoir fait une quinzaine de régimes. La plupart, dit-elle, ont « bien marché » car chaque fois elle a perdu du poids. Elle admet cependant qu'il est de plus en plus difficile de maigrir et surtout de se mettre au régime. Céline essaie d'ailleurs, depuis cinq ans, de reprendre les régimes qui ont le mieux marché, c'est-à-dire les plus restrictifs. C'est, précisément, depuis cinq ans qu'elle a le plus grossi. Elle renonce aux 59 kg de ses vingt ans et se contenterait volontiers de retrouver les 65 kg de ses trente. Quand j'ai expliqué à Céline-qui-voulait-aller-vite qu'il serait nécessaire de prendre un peu de temps pour réfléchir à son futur régime, elle a aussitôt réagit en disant qu'elle préférerait aller plus vite. « Je voudrais d'abord perdre quelques kilos et ensuite vous me stabiliserez. » Démarche qu'elle tentait pour la seizième fois ! Je lui ai alors fait remarquer que ses quinze régimes qui avaient si « bien marché » lui avaient fait prendre 20 kg en 20 ans. Et qu'il y avait peu de chances pour que nous puissions aller plus lentement qu'elle ne l'avait fait jusque-là. Je n'ai pas pu convaincre Céline-qui-voulait-aller-vite. Et Céline-qui-voulait-aller-vite n'est plus revenue. Elle doit, de son côté, continuer à faire ses régimes qui ont « bien marché ». J'espère qu'elle n'a pas dépassé 79 kg.

Je me demande si, avec la même indulgence, on trouverait qu'une maison est bien construite si chaque fois que l'on posait le toit elle s'écroulait et qu'il faille ainsi la reconstruire tous les six mois.

4 Définir la place du régime dans l'équilibre alimentaire

LES RÉGIMES *sont réducteurs*

Tous les régimes sont exclusivement conçus à partir de connaissances diététiques. Qu'elles émanent du corps médical ou de la presse écrite, il faut admettre que de grands progrès ont été réalisés et la plupart des prescriptions reposent aujourd'hui sur une diététique moderne. Les régimes les plus restrictifs sont progressivement abandonnés et remplacés par des prescriptions plus équilibrées. Cependant, pour la plupart des patients, elles n'apportent pas d'éléments nouveaux à leur connaissance dont beaucoup n'ignorent rien des grandes lignes. Au fil de lectures antérieures, glanées dans les livres de diététique ou dans les revues qui lui consacrent des articles, chacun peut aujourd'hui se faire une idée assez juste de la diététique moderne. Même si quelques ouvrages ou articles sont parfois encore assez extravagants, la grande majorité des informations qui circulent vers le public convergent vers le même consensus nutritionnel.

La plus importante évolution de ces dernières années est la plus grande place laissée aux sucres lents et aux fibres dans les régimes et le rôle prépondérant que l'on accorde aujourd'hui aux lipides dans la prise de poids. Ceux qui l'ignorent encore pourront corriger leurs informations en lisant ce livre, ou d'autres qui le disent aussi bien. Néanmoins, jamais aucun livre de diététique n'a permis à quelqu'un de perdre du poids durablement. Et si les patients qui pratiquent des régimes depuis des dizaines d'années échouent à maintenir leur poids, ce n'est certainement pas du fait d'un déficit d'information. Si les choses étaient si simples, il suffirait de distribuer à tout le monde quelques pages de synthèse sur l'alimentation équilibrée et les problèmes de poids seraient définitivement éradiqués de la planète, comme l'a été la variole le jour où l'on a découvert son vaccin. Naturellement, aucune information diététique, si bonne soit elle, ne parviendra jamais à stabiliser un poids, tout au plus à le faire baisser quelque temps.

Les régimes ne répondent jamais à une question centrale : « Pourquoi mangeons-nous ? » Ou plus exactement, implicitement, ils y répondent à leur manière : « Manger sert à maigrir ! » C'est la conception la plus réductrice qu'il puisse être de l'alimentation, appuyée sur l'énoncé du syllogisme suivant : le régime sert à maigrir, un régime c'est manger, donc manger sert à maigrir. Le tour est joué. Cette simplification porte en elle tous les échecs des tentatives diététiques de perdre du poids durablement. Tout simplement elle ne permet pas de s'épanouir dans l'alimentation qui a entraîné la perte de poids. Elle offre en effet de maigrir mais pas de maintenir le poids.

Le futur régime amaigrissant, pour faire maigrir, introduira de nouvelles consignes diététiques. En ce sens, il bouleversera la dimension biologique de l'alimentation mais en polarisant l'attention sur elle, il le fera au détriment des deux autres dimensions, psychologique et sociale.

Avant de s'engager dans quelque régime que ce soit, chacun serait bien inspiré de se poser une question incontournable : « À quoi me sert de manger ce que je mange ? » Il existe une multitude de réponses : le plaisir, la santé, les autres, le stress, etc. Par conséquent, le régime qui nous fera maigrir devra nous apporter ce que nous attendons habituellement de notre manière de manger.

Il y a peu de chances que cela se produise avec un régime choisi au hasard. Par ailleurs, ceux qui se servent des aliments pour gérer un certain nombre de problèmes devront apprendre à les gérer différemment. Leur comportement face à la nourriture contribue à maintenir un certain équilibre psychique qui peut parfois entraîner une prise de poids. Car il est bien évident que quelques kilos en moins ne feront pas disparaître ces nécessités qui les poussent à manger.

Définir un poids raisonnable : le principe de réalité

Maintenant que nous savons qu'un régime c'est pour la vie, qu'il faut prendre son temps pour y réfléchir, que manger ne sert pas qu'à maigrir, qu'une fois le poids perdu, il reste ensuite à le maintenir, que pour le maintenir il faut encore vivre bien avec ce que l'on mange, il demeure une question : « Quel poids pourrais-je atteindre ? » Pour répondre à une question si difficile, essayons de faire une synthèse de ce que nous savons des déterminants du poids.

LE POIDS DÉPEND *du bilan énergétique*

Le poids est sous la dépendance de paramètres strictement énergétiques. D'une part, l'énergie apportée par les aliments, d'autre part, l'énergie dépensée par l'organisme. On grossit quand on mange plus qu'on ne dépense. Certains, qui dépensent peu, peuvent grossir bien que mangeant peu, mais néanmoins plus qu'ils n'en ont besoin. Ces apports et ces dépenses énergétiques exercent leurs influences sur l'organisme. Ce dernier subit, par ailleurs, lui-même, certaines influences génétiques ou physiologiques et joue le rôle d'un filtre. Ce filtre est spécifique et explique les différences entre les individus. Il ne suffit pas de manger la même nourriture, d'avoir les mêmes activités physiques, la même taille pour peser le même poids. Ces facteurs génétiques et physiologiques font de nous des mangeurs inégaux [1]. Pour donner une image du phénomène, toutes les voitures qui consomment 10 litres pour cent kilomètres ne roulent pas à 200 km/heure. Tout dépend de leur moteur. Eh bien, tous ceux qui mangent 2 000 calories par jour, mesurent 1,75 m et courent une heure le dimanche matin ne font pas 70 kg.

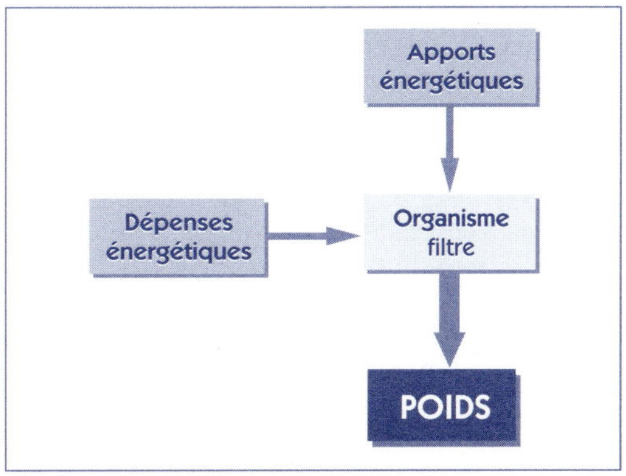

LES APPORTS ÉNERGÉTIQUES *dépendent du comportement alimentaire*

Les apports énergétiques, les aliments que nous mangeons, ne sont eux-mêmes que le produit final, l'aboutissement de l'ensemble de notre comportement alimentaire. Ils sont conditionnés par ce dernier et sont fonction de notre savoir diététique et de nos contraintes externes et internes.

1. Apfelbaum.

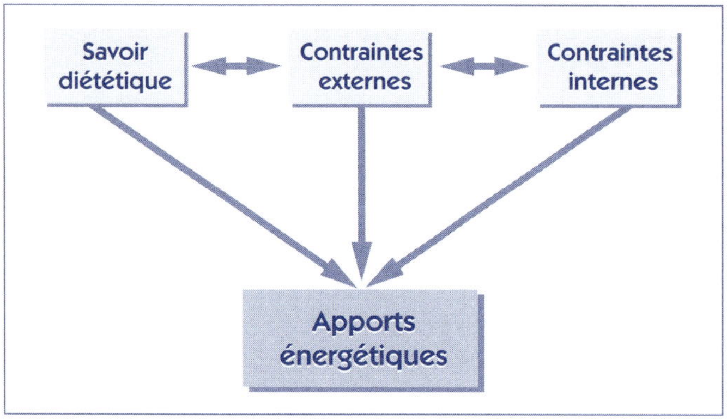

• *Notre savoir diététique* représente tout ce que nous savons ou croyons savoir sur les aliments. Ce savoir nous est en grande partie transmis par nos parents. Eux-mêmes le tenant de leurs parents, grands-parents… Le savoir de ces familles s'est constitué au fil du temps. Il est issu de leur région, de leur pays natal. Il s'est enrichi par l'histoire de leurs éventuelles migrations. À toutes ces traditions, coutumes, habitudes familiales s'est ajoutée notre propre histoire alimentaire, celle qui est forgée par nos expériences et nos rencontres alimentaires, nos choix et nos croyances personnelles. Nos choix seront ainsi conditionnés par certains objectifs que nous pouvons nous fixer : maigrir, être en forme, s'identifier, militer…

• *Nos contraintes externes* sont le reflet de notre vie sociale et de nos ressources économiques. Elles déterminent le temps dont nous disposons pour nous approvisionner et préparer nos repas. Le temps que nous pouvons consacrer à prendre un petit déjeuner, un déjeuner ou un dîner. Ces repas étant fonction de nos horaires et de la proximité de notre lieu de travail. La nature même de notre travail pourra déterminer l'organisation des repas : au restaurant, à la cantine, à la gamelle, dans la voiture, au bureau, seul ou à plusieurs, avec des collègues de travail, avec des clients, etc. La structure de la famille déterminera également une certaine organisation des repas : à table en famille, seul devant la télé, sur un plateau ; une prise alimentaire structurée, éparpillée, etc. La densité de notre vie extraprofessionnelle, associative, sportive, artistique, religieuse, etc., nous entraînera à multiplier les occasions de rencontres et par conséquent le nombre de repas partagés. Bref, notre manière de manger sera fonction de l'ensemble de notre réseau relationnel et de son organisation. Enfin, il n'est pas inutile de souligner que nos ressources économiques conditionneront également nos choix. De même que notre localisation géographique, qui facilitera ou gênera nos capacités d'approvisionnement – proximité d'une grande surface, d'un marché, etc.

• *Nos contraintes internes* sont à la fois le reflet de l'expression des besoins physiologiques de l'organisme et de la valeur symbolique et affective que nous accordons aux aliments. Il est question ici de la perception de nos sensations de faim et de satiété, de la place que nous accordons au plaisir de manger. Enfin, et souvent, du rôle des aliments dans la résolution de nos conflits psychologiques. Manger peut servir à calmer l'anxiété, à remplir un vide, à faire pression sur son entourage, à exprimer sa joie, son amour, sa détresse… Chaque émotion peut nous conduire à modifier notre comportement alimentaire. Notre capacité à contrôler nos émotions sera ainsi déterminante sur la fréquence et l'intensité de nos prises alimentaires.

En réalité, cette division schématique du comportement alimentaire est artificielle, bien sûr. Car chacun des aspects influence naturellement les deux autres. Et il n'existe pas de frontière aussi nette entre le savoir diététique, les contraintes externes et internes. Si je partage un gâteau avec des amis, est-ce pour satisfaire le besoin de sucre de mon organisme, pour satisfaire le désir que j'ai à déguster un dessert si succulent ou pour faire plaisir à la maîtresse de maison qui vient de passer deux heures à le préparer ?

C'est ainsi également que tout le comportement alimentaire peut se trouver modifié quand nous entreprenons un régime amaigrissant. Quand nous décidons de maigrir, nous réduisons nos apports énergétiques en modifiant la quantité et la nature des aliments que nous absorbons. Nous intervenons tout d'abord sur notre savoir diététique. « Pour maigrir, il faut manger plus de tel aliment et moins de tel autre. Il faut sauter le dîner, etc. » L'introduction de ces nouvelles informations pourra influencer notre vie sociale et s'opposer à certains aspects de celle-ci : tendance à s'isoler, hésitation à partager les repas. Ce nouveau comportement social pourra à son tour retentir sur notre humeur, entraînant comme une frustration liée à la réduction des échanges relationnels.

Quant à la restriction alimentaire imposée par les moyens employés pour maigrir, elle influera également directement sur notre état intérieur : exacerbation de la faim, du désir de manger, sensation de frustration ou de culpabilité, perte du contrôle…

LE POIDS DÉPEND *du comportement alimentaire*

Nous voyons donc que le poids d'un individu n'est qu'un maillon d'une chaîne extrêmement complexe. C'est tout d'abord le comportement alimentaire qui détermine le niveau de nos apports énergétiques. Ceux-ci sont utilisés par un organisme

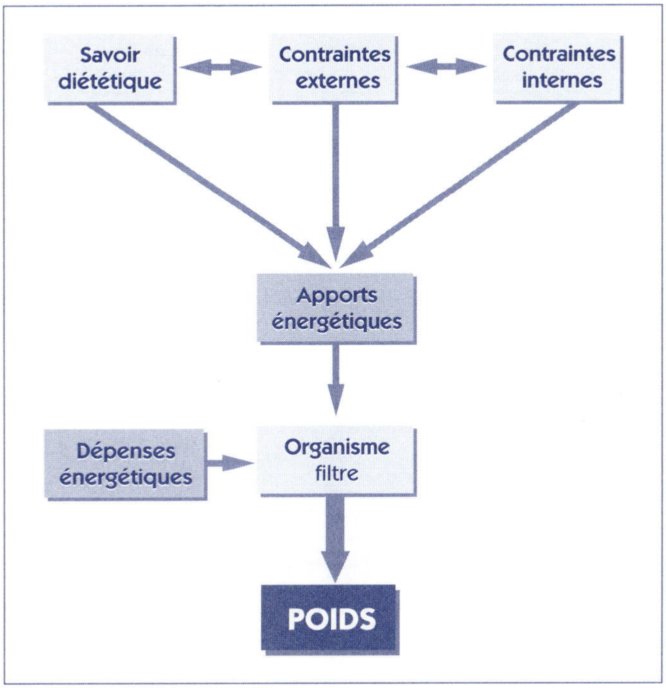

lui-même génétiquement influencé, et qui, par ailleurs, dépense chaque jour une certaine quantité d'énergie. Le poids est finalement le produit de toutes ces influences. Il n'est, en fin de compte que la conséquence de tous ces paramètres réunis. Nous pourrons, sur certains, exercer des changements alors que d'autres seront parfaitement immuables. Il est en effet possible de modifier nos connaissances diététiques, d'agir sur notre comportement social ou de mieux maîtriser nos pulsions alimentaires mais il ne sera jamais possible de transformer notre héritage génétique.

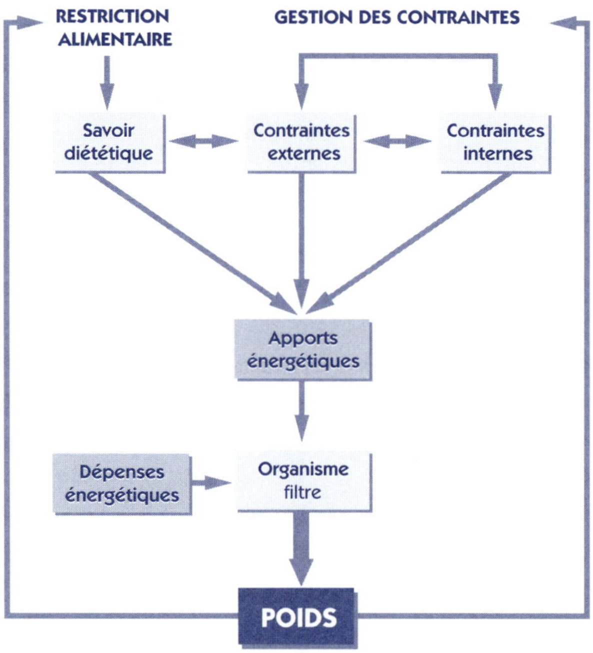

APPLICATION DU PRINCIPE DE RÉALITÉ

CHOISIR SON POIDS *ou son régime*

Dès lors, la question du poids et du régime peut s'aborder de deux manières fondamentalement opposées : choisir préalablement le poids à atteindre ou choisir préalablement le comportement alimentaire qui nous correspondra le mieux *(voir schéma ci-dessous, Application du principe de réalité).*

Choisir son poids avant toute autre chose

Cette première stratégie est la plus habituelle. C'est celle qui nous est proposée depuis toujours et qui, jusqu'à présent, n'a jamais pu faire la preuve de son efficacité. Il s'agit d'établir à l'avance un objectif pondéral que l'on s'efforce d'atteindre coûte que coûte : « Je veux perdre 10 kg » ou « Je veux peser 58 kg ». Elle conduit à choisir le poids que l'on souhaite atteindre sans trop se préoccuper du régime qui permettra de l'obtenir. Dans cette perspective, tout régime est acceptable du moment qu'il fait maigrir. C'est ainsi que nombre de régimes ont pu se tailler leur part de succès. « J'ai entendu dire que Marcel-le-voisin-du-troisième avait perdu trente kilos avec le régime machin. » Par conséquent, c'est sans aucun doute un bon régime. Mais il faut rappeler que le régime qui a fait maigrir sera aussi le régime qui stabilisera le poids. Ainsi, il y a bien des chances pour que l'on soit obligé de continuer à vivre avec le régime de Marcel-le-voisin-du-troisième si l'on souhaite conserver le poids qu'il nous a fait atteindre.

Lauriane désire perdre 10 kg. Elle regarde ce qu'elle mange et se dit : « Que puis-je supprimer ? » Elle décide pour commencer de retirer quelques aliments qui lui paraissent très grossissants, tout d'abord les gâteaux, les charcuteries et les alcools. Dans un premier temps, elle perd 5 kg puis son poids se stabilise. Mais 5 kg ne lui suffisent pas. Elle a décidé d'en perdre 10. Donc, elle supprime quelques autres aliments dont elle pense pouvoir se passer : les féculents, le pain et le fromage. Avec ce nouveau régime qu'elle s'impose, elle perd encore 3 kg. Elle a donc perdu 8 kg. Mais elle veut perdre 10 kg et non 8. Si près du but, elle décide de faire un dernier effort. Cette fois, il ne reste plus grand-chose à retirer, elle imagine donc réduire les portions des aliments autorisés. Et finalement, victoire, elle perd les deux derniers kilos. Hourra, elle a perdu les 10 kg maudits ! « J'en suis venu à bout, c'est moi qui ai gagné. Je suis la plus forte. » Bien. Maintenant il s'agit de ne plus les reprendre. Oui mais comment faire ? Eh bien c'est très simple, il lui suffit de regarder le contenu de son assiette et de se dire que ce qu'elle contient constitue ce qu'elle devra manger le restant de sa vie si elle veut garder ce poids. La victoire a soudain un goût amer. Comment faire pour ne plus jamais manger que des légumes bouillis, des blancs de poulet et des yaourts à 0 % ? Elle ne l'envisage pas sérieusement. Et puis comment faire ce week-end, elle est invitée à la campagne pour l'anniversaire d'Antoine ? Réfléchissons. « Je vais me tenir à carreau toute la semaine et je m'autoriserai un ou deux écarts ce week-end. Juste un petit morceau du gâteau d'anniversaire et une coupe de champagne pour l'accompagner. Et puis, tiens, vendredi, avant de partir, je ferai une journée de régime avec que des yaourts. Comme ça je pourrai peut-être manger un peu plus. »

Samedi arrive. Lauriane prend la route à 10 heures avec son mari. Embouteillages sur tout le trajet ! On dirait bien que tous les Parisiens ont choisi ce week-end pour partir à la campagne. Lauriane et son mari arrivent à une heure de l'après-midi. Elle meurt de faim. À peine arrivée, elle se précipite vers le buffet d'apéritifs. Panier de crudités et petits canapés. Une table magnifique. Elle attrape héroïquement une carotte et deux tomates cerises. Quand la maîtresse de maison lui apprend que le repas sera servi d'ici une heure, elle remange une carotte. Ces dernières se trouvent juste à côté des toasts au saumon, dangereusement proches. Lauriane a furieusement faim et tout a l'air si bon. Allez, juste un petit toast. Et puis, d'ailleurs ce n'est que du poisson. Tiens, des pains-surprises. Elle reprend une carotte et un Perrier-citron. Horreur, il y a des toasts au tarama. Là, ce n'est plus possible, voilà des semaines qu'elle n'en a pas mangé. Allez, juste un petit. Hummm, c'est bon. « Encore un et je m'arrête. Oh la la, c'est trop bon. Quel régal ! Mince, il y a aussi des noix de cajou et des harengs fumés et des toasts au roquefort et des olives provençales… Et le repas qui va arriver. Tant pis pour le régime, je laisse tomber pour le week-end. Je reprendrai lundi. »

Dimanche soir, à peine arrivée, Lauriane monte sur la balance, la main rivée au lavabo.

Elle regarde, inquiète, l'aiguille du cadran et lâche tout doucement le rebord du lavabo. Malheur, elle a pris deux kilos. « Saleté de week-end. Saleté de régime ! Je suis vraiment trop nulle, je n'ai aucune volonté. Et j'ai repris tous les kilos que j'avais perdus cette semaine. J'arrête tout et je remange. Je recommencerai lundi… En huit. »

Choisir le régime que l'on pourra suivre

La seconde stratégie conduit à choisir sa manière de manger en fonction d'efforts que l'on pense raisonnables, sans trop se préoccuper de son poids. Celui-ci devenant la conséquence du comportement alimentaire que l'on sera capable de maintenir à long terme. À partir de règles raisonnables d'équilibre alimentaire, il est possible d'agir raisonnablement sur son environnement et sur soi, de manière à obtenir un comportement respectueux de l'individu que l'on est. L'ensemble des contraintes externes et internes n'est pas totalement maîtrisable. Il y a beaucoup plus de repas d'affaires dans la vie d'un cadre commercial parisien que dans celle d'un moine tibétain. Mais néanmoins nous disposons dans chacun de ces domaines d'une certaine marge de manœuvre. C'est à partir d'une question essentielle que ce travail peut s'engager : « À quoi me sert de manger ce que je mange ? » Ce qui suppose avant toutes choses un temps d'observation et de réflexion de la part de chacun. Schématiquement, nous pourrions répondre : « À nous maintenir en bonne santé physique, à vivre avec les autres et avec soi-même. »

La connaissance des règles de l'alimentation équilibrée modifie notre savoir diététique. Ces nouvelles informations s'ajoutent à notre héritage culturel et familial et transforme notre position personnelle à l'égard des aliments. Elles introduisent un paramètre supplémentaire : « Ce que je mange doit aussi me permettre de perdre du poids. »

Partant d'une nécessité nouvelle, notre relation alimentaire avec les autres s'en trouve modifiée. Si la vie sociale est organisée autour de nombreux repas, il est peut-être possible, mais ce n'est pas toujours ni forcément souhaitable, d'en réduire la fréquence. Il est également possible à l'intérieur de ces repas d'apprendre à mieux choisir ses plats ou à en réduire les quantités. Surtout, il faudra apprendre, comme nous le faisions auparavant avec notre ancienne façon de manger, à affirmer face aux autres nos nouveaux choix sans passer notre temps à les justifier ou les excuser. Comme nous le développerons, il n'est toutefois ni possible de refuser tout ce qui nous est proposé, ni souhaitable de tout accepter. Ainsi, sans compromettre l'essentiel de notre vie sociale, nous pouvons utiliser la marge de manœuvre disponible, qui nous permettra ainsi de réduire nos apports alimentaires et donc de perdre du poids.

Antoine, 41 ans, 92 kg, 176 cm, supervise une grande chaîne de magasins. Il a pris l'habitude d'inviter ses gérants au restaurant et d'y poursuivre ses discussions de travail. Il mange beaucoup sans même penser à ce qu'il avale. Il prend la décision de limiter ce type de repas et d'y aborder le moins possible les questions de travail. Il fait donc moins de repas d'affaires et, quand ils se présentent, il mange plus lentement en se contrôlant davantage.

Parallèlement, cette nouvelle manière de manger peut transformer notre état de faim, se heurter à nos goûts et à nos préférences. Surtout, nous pouvons réaliser que manger nous sert à gérer des situations difficiles. Que la nourriture calme nos angoisses ou remplisse les vides que nous ressentons parfois, qu'elle nous donne une contenance… Il est parfois difficile de contrôler notre comportement alimentaire, qui s'exprime sous forme de compulsions, de grignotages, de boulimies… Il devient alors évident qu'un travail sur nous-mêmes doit être réalisé afin de trouver à nos problèmes d'autres réponses que les prises alimentaires. Là encore, en diminuant les prises d'aliments liées aux difficultés psychologiques, nous parviendrons à réduire les quantités d'aliments absorbés et ainsi à perdre du poids.

Adrianne, 29 ans, 75 kg, 161 cm, veut perdre du poids avant d'entamer une grossesse. En réalité, le désir d'enfant est celui de son mari, qui ne conçoit pas son couple sans progéniture et, dans ce cas, envisagerait même une séparation. Adrianne, quant à elle, se sent immature et n'est pas prête à assumer l'éducation d'un enfant. Sa situation est bloquée de toutes parts, elle redoute de grandir et d'élever un enfant et redoute que son mari la quitte. Mais son mari, qui l'a connue quand elle pesait 50 kg, lui demande également de maigrir. En restant grosse, Adrianne dispose d'un alibi imparable pour différer cette grossesse qu'elle refuse. En se gavant de tablettes de chocolat, elle évite ainsi une discussion de fond avec son mari sur l'avenir de leur couple. Il est évident qu'Adrianne ne maigrira qu'après avoir réglé ce problème.

Quand ces nouvelles règles alimentaires s'intégreront harmonieusement à notre façon de vivre et à notre relation intime avec la nourriture, nous aurons alors obtenu un poids en rapport avec ce nouveau comportement alimentaire que nous avons établi. Ce poids est celui que nous pourrons maintenir. Il n'est cependant pas certain qu'il se superpose au poids que nous souhaitions obtenir, mais ce sera un poids réaliste qui correspondra au comportement que nous sommes capables de maintenir. Ce comportement stable est la seule garantie de la stabilité pondérale.

Si, malgré tout, le poids obtenu nous insupporte toujours, il sera peut-être possible d'envisager de nouvelles règles d'alimentation plus restrictives. Néanmoins, ces nouvelles règles devront, de nouveau, rester compatibles avec un comportement stable. La limite que nous ne pourrons pas franchir est celle d'un comportement impossible à maintenir. Trop de restrictions risquent d'altérer la relation alimentaire avec les autres et entraîner une instabilité psychique qui ne permettra plus de maintenir ce comportement et bien sûr le poids qui lui correspond.

C'est là l'expression du principe de réalité : nous pouvons faire évoluer notre manière de manger et de nous dépenser. Nous ne pouvons pas choisir notre poids. La limite du principe de réalité se situe là où le comportement que nous adoptons n'est plus compatible avec le temps qu'il doit durer. C'est-à-dire toujours.

POIDS MINIMUM, *poids de stabilisation, poids souhaité*

Les trois fonctions alimentaires – biologique, psychologique et sociale – déterminent le régime de chaque individu. Le régime s'entend alors comme l'ensemble des règles que chacun suit, consciemment ou non. Et, de ce point de vue, nous suivons tous notre propre régime. Le régime amaigrissant ne devenant qu'un régime parmi tant d'autres.

Dans une perspective de perte de poids, plus on se rapproche de l'idée que manger ne sert qu'à maigrir, plus on adopte une conception biologique de l'alimentation. L'aliment se met alors au service exclusif de l'amaigrissement. L'être humain ne se conçoit plus que dans une dimension quasi « végétale ». Il se considère comme un légume, un radis qu'il faut arroser chaque matin de la quantité nécessaire de yaourts à 0 %, de blancs de poulet grillés et de haricots verts bouillis, dans le souci d'obtenir, à la fin, une belle plante la moins grasse possible. Ne dit-on pas d'une jolie femme qu'elle est « une belle plante » ! La fonction de manger devient entièrement dédiée à la perte de poids. « Je mange pour maigrir. Je n'ai pas besoin de me faire plaisir et j'évite toutes les situations qui m'inciteraient à manger davantage. » L'amaigrissement est obligatoire. Et le poids obtenu se rapproche du poids minimum qu'il est possible d'atteindre. Il est clair que ce poids ne peut constituer un objectif car en aucun cas il ne sera possible de le maintenir.

Dès que l'individu cesse de se considérer comme un légume et se conçoit enfin comme un être humain, à la fois social et psychologique, il est contraint de manger davantage pour rétablir les liens indéfectibles avec les autres et avec lui-même. Ce qu'il mange en plus, pour renouer cette relation, le fait naturellement grossir, l'éloigne de ce poids minimum biologique et le rapproche du poids qu'il est capable de maintenir, son poids de stabilisation. Dans certains cas, ce poids s'élève exagérément et peut constituer un surpoids, voire une obésité. Néanmoins, bien que trop élevé, ce poids de stabilisation sera le reflet exact de la manière de vivre et de manger de l'individu.

Quand ce dernier souhaitera maigrir, c'est en agissant sur ses connaissances diététiques, sur les fonctions sociale et psychologique des aliments qu'il parviendra à perdre du poids. S'il s'agit, par exemple, d'une personne qui ignore encore les règles de l'alimentation équilibrée et de la cuisine moins riche, quelques informations et techniques culinaires l'aideront à mieux équilibrer ses repas tout en en réduisant la richesse. Ces modifications lui permettront de perdre du poids. S'il s'agit, autre exemple, d'une personne qui recourt à la nourriture pour faire face à des difficultés psychologiques, un travail sur elle-même lui permettra de trouver d'autres réponses à ses difficultés. Ces efforts sur elle-même la conduiront à réduire ce qu'elle consomme et, là aussi, à perdre du poids. Si, encore, il s'agit d'une personne qui s'aperçoit qu'elle est incapable de refuser ce que lui proposent ses hôtes, qu'elle mange exagérément dans les situations de convivialité, un travail sur cet aspect de son alimentation la conduira à réduire ses apports et, par conséquent, à perdre du poids. C'est ce travail sur tous les domaines de son alimentation qui, peu à peu, lui permettra de maigrir et, cette fois, d'obtenir non pas le poids minimum qu'il lui sera possible d'atteindre mais *le poids minimum qu'il sera possible de maintenir*. On voit que ce poids sera, une fois les transformations achevées, le reflet de sa nouvelle manière d'être et de manger. En quelque sorte, ce n'est pas le poids qui aura changé mais l'individu lui-même. Son nouveau comportement correspondra à un nouveau

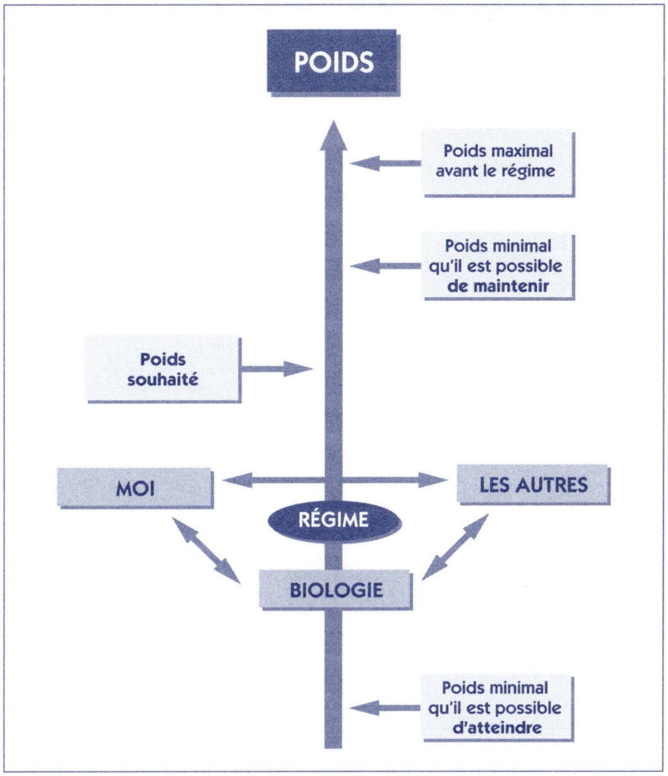

poids. Son alimentation lui aura permis à la fois de perdre du poids et de continuer à vivre avec les autres et avec lui-même. Seul ce nouveau poids de stabilisation possède un sens puisqu'il est le seul à pouvoir constituer un objectif à long terme.

Il arrive souvent que ce poids de stabilisation soit supérieur au poids souhaité. Dans ce cas, la tentation est grande de vouloir consentir des sacrifices trop exigeants à son être psychologique ou social et de vouloir se rapprocher dangereusement de son être biologique en adoptant des régimes de plus en plus restrictifs. Cela se produit lorsque l'on refuse le principe de réalité. Plus le patient refuse son poids, plus il s'accule à « biologiser » son alimentation, au détriment des autres fonctions alimentaires. Il lui sera presque toujours possible d'agir directement sur son poids par des mesures strictement diététiques sans jamais réfléchir à son comportement. Son poids pourra baisser alors que lui n'aura changé en rien. Dans ce cas, l'abandon du régime restrictif est la règle quasi absolue et la reprise de poids la conséquence immédiate. Cette conception du poids et de l'alimentation revient exactement à croire que l'on peut se transformer en retouchant les photographies dont l'image nous déplaît. Retouchez toutes les images que vous voulez, ce n'est jamais vous qui maigrirez.

Par ailleurs, toutes ces tentatives ratées n'ont rien de gratuit. Au contraire, elles se paient le plus souvent au prix fort, car non seulement le poids de départ revient mais souvent avec quelques kilos de plus en récompense des efforts fournis. L'organisme se transforme en augmentant sa masse grasse et la situation évolue insidieusement vers une augmentation du poids maximum. Dans le même temps, l*e poids minimum qu'il sera possible de maintenir* s'élèvera presque d'autant. Si bien que, lors des prochaines tentatives, il faudra recommencer en partant d'un poids plus important et également accepter l'idée d'être obligé de se stabiliser à un poids plus important aussi. C'est ainsi qu'inexorablement, par l'effet du Yo-yo, *le poids minimum qu'il est possible de maintenir* s'éloigne chaque fois un peu plus du poids souhaité.

Bénédicte, 170 cm, pesait 73 kg à 25 ans et se trouvait trop grosse. Elle souhaitait atteindre le chiffre magique des 60 kg (poids souhaité). Car « quand on mesure 170 cm, on doit peser 10 kg de moins que sa taille ». Après un premier régime, elle atteignit 65 kg, un poids de stabilisation qu'elle semblait pouvoir maintenir sans trop grande difficulté. Cependant, 5 kg la séparaient encore de son objectif. Pour cela, elle décida d'entreprendre un régime plus sévère, qui lui fit perdre ses derniers kilos, mais elle ne put le poursuivre que quelques semaines. Très vite, elle revint à 65 kg et en peu de temps tous les kilos perdus se réinstallèrent, plus deux kilos de bonus. Elle pesait 75 kg à la fin de l'opération. Quand elle voulut se remettre au régime, elle s'aperçut que les mêmes efforts ne lui permettaient plus de se maintenir qu'à 68 kg. Son poids de stabilisation avait changé, il avait augmenté. Obstinée, elle renforça ses efforts. Et la même aventure se reproduisit. Elle maigrit puis regrossit. Et ainsi à plusieurs reprises. À force d'entêtement, elle finit, à 38 ans, par atteindre 80 kg. Et surtout, désespérée, elle finit par penser qu'elle serait bien heureuse de pouvoir seulement atteindre maintenant 65 kg. Malheureusement, un régime raisonnable ne lui permettait plus que de se maintenir à 70 kg. Ainsi, non seulement son poids en 13 ans était passé de 73 à 80 kg, mais encore son poids de stabilisation et son poids souhaité avaient augmenté de 5 kg, passant respectivement à 70 et 65 kg. Le rêve des 60 kg s'était envolé au fil des régimes.

Nous parvenons probablement là au moment le plus pénible de la perte de poids, celui où il faudra admettre qu'il n'est pas possible sans aggraver la situation d'atteindre le poids souhaité. Il y a là à faire un deuil de ces derniers kilos à perdre. C'est un renoncement difficile auquel certains ne parviendront qu'au prix d'un travail psychothérapique sur eux-mêmes, bien souvent avec l'aide d'un spécialiste.

Adapter le régime à la vie sociale

DÉGRADATION *de la vie sociale*

Les régimes amaigrissants ont, à juste titre, la réputation de ne pas être facilement compatibles avec une vie sociale normale. Il est vrai qu'ils conduisent rapidement à instaurer des comportements « asociaux » aboutissant, le plus souvent, à une réduction des échanges relationnels et à une détérioration de la convivialité. On voit apparaître de véritables conduites d'exclusion qui, à la longue, s'opposent à la poursuite du régime et se concluent par leur abandon. Car le patient, pris dans un épouvantable dilemme – préserver la qualité de sa vie sociale ou suivre son régime amaigrissant –, finit presque toujours par choisir la voie de la réintégration sociale et ainsi renoncer à sa perte de poids. Il arrive aussi, mais plus rarement, que le patient opère le choix inverse et préfère renoncer à sa vie sociale plutôt qu'à son poids.

Nous verrons comment ces conduites d'exclusion, qu'il faut considérer, au même titre que les compulsions ou les grignotages, comme des troubles des comportements alimentaires, s'organisent autour de deux processus centraux : la marginalisation et la désocialisation.

La marginalisation

Le processus de marginalisation consiste à s'exclure de son propre groupe social, en acceptant de manger différemment, au mépris des règles du partage. En premier lieu, bien sûr, au sein de la famille. Le membre de la famille au régime accepte l'idée de devoir manger différemment du reste de sa « tribu ». Les repas pourront alors être pris séparément ou ensemble mais avec des plats différents. Souvent, quand c'est la femme qui suit le régime, elle s'astreint à faire des cuisines différentes et s'impose d'assister aux repas des autres membres de la famille. À elle les légumes bouillis et les viandes grillées, aux autres les bons petits plats en sauce, qu'elle préparera d'ailleurs.

La famille P. est divisée en deux clans : celui des gros, la mère et sa fille, et celui des maigres, le père et son fils. Depuis des années les deux femmes essaient de maigrir et expérimentent tous les régimes. Tous les soirs, les deux clans se retrouvent à table, chacun avec sa cuisine. Les maigres mangent la cuisine traditionnelle familiale, les gros les regardent manger et craquent quand ils en ont assez de regarder les bons plats passer devant eux. Les maigres font préparer leurs repas par les gros et refusent obstinément la moindre concession à leurs habitudes.

En second lieu, le processus peut se poursuivre au milieu des amis. Les stratégies employées pour suivre le régime sont alors riches et variées. Elles peuvent consister à prévenir les amis chez qui l'on est invité de préparer un menu adapté, à apporter son propre repas ou plus simplement à refuser totalement ou partiellement les plats qui n'entrent pas dans la composition du régime.

INCIDENCE DU RÉGIME SUR LA FAMILLE

Étude de Debry sur 63 familles

Cette étude a été menée auprès de 63 familles dont l'un des conjoints était obèse. Elle était destinée à mesurer l'impact du régime sur le conjoint non obèse. Chaque obèse, essentiellement des femmes, suivait déjà un régime prescrit par un médecin ou qu'il s'était lui-même prescrit. Une enquête alimentaire et psychologique a été effectuée auprès de chaque personne et de son conjoint.

L'enquête alimentaire a tout d'abord montré qu'entre le régime prescrit et le régime suivi, il n'existait qu'une modeste cohérence. Les obèses suivaient assez bien leur régime à midi mais le repas du soir était comparable à celui de leur conjoint, qui lui ne semblait pas avoir modifié significativement sa manière de manger. Il faut souligner que seulement un quart des obèses interrogés disait avoir perdu du poids dans des conditions qu'ils pensaient pouvoir maintenir. Un autre quart avait maigri avec de grandes difficultés et la moitié n'avait pas perdu de poids. Ainsi, quand l'obèse est seul il suit son régime. De retour chez lui, s'il ne reçoit pas d'aide de sa famille, il choisit plutôt de manger suivant les habitudes familiales que suivant son régime.

L'enquête psychologique, quant à elle, a montré que, dans l'ensemble, l'attitude du conjoint ne paraissait pas très favorable au régime. Il n'y accordait généralement que peu d'intérêt. Dans la moitié des cas, il tolérait le régime par souci du bien-être de l'autre mais aussi afin d'être délivré de ses plaintes concernant son excès de poids. Pour l'autre moitié, l'attitude était soit indifférente soit hostile. Le régime était même parfois la cause de disputes conjugales et la source de tensions permanentes entre les conjoints. On comprend que c'est la cohésion de la cellule familiale qui est en cause quand les habitudes des repas sont remises en question. Il est naturel que le conjoint puisse parfois réagir brutalement à ce qu'il ressent comme un danger. Toutes les tentatives de gêner le régime ne sont pas obligatoirement malintentionnées.

Dans tous les cas, ces comportements conduisent à s'isoler, à se marginaliser au sein même de son cercle familial ou amical. Dans le même temps, un tiraillement permanent est ressenti : doit-on suivre son régime ou participer à la vie familiale ? Encore une fois, on voit comment les pensées pourront osciller de la culpabilisation à la frustration. Manger avec les autres deviendra un plaisir coupable car le régime est transgressé et c'est une faiblesse. Tandis que refuser la nourriture offerte par les amis sera à la fois frustrant et culpabilisant. Mais nous y reviendrons.

Désocialisation

Le processus de désocialisation n'est en fait que le stade ultime du processus de marginalisation. Plutôt que d'être confronté en permanence aux pensées pénibles, le patient cherche une échappatoire. Il la trouve cette fois en s'isolant davantage, en refusant de répondre aux invitations, en refusant les sorties au restaurant. Sa vie sociale se rétrécit et le patient se replie sur lui-même. Il évite ainsi la confrontation avec la culpabilité de la transgression ou la frustration de devoir assister sans y participer aux cérémonies de partage que sont les repas.

> La vie d'Anabelle est entièrement dédiée à son problème de poids. C'est une obsession constante. Elle se lève le matin en y pensant et se couche le soir en y pensant encore. Cette obsession devient pour elle un véritable handicap dans sa vie relationnelle depuis que les conséquences mettent en danger sa vie de couple et sa vie professionnelle. Dans sa vie familiale, elle refuse toutes les sorties dans sa belle-famille, d'origine antillaise, qui représente pour elle un danger de devoir manger des plats trop riches et un supplice de devoir systématiquement refuser ce qu'on lui offre. Toutes les occasions de passer les vacances en famille ont été contournées sous différents prétextes. Son mari a renoncé à l'emmener dîner au restaurant, les discussions qui précédaient étaient devenues trop difficiles. Dans sa vie professionnelle, elle forme avec quelques collègues de son entreprise un petit groupe de personnes qui partagent les mêmes préoccupations pondérales. Elles sont toutes convaincues que la nourriture du restaurant d'entreprise n'est pas compatible avec leur régime. Elles renoncent donc à y déjeuner, préférant rester dans leur bureau. Tous les midis, Anabelle « mange dans son tiroir », elle en retire un substitut de repas et un yaourt. Depuis quelques mois sa Direction lui reproche même de ne plus entretenir avec ses collègues de relations professionnelles normales et de « faire bande à part ». Anabelle souffre de la dégradation de sa vie relationnelle mais son surpoids lui importe davantage.

Ainsi, face aux difficultés de vivre à la fois une vie sociale normale et de suivre son régime sans le transgresser, il existe donc deux issues possibles : abandonner le régime ou s'isoler de son entourage. Dans la plupart des cas, le régime sera suivi dans un premier temps puis abandonné dans un second. Plus rarement, heureusement, c'est le processus d'exclusion qui sera choisi pour résoudre la difficulté de suivre le régime.

LE PRINCIPE *de cohérence*

Il est certain qu'un régime alimentaire, quel qu'il soit, se doit d'être adapté à la vie sociale. C'est donc l'un des objectifs souhaitable d'un régime amaigrissant : préserver les échanges relationnels tout en permettant de réduire la richesse des repas. C'est à partir du travail sur le carnet alimentaire que nous parviendrons à individualiser l'alimentation.

Le carnet alimentaire permettra d'établir les relations entre certains paramètres environnementaux et la composition des repas. L'heure, l'endroit où il est pris et les personnes avec lesquelles il est partagé déterminent le contexte social d'un repas. Et chacun de ces paramètres est susceptible d'influencer la composition du repas.

L'heure : la composition des prises alimentaires sera différente selon le moment de la journée, petit déjeuner, dîner, goûter…

Le lieu : les repas seront différents selon qu'ils seront pris à la maison, au restaurant, chez des amis…

Avec qui : selon que l'on sera seul, en famille, avec des amis, avec des clients, etc., les repas seront également fort différents.

Entre le contexte des repas et leur composition, le mangeur, quelles que soient ses habitudes, s'efforce de préserver *un principe de cohérence*. Énoncé simplement, ce principe exprime qu'il n'est pas possible de manger n'importe quoi, avec n'importe qui et n'importe où. En fonction des lieux et des personnes qui partagent notre nourriture, nous n'aboutirons pas à la même définition des repas. Ainsi, lors d'un repas de mariage, nous ne mangerons pas n'importe quelle sorte d'aliments mais précisément ceux qui caractérisent le repas de mariage, ceux qui sont toujours présents dans tous les mariages de tradition occidentale. À tel point que s'ils n'y sont pas, on ne pourra parler de mariage : champagne, canapés, pièce montée. Le mangeur, même dans le cadre d'un régime amaigrissant, se doit pour marquer sa participation de partager ces aliments. S'il s'en abstient, on peut considérer, dans une certaine mesure, qu'il n'a pas participé à la célébration. Un peu comme s'il en avait été absent. Par conséquent, ces aliments doivent pouvoir être intégrés dans la conception qu'il se fait de son régime.

Si le mangeur cherche à suivre son régime à la lettre, il devra s'efforcer de réunir à chaque repas les quatre principaux groupes d'aliments : légumes, féculents, protéines et laitages. On conçoit qu'il puisse le plus souvent y parvenir mais sans doute pas à chaque repas. Il n'en aura d'ailleurs ni la possibilité ni le désir. Il sera, s'il souhaite rester cohérent avec le contexte de ses repas, amené à parfois manger plus ou moins que cela. Illustrons notre démonstration par quelques exemples.

• *Manger moins.* Supposons que nous dînerons dans un restaurant chinois ou japonais. Nous pourrons sans aucun doute y trouver des légumes, des féculents et des protéines. Mais certainement pas de laitages. Si nous restons cohérents, nous devons nous attendre à trouver dans un restaurant chinois de la nourriture chinoise et sûrement pas nous attendre à ce que l'on nous serve de la tomme de Savoie. Par conséquent, inutile d'en chercher. Inutile également de vouloir rattraper cet « écart » en se précipitant à la maison pour manger le yaourt qui équilibrerait le repas. Demain, il y aura des laitages.

• *Manger plus.* À l'opposé, nous pouvons être amenés à manger plus richement. Le jour de notre anniversaire, nous fêterons l'événement autour d'un repas qui apportera légumes, féculents, protéines et fromages et naturellement en plus les aliments qui caractérisent l'événement et sans lesquels il n'est pas possible de parler d'anniversaire : champagne et gâteau... d'anniversaire avec des bougies. Si nous respections les règles du régime amaigrissant à la lettre, nous devrions remplacer le champagne par de l'eau et la part de gâteau par une pomme. Inutile de dire qu'ainsi nous obtenons un beau régime mais que nous perdons un anniversaire. Ce que l'on comprend, c'est que bien souvent l'aliment est justifié par son contexte. Ce jour-là, manger un gâteau et trinquer en famille avec une coupe de champagne n'avait rien d'incongru alors que l'eau et la pomme étaient parfaitement incohérents.

> Adeline, 27 ans, 59 kg et 165 cm, suit son régime scru–pu–leu–se–ment. Le jour de son anniversaire, elle refuse de faire un écart. Elle oblige son mari à fêter l'événement en remplaçant le gâteau traditionnel par des biscuits de régime dans lesquels elle réussit à planter quelques bougies. Ensemble, ils passent la soirée en chantant *Happy Birthday*...

Ainsi, tous les mangeurs « normaux », j'entends par là ceux qui ne s'obligent pas à suivre des régimes amaigrissants, possèdent une qualité déterminante pour leur équilibre psychique, ils savent être cohérents avec le contexte de leur repas. Ce qu'ils mangent a toujours un rapport avec ce qu'ils vivent et, pourrait-on ajouter, avec ce qu'ils ressentent. Ils se laissent guider par le principe de cohérence. Et chaque mangeur, bien qu'il soit marqué par ses choix alimentaires, sait s'adapter à son environnement. Tous les mangeurs, sauf ceux qui suivent des régimes amaigrissants. Ceux-là ne savent plus le faire.

La plupart du temps, ce sont les circonstances qui détermineront la forme du repas. Il existe des repas de mariage, des repas de pique-nique, des repas d'affaires, des repas de famille, des repas entre amis, des repas solitaires... Nous pouvons ainsi dire que nous faisons des repas de circonstance. En réalité, nous suivons des codes sociaux dont nous n'avons pas conscience, qui s'imposent à nous et que nous ne nous permettons pas de transgresser. Ainsi, il n'est pas possible de recevoir ses amis avec des sandwiches au pâté, de manger des pièces montées dans les supermarchés, de pique-niquer chez les beaux-parents ou d'aller au café manger une salade niçoise quand on reçoit son

client le plus important. Chaque repas obéit à des lois que nous observons sans nous interroger, aussi naturellement qu'une respiration. Grâce à quoi nous sommes cohérents avec les situations que nous vivons. Sauf quand nous nous mettons au régime. Le mangeur au régime ne s'adapte plus, il fait son régime. D'où vient l'erreur ?
Dans un régime, on enseigne au patient qu'il doit équilibrer ses repas en mangeant dans la mesure du possible des légumes, des féculents, des protéines et des laitages. Il doit s'efforcer, s'il le peut, de réunir ces quatre groupes d'aliments. Tout en les consommant avec peu de matières grasses. Le mangeur au régime s'efforce d'appliquer à la lettre ces nouvelles consignes alimentaires. Il les respecte tellement bien qu'il n'hésite pas à faire son régime partout où il se déplace.
Bien sûr, le principe de cohérence parle de ce qu'il faut manger pour préserver la qualité de sa vie sociale. Mais il n'indique rien des quantités d'aliments qu'il faut absorber. Le problème du contrôle des quantités est un second problème, qui n'a que très peu à voir avec la place des aliments dans la vie sociale. Si manger une petite part de son gâteau d'anniversaire est compatible avec le projet de perdre du poids, il le devient de moins en moins au fur et à mesure que la part de gâteau s'agrandit. Et il nous reste à savoir, dans nos relations avec les autres, jusqu'où il est possible de refuser et jusqu'où il est nécessaire d'accepter ce que l'on nous offre. Car, dans le souci de respecter l'autre comme dans celui de se respecter soi-même, nous n'avons ni la possibilité de refuser tout ce qui nous est offert, ni celle de tout accepter.

LA FONCTION SOCIALE *du repas*

« Celui qui reçoit ses amis et qui ne donne aucun soin personnel au repas qui leur est préparé n'est pas digne d'avoir des amis[1]. »
Le repas est un acte social organisé autour de règles non écrites mais dont chacun prend conscience dès lors qu'il les transgresse. Il est un lieu d'échanges où les uns donnent la nourriture tandis que d'autres la reçoivent et, ensemble, ils la partageront. En adoptant les habitudes alimentaires de son groupe social, l'individu renforce son identification à ce groupe et par là même se distingue de l' « autre ».

Le don

« Convier quelqu'un, c'est se charger de son bonheur pendant tout le temps qu'il est sous notre toit[2]. »
Ainsi, quand un hôte convie ses amis ou sa famille à un repas, leur offre-t-il seulement l'absorption de quelques calories ? Quand il les invite à partager avec lui « sa » fameuse blanquette de veau, se contente-t-il de leur offrir un simple morceau de viande ? La préparation d'un repas se déroule selon une procédure longue et accaparante que nous allons décomposer ensemble.

1 et 2. Brillat-Savarin.

Il faut tout d'abord choisir ses invités, composer sa table. Avec qui souhaite-t-on passer la soirée ? Et qui souhaite-t-on réunir autour de la table ? Les invités seront-ils heureux de se retrouver ensemble ? Ceux-là ne se connaissent pas, vont-ils bien s'entendre ? Et ceux-là se connaissent déjà mais ne s'apprécient pas, mieux vaut éviter de les réunir. Ensuite, il faut songer à un menu. Celui-ci ne mange pas de poisson, celui-là a déjà goûté ma blanquette de veau lors du dernier dîner. Ou encore, celui-là adore ma marquise au chocolat, mais il fait encore un régime… Puis viennent les achats, il faut trouver le temps de faire les courses, d'aller acheter ce qu'il manque, de prendre les fromages chez le crémier de la rue Madeleine, il n'y a que là qu'ils sont bons. Il faudra dépenser de l'argent, mais faire attention à ne pas être trop dépensier. Néanmoins, il faut se procurer les meilleurs produits. Puis vient le temps de la préparation. Il faudra penser à rentrer plus tôt pour mettre la viande à mariner ; prévoir du temps pour préparer l'entrée ; le plat, quant à lui, sera confectionné à la dernière minute… Pour gagner du temps, on dressera la table la veille. Il faudra penser à sortir les verres à pied et les couteaux en argent. Il n'y a plus de serviettes assorties à la nappe, il faudra penser à s'en procurer. La maison doit être en ordre. Il ne faudra pas oublier de ranger le bureau, qui ressemble à un chantier. Il faudra nettoyer le salon à fond. Puis quand tout sera fin prêt, les invités arriveront. Il faudra alors les accueillir, servir les apéritifs, prendre des nouvelles de chacun, remplir les verres vides, les servir tout au long de la soirée, veiller à ce que chacun ne manque de rien et passe un moment agréable.

Quand, à la fin de la soirée, tout le monde est heureux et quitte la maison en remerciant les hôtes pour leur hospitalité et l'excellent repas qu'ils ont dégusté, ils manifestent, en réalité, leur reconnaissance pour tout ce qui leur a été donné au cours de la soirée. Le temps consacré à penser au menu, à le préparer, l'argent dépensé, l'énergie déployée pour que chacun se sente chez lui, les attentions et l'amour mis dans le choix et la préparation de tous les mets offerts. Et au bout du compte, ce que l'on reçoit, ce que l'hôte a donné, c'est bien autre chose que des aliments et des calories, c'est de l'amour. Ce qu'il a donné c'est une partie de lui-même. Et, finalement, si ce qu'il donne est un peu de lui-même, ce que nous mangeons n'est-ce pas un peu lui ?

Imaginons alors que l'un des convives, prétextant son régime, refuse, même poliment, de manger le repas. Se contente-t-il ainsi de refuser quelques grammes de graisses ou de sucres ? En réalité, ce qu'il rejette c'est le don de soi qui lui a été offert. On comprend mieux, alors, le caractère agressif de ce refus. Il peut profondément blesser son hôte.

On sait que, dans certaines sociétés, ce geste est considéré comme une véritable marque d'hostilité, un affront irréparable qui peut entraîner une rupture des liens d'amitié qui unissaient les convives. Dans nos sociétés modernes, sans aller toujours jusque-là, il n'en reste pas moins que ce refus est considéré comme un geste agressif à l'égard de l'hôte qui reçoit.

> Cécile ne contrôle pas son alimentation, tout particulièrement lors des repas chez ses amis. Elle mange « comme quatre » quand elle est invitée avec son mari. Car ce dernier, très à son aise en société, passe son temps à parler et a l'habitude de laisser son assiette intacte. Cécile en ressent un profond malaise et se sent obligée de manger plus que sa part. Un peu comme si elle voulait, à elle seule, manger la part des deux. Elle ressent confusément ce que l'attitude de son mari peut avoir de blessant pour la maîtresse de maison et cherche, en quelque sorte, à la racheter en mangeant d'autant plus.

Au Japon, où la coutume est de distribuer en chaque occasion de la nourriture à ses invités, il est d'usage de noter sur un carnet prévu à cet effet, sur deux colonnes, chaque don reçu, avec en face le nom de son donateur. Cette pratique permettra de déterminer, le moment venu, ce qu'il faudra rendre en retour aux autres foyers, « en vertu du principe de réciprocité et de la relation sociale [1] ». Car la famille qui a reçu un don lors d'un événement quelconque sera à l'avenir redevable d'une prestation équivalente lorsqu'à son tour elle recevra le donateur. Plus l'intimité de la relation est grande plus le don se doit d'être important. C'est ainsi que « l'examen des listes de dons reçus par un même foyer permet de comprendre non seulement quelles sont ses familles alliées, mais aussi quelle est l'importance des relations qui l'unit à chacune d'elles ».

Chez les Indiens américains, l'usage veut également que l'invité honore son hôte en lui faisant un don. Cependant, conscient d'en faire ainsi son débiteur, il est très incorrect de donner un cadeau d'une valeur supérieure à celle du cadeau qui pourra être rendu. L'hôte doit pouvoir s'affranchir de sa dette et ainsi se libérer en restituant un don équivalent.

On voit, à travers ces exemples, que la notion de don existe dans toutes les sociétés. Elle est plus ou moins explicite mais toujours présente dans l'organisation de la relation sociale. Par le repas, l'hôte et son invité scellent, en quelque sorte, un pacte d'union sociale. Un simple refus ou un refus maladroit seront interprétés comme une agression à l'égard de ce pacte.

Le partage

Le don de soi n'est pas seul à se mettre en scène au cours du repas. Si tel était le cas, le comble d'un repas réussi serait d'offrir à chaque invité son plat préféré. L'hôte, pour recevoir de son mieux, n'aurait qu'à s'enquérir des goûts particuliers de chacun et préparerait, pour l'un, un succulent cassoulet, pour l'autre, un merveilleux veau Marengo et pour le suivant un inoubliable bœuf bourguignon. On voit bien, même si chacun ressent un profond plaisir, que ce

1. Cobbi, 1993.

repas idéal est altéré par une absence. Celle du partage. Manger à la même table, c'est bien. Partager le même plat, c'est mieux. Il y a là quelque chose de l'ordre de la communion, de l'incorporation d'un aliment commun et d'une expérience commune. « Dans toutes les sociétés, qu'elles soient frustres ou complexes, l'établissement et le maintien des relations humaines passent avant tout par le partage de la nourriture[1] ». Il y a là, également, certainement l'explication du succès récent de tous ces plats conviviaux que l'on voit apparaître depuis quelques années – raclette, pierrade, fondue… qui consistent non seulement à manger la même nourriture mais encore dans le même plat. Manger des plats différents ne se fait facilement qu'au restaurant, et encore chacun est-il tenté de partager son plat avec son voisin. Quand on goûte une nouvelle cuisine, il n'est rien de plus joyeux que de commander plusieurs plats et de picorer à plusieurs dans chacun d'eux. La joie viendra de la possibilité de commenter ensemble ces nouvelles découvertes et de partager des sensations communes.

Le plaisir n'est réellement entier que s'il est partagé. Il faut que l'on puisse échanger ce que l'on ressent et que l'on puisse se souvenir ensemble. « Nous ne nous asseyons pas à table pour manger mais pour manger ensemble[2] . »

Michèle participait à une petite réunion d'amis autour d'un goûter d'anniversaire. Chaque convive attendait, à son tour, de recevoir sa part du gâteau quand elle s'entendit dire : « Non merci, je fais un régime. » Comme chacun semblait approuver et comprendre, personne ne prêta guère plus d'attention à la pauvre Michèle. Et l'on servit l'invité suivant, qui déjà tendait son assiette. En somme, une situation bien banale de la vie sociale. Les invités s'assirent tous en cercle, pour déguster leur gâteau sur leurs genoux tout en bavardant agréablement. Cependant, celle qui avait refusé le gâteau s'était installée en léger retrait du cercle d'amis. Elle regardait les mangeurs se régaler et ne participait plus ni au repas ni à la fête.

L'identification du mangeur

Est-ce à dire que nous sommes obligés pour autant d'accepter tous les plats et boissons qui nous sont proposés ? Sommes-nous des marionnettes agitées par les fils des conventions sociales ? Bien que le repas soit organisé selon un ensemble de règles, nous disposons d'une certaine marge de manœuvre au sein de laquelle il nous est possible de nous déterminer, de nous distinguer et, finalement, de nous affirmer en tant qu'individu au sein même de notre groupe social. Tout en respectant les règles du groupe, il est possible de faire valoir ses propres choix, ses goûts et ses préférences, son propre particularisme. Au cours du

1. Farb et Armelagos, 1985.
2. Plutarque.

repas, le comportement de chaque individu sera dicté par la nécessité qu'il a, face à lui-même, de rester intègre sans, néanmoins, affronter le groupe, et ainsi établir un compromis entre des règles individuelles et des règles collectives. L'histoire de chaque personne marque ses choix alimentaires, et sa volonté de contrôler son poids n'en est qu'un aspect. En cela, elle ne change rien à l'obligation qu'elle a d'affirmer ses propres règles face à un groupe qui revendique les siennes, sans pour cela s'en désolidariser. Quant au groupe, il a, lui aussi, le devoir de reconnaître, dans une certaine mesure, les différences individuelles. Une assemblée ne saurait tenir rigueur à un musulman de refuser un verre de vin, à un juif de s'abstenir de manger du porc ou à un végétarien de ne pas manger de viande. La bienséance veut, au contraire, qu'on ne les embarrasse pas en les mettant en situation de devoir refuser la nourriture qu'on leur proposera. Entre chaque communauté et les membres qui la composent s'établit ainsi une sorte de pacte où l'on s'accorde pour respecter à la fois la singularité de chacun et l'unité de l'ensemble. Quand les choix de l'individu s'affirment en violant l'unité du groupe ou quand la loi du groupe s'affirme avec autorité en étouffant la particularité de l'individu, ils provoquent, de part et d'autre, des réactions qui s'exprimeront le plus souvent par des manifestations d'agressivité et de rejet, compromettant ainsi la cohésion sociale. Face au conflit naissant, l'individu ne peut réagir qu'en se soumettant, et donc en renonçant à ses choix, ou en s'excluant du groupe. C'est, en effet, ce que l'on constate quand les patients s'astreignent à suivre un régime amaigrissant. La rigidité qu'ils mettent à suivre leurs choix alimentaires les entraînent vers une confrontation avec les lois du groupe. Cette dernière se fait le plus souvent à leur détriment. Le patient préférant renoncer à son régime plutôt que de s'isoler de son groupe social.
Le processus d'identification sert à la fois à s'intégrer à son groupe et à se distinguer des autres. Ainsi, on se reconnaît au milieu des siens en même temps que l'on se démarque des autres.

S'il est un régime qui illustre parfaitement bien ce processus d'identification, c'est bien le régime alimentaire hébraïque, l'alimentation cacher. Les règles imposées par les textes sacrés sont extrêmement spécifiques et certainement contraignantes sur un plan pratique. Elles caractérisent et conditionnent le mode de vie alimentaire des juifs. Fondamentalement, elles reposent sur le concept de la pureté des aliments. Ceux-ci sont définis « purs » à partir de considérations religieuses et philosophiques, et non médicales comme on peut parfois l'entendre. La notion de pureté est définie en fonction de la vision biblique du monde et de la place de l'homme par rapport aux autres êtres vivants. La liste des aliments consommables est donnée dans la Bible sans autre explication que leur appartenance à la catégorie des bêtes dites « pures ». Cette règle est assortie d'autres telles que : « Tu ne feras cuire un chevreau dans le lait de sa mère [1] » ou « Vous ne mangerez pas la chair avec son âme, c'est-à-dire avec son sang [2] ». Ces règles supplémentaires imposent sur le plan pratique de nouvelles contraintes matérielles, comme l'obligation de manger les produits carnés dans une vaisselle consacrée à cet usage et les produits laitiers dans une vaisselle différente sans jamais pouvoir les mélanger. Elles obligent également à ritualiser l'abattage des bêtes et à les vider de leur sang afin de les rendre consommables. Comme nombre de produits alimentaires sont conçus à partir de dérivés d'animaux, ces produits deviennent interdits, dans la mesure où ces dérivés d'animaux sont issus de bêtes qui n'ont pas été abattues selon le rituel obligatoire.

Dans la pratique, les juifs respectent plus ou moins ces règles alimentaires. Plus ils seront pratiquants, plus il leur sera difficile de manger à l'extérieur de chez eux ou de se rendre chez des personnes qui ne respecteraient pas les mêmes règles. Dès lors qu'ils acceptent de manger dans un autre foyer que le leur, c'est que la famille qui les accueille s'astreint également à suivre des règles identiques. Plus ils sont proches de ces règles alimentaires, plus il devient matériellement impossible de côtoyer des mangeurs ne respectant pas les mêmes règles. C'est ainsi que le processus d'identification fonctionne à plein, dans ce sens qu'il permet au mangeur à la fois de s'intégrer à une communauté observant les mêmes pratiques, et donc de s'identifier à elle, et de le distinguer de toutes celles observant des pratiques différentes. À l'inverse, plus le mangeur s'éloigne de ces pratiques alimentaires et plus il a la possibilité de s'intégrer à des communautés culturellement éloignées. Sur ces points, les textes sacrés ne dissimulent pas leurs intentions, comme on peut le lire dans le Lévitique : « C'est moi, Yahvé, votre Dieu, qui vous ai séparé des autres peuples, et ainsi vous séparerez la bête pure de l'impure, l'oiseau impur du pur et vous ne vous rendrez pas abominable par la bête, par l'oiseau, par tout ce dont fourmille le sol, bref, par ce que j'ai séparé de vous comme impur. » Comme le fait très justement remarquer l'historien Jean Soler, « la nourriture qui est prescrite sert d'isolant. [...] Peu importe, à la limite, de quoi est constituée cette nourriture pourvu qu'elle distingue de celle des peuples environnants. »

LE PROTOCOLE *du repas*

Voyons comment s'établit, autour du repas, le consensus entre l'individu et la communauté avec laquelle il partage sa nourriture. Pour cela, nous distinguerons plusieurs groupes de plats : les plats servis, les plats à disposition et les plats d'appoint. Chronologiquement, le repas commence par un apéritif. Selon la boisson proposée, le comportement diffère. S'il s'agit d'un

1. Deutéronome.
2. Genèse.

champagne, il est délicat, voire difficile de le refuser. Car il est question, là, de partager le vin, aliment symbolique s'il en est. Tous les grands événements se célèbrent au champagne. C'est, certes, un bon vin, mais, surtout, il s'agit là de boire à la même bouteille, à la même coupe. Il faut partager et choquer les verres pour ensuite communier et incorporer la même boisson. Ainsi, si j'invite mes amis à fêter ma nouvelle promotion, ce que je souhaite partager avec eux n'est, bien sûr, pas tant le champagne que ma joie. Dans l'Antiquité, les Grecs consommaient le vin après le repas au cours d'une cérémonie nommée symposion. Seules y étaient invitées les élites élevées au rang de citoyens. « Le symposion se présente comme le principal moyen d'agrégation sociale. Les buveurs sont unis par leur appartenance à la classe aristocratique, par leur formation intellectuelle et poétique, ainsi que par une vision commune des buts et des modalités de la lutte politique (1) ». Ne pas y être convié signifiait le refus de la communauté d'intégrer un nouveau membre. Aujourd'hui, refuser de trinquer peut être interprété comme une volonté de se distinguer du groupe. Ne pas lever son verre d'une façon ostentatoire traduit le désir d'attirer l'attention sur sa volonté de s'affirmer différent et d'avouer son hostilité à l'événement célébré. Au contraire, quand les boissons sont laissées au choix, chacun est prié d'exprimer sa différence et retrouve la liberté de réclamer son breuvage préféré : alcools forts, vins cuits, sodas, eaux minérales gazeuses, jus de fruits... Le plaisir de l'hôte est, alors d'un autre ordre. Il consiste à pouvoir satisfaire le désir de son invité. Si ce dernier manifeste le désir d'un simple verre d'eau, l'hôte sera un homme heureux de pouvoir le lui offrir. À l'inverse, l'invité pourrait mettre son hôte dans une situation embarrassante en ne formulant que des vœux impossibles à satisfaire.

Dans le cas de la boisson commune, la marge de manœuvre consiste à limiter le nombre de verres, seul le premier est indispensable. Les suivants ne le sont plus. Car l'obligation n'est pas de boire mais d'avoir sacrifié au rite. Une fois accompli, nous sommes libérés de notre devoir de participation. Pour les autres boissons, la marge de manœuvre est plus grande puisqu'elle réside à la fois dans la liberté de choisir selon ses préférences et de déterminer les quantités absorbées. Avec les boissons sont présentés les amuse-gueules. Ils sont destinés à faire patienter les convives dans l'attente du repas. Ils agrémentent les conversations de début de soirée, au cours desquelles chacun peut faire connaissance avec d'éventuels inconnus avant d'aller s'asseoir à la même table et de partager la nourriture. Les gâteaux d'apéritif sont laissés à la disposition de tous, chacun étant parfaitement libre de se servir comme il l'entend sans encourir le regard évaluateur de l'entourage.

Puis, on passe à table et viennent les plats. L'entrée et le plat principal sont des plats

1. Massimo Vetta.

servis. Il est difficile, voire impossible de les refuser. Néanmoins, il n'est pas obligatoire de tout manger. Le cas échéant, il faudra judicieusement déterminer quelle quantité du plat il est convenable de laisser dans son assiette sans vexer son hôte. Il nous arrive à tous de nous trouver face à des plats que nous détestons. Dans ce cas, la stratégie consiste à en manger le moins possible tout en détournant de nous les soupçons de ne pas avoir apprécié le plat. Laisser plus de la moitié de l'assiette semble insuffisant pour y parvenir. Le quart serait plus discret. Mais peut-être est-ce seulement le tiers ou le cinquième. La frontière semble assez floue et doit sûrement être en rapport avec la personnalité et la relation établie entre celui qui offre et celui qui refuse. Dans tous les cas, nous agissons en fonction d'un petit baromètre nous indiquant jusqu'où il est possible d'aller trop loin sans créer l'incident ou tout au moins sans se faire désigner du regard.

À côté des plats servis se trouvent des aliments laissés à disposition. Ce sont le pain et le vin. Comme nous l'avons vu, une fois que l'on a sacrifié au rituel du partage du vin, il n'est plus obligatoire d'accepter les verres suivants. Un refus poli n'entraîne pas systématiquement une nouvelle proposition insistante de la part de l'hôte. Il est même de plus en plus fréquent de rencontrer des convives assurant qu'ils ne boivent pas de vin à table sans que cela paraisse choquant. Néanmoins, ceux-là seront souvent soupçonnés de ne pas être de bons vivants. Leurs qualités de fin gastronome seront remises en question : « Comment peut-on apprécier un bon fromage sans l'accompagner d'un verre de vin ? » Un bon convive doit savoir boire. Quant au pain, c'est à peine s'il est considéré comme un aliment. Il semble davantage assimilé au statut de condiment. C'est pourtant, si l'on peut dire, un féculent de la même farine que les pâtes. Mais il est exceptionnel qu'il soit mentionné dans le menu. Quand on demande à une personne de décrire le repas qu'elle vient de consommer, elle omet systématiquement le pain qu'elle a mangé mais n'oublie jamais de citer la portion de riz, de pâtes ou de pommes de terre. C'est dire à quel point il est facile de ne pas se faire remarquer si l'on n'en mange pas à table.

Les plats qui suivent le plat principal sont, de mon point de vue, des aliments d'appoint. Ils sont destinés à égaliser les appétits. Autour d'une table, il y a toujours de petits et de grands mangeurs. Les premiers combleront leur appétit après les plats servis tandis que les seconds, plus difficiles à rassasier, se combleront en complétant le repas avec la salade et le fromage. Il arrive d'ailleurs souvent que ces derniers soient proposés « en option ». L'hôte proposant fréquemment aux convives de décider eux-mêmes s'ils souhaitent ou non qu'ils soient servis. Il est par conséquent toujours possible de prétendre qu'on a déjà fort bien mangé. Le repas était fort bon et fort copieux et la faim n'est plus suffisante pour entamer la salade ou le fromage. Surtout s'il s'agit de ne pas en manger pour ensuite faire honneur au dessert.

Plats servis	Plats à disposition	Plats d'appoint
Champagne Entrée Plats Dessert Corbeille de fruits	Gâteaux d'apéritif Boissons d'apéritif Pain Vin à table	Salade Fromage

Car le dessert semble bien avoir un statut intermédiaire entre le plat servi et le plat d'appoint. L'attitude des convives sera fonction de la manière dont le considère l'hôte. S'il s'agit d'une corbeille de fruits, c'est davantage un plat à disposition. S'il s'agit d'un gâteau, c'est un plat servi. Dans ce cas, tout dépend de ce qui est investi dans le don. Plus l'hôte se sera investi de sa personne, plus il sera difficile de refuser. S'il est préparé par l'hôte lui-même, l'investissement est très supérieur à celui d'un gâteau simplement acheté. Et encore, si le gâteau est coûteux, s'il a été choisi avec une attention particulière en fonction des goûts des convives, la valeur du don augmente et le rend plus difficile, voire impossible à refuser. Le dessert est sans doute le moment le plus délicat du repas. Il arrive après tous les autres plats à un moment où la faim n'est plus toujours présente. Le refuser doit se faire avec le plus grand tact et la plus grande diplomatie.

Adrien déteste le tiramisu. Par malchance, le dîner se termine par ce redoutable gâteau. Il s'apprête à refuser poliment, arguant du fait que le repas était déjà très copieux. Aussitôt, les regards angoissés du maître et de la maîtresse de maison se tournent vers lui. L'hôtesse lui fait remarquer que le gâteau a été confectionné avec amour par le maître de maison lui-même, dont c'est la grande spécialité. Il y a passé la matinée. Impossible, après ce rappel à l'ordre, de se dérober à ses obligations. Adrien tend son assiette. Il reçoit une petite part, qu'il mange en l'accompagnant de commentaires signalant qu'en effet il s'agit bien d'un tiramisu des plus fameux. L'incident est évité. Chacun a joué son rôle.

Refuser les épinards à la moelle de bœuf et à la sauce à la menthe

Au cours d'un repas, il n'est ni possible de tout refuser ni possible de tout accepter. Refuser tout ce qui est offert revient à refuser les lois de la convivialité : le don de soi et le partage. Tout accepter revient à perdre son identité de mangeur, à n'être plus personne. C'est donc dans une position intermédiaire que se trouve la bonne solution.

Refuser ou accepter les plats à disposition et les plats d'appoint ne posent pas de problèmes particuliers. Ces plats sont rarement offerts avec une grande insistance, il est donc toujours possible de ne pas en consommer plus qu'on ne le souhaite. Les accepter dépend seulement des goûts et des choix alimentaires du mangeur. En revanche, les plats servis, qui typiquement s'inscrivent dans la logique du don et du partage, sont plus délicats à gérer. Les refuser systématiquement n'est pas une attitude recommandable. Pourtant, nous avons tous connu des situations où nous ne souhaitions pas manger ce que l'on nous présentait. Imaginons que nous voulons refuser un plat que nous détestons plus que tout au monde : les épinards à la moelle de bœuf et à la sauce à la menthe.

Je suis invité pour la première fois à dîner chez mes futurs beaux-parents, c'est la rencontre au sommet et voici les épinards qui arrivent sur la table. Refuser d'en manger ? Il n'en est pas question. C'est la grande spécialité de ma future belle-mère et elle a mis une journée à les préparer. « Tenez mon petit Jean-Jacques, vous m'en direz des nouvelles. » Je tends alors mon assiette avec un large sourire : " J'en prendrai juste un peu, l'apéritif et l'entrée étaient si copieux, je n'arriverai jamais jusqu'au dessert. Joséphine m'a dit que vous étiez une pâtissière hors pair. Je vais me réserver pour le dessert. " Mais une fois les épinards dans l'assiette, comment faire pour ne pas en manger ? Chaque bouchée me soulève le cœur. Comment peut-on avaler une chose aussi immonde ? Le moindre des respects que je puisse accorder à ma personne est de me faire le moins de mal possible. Cependant ma future belle-mère a l'œil rivé sur mon assiette. Je décide d'en manger une petite partie et d'en laisser autant que possible. Malheureusement, je n'échappe pas au regard inquisiteur de la cuisinière : « Vous n'aimez pas, mon petit Jean-Jacques ? » C'est là qu'il faut faire preuve de finesse : « Ma chère Gisèle, je n'ai jamais mangé des épinards aussi fabuleux de toute ma vie. D'ailleurs, je ne partirai pas d'ici sans que vous m'ayez donné le secret de cette merveilleuse recette. Mais pour les réussir comme vous l'avez fait vous avez dû y passer des heures. Vous n'auriez jamais dû vous donner tant de mal. » Gisèle devient rouge de plaisir. Elle range ses épinards et s'enfonce au fond de sa chaise avec un soupir d'aise. Décidément, son futur gendre lui convient tout à fait. Un homme qui apprécie à ce point les épinards à la moelle de bœuf et à la sauce à la menthe ne peut pas être tout à fait mauvais.

Que s'est-il passé au cours de cette petite scène ? Gisèle a préparé un plat dans lequel elle a mis tout son amour, c'est le plat de la famille. Manger ce plat, c'est à la fois dire que l'on accepte d'entrer dans la famille et que l'on reçoit la preuve d'amour. En échange de ce qu'elle offre, la maîtresse de maison attend quelque chose. Ce qu'elle espère recevoir c'est aussi de l'amour, qui lui sera témoigné en acceptant de manger « ses » fameux épinards. Cependant Jean-Jacques ne les supporte pas. Il ne peut accepter de les manger. Il a lui-même des goûts et des préférences alimentaires à faire valoir. Ceux-ci définissent son identité alimentaire de mangeur. Il se doit de les affirmer avec fermeté mais sans désobligeance. Quelle attitude adopte-t-il ? Il accepte d'en manger une part pour marquer qu'il accepte le gage d'amour et il en laisse une autre part par respect pour ses propres choix. Néanmoins, la part qu'il a laissée n'est pas passée inaperçue. Ce qu'il laisse dans son assiette ce ne sont pas des épinards mais une partie de l'amour qui lui a été donné. Par conséquent, ce qu'il doit restituer en retour c'est une part équivalente d'amour. Il le fait en complimentant son hôtesse, lui faisant ainsi comprendre qu'il est conscient de ce qu'elle lui a offert et qu'il l'en remercie. Jean-Jacques a parfaitement bien joué son rôle. Il a affirmé son identité de mangeur sans heurter la maîtresse de maison et a respecté les règles du don et du partage.

Chaque mangeur sait trouver la juste mesure, et composer avec ses choix alimentaires. Il ne passe jamais son temps à les justifier. Si je n'aime pas les épinards, je n'ai pas besoin d'expliquer que ma mère m'obligeait, quand j'étais petit, à finir les assiettes de toute la famille. Si je ne bois pas de vin, je n'ai aucune raison de fournir à chaque occasion une excuse quelconque. Et si je cherche à perdre du poids et que je souhaite limiter ce que je mange, je n'ai pas non plus l'obligation ni de me justifier ni de m'excuser dans la mesure où je respecte le groupe qui m'accueille. Ne pas savoir refuser peut traduire une difficulté à s'affirmer face aux autres et à faire valoir une opinion ou une position différente. Dans ce cas, augmenter ses capacités d'affirmation de soi se révélera à long terme une meilleure solution et un thème de travail personnel pour atteindre son objectif de perte de poids.

L'insistance de certaines personnes à nous faire manger ne doit pas toujours nous faire douter de leurs bonnes intentions. Certaines, inconsciemment, cherchent à protéger la cohésion sociale qu'elles sentent en danger d'éclatement, comme on peut le voir dans les familles où la mère s'isole pour suivre son régime. Les autres membres dressent, volontairement ou non, des obstacles à la poursuite du régime. Dans d'autres circonstances, il ne faut pas le contester, certaines personnes sont motivées par des intentions bien moins honorables. Les efforts des autres pour maigrir les renvoient à leurs propres échecs. Et elles ont du mal à admettre que d'autres réussiront là où elles n'ont rencontré que des déboires. Il faudra apprendre à leur résister.

Pour terminer ce chapitre sur les règles sociales de l'alimentation, je dirai que la vie est faite d'une multitude d'occasions au cours desquelles des mangeurs d'origine différentes, qui suivent des règles qui leur sont propres, se rencontrent autour d'une table pour partager leur repas. Chaque fois, ils savent trouver, quelles que soient leurs diversités, un compromis qui leur permettra de s'entendre, chacun agissant pour préserver son identité et respecter les personnes qui l'entourent. De ce point de vue, le mangeur à qui les règles alimentaires doivent permettre de maigrir ne présente pas de spécificité particulière. Il n'est qu'un mangeur parmi d'autres et n'a nul besoin de justifier ou d'expliquer ses choix alimentaires.

CONCLUSION

Sandrine ne fait plus de régime

Faire un régime amaigrissant nous expose à tomber dans une multitude de pièges dont nous n'avons pas conscience et que nous sommes plus ou moins habiles à déjouer. Mais nous sommes maintenant en mesure de lire différemment le régime de Sandrine et de mieux interpréter son comportement et ses pensées *(voir tableau page ci-contre).*
Sandrine se prépare, en fait, à faire deux régimes amaigrissants. Un premier, assez restrictif, qui lui fera perdre le poids voulu, suivi d'un second, moins restrictif, au cours duquel elle réintroduira « raisonnablement » certains aliments. Elle s'apprête tout simplement à d'abord maigrir puis à regrossir ensuite « raisonnablement » dès qu'elle réintroduira les aliments dont la suppression lui a permis de maigrir.
Le régime de Sandrine commence un lundi. Elle le repousse au lendemain d'un week-end au cours duquel elle mangera plus, probablement, que d'habitude. Dans son esprit, elle affrontera la frustration. Prévoyante, elle fait des réserves de plaisir avant de commencer son régime. Elle sait, parce qu'elle l'a décidé ainsi, qu'elle ne mangera plus tout ce qu'elle aime.
Pendant les trois premiers jours, tout se déroule apparemment comme prévu. Les repas sont scrupuleusement exécutés, il n'y a pas de grignotages. Mais, en réalité, que s'est-il passé ?

Rigidité. Le régime est suivi à la lettre. Il n'y a pas de dérogation possible. Il n'est pas obligatoirement très restrictif mais il est strictement suivi. Sandrine a établi, consciemment et inconsciemment, un certain nombre de règles, et tout écart sera vécu comme une transgression.

Frustration. Les aliments qui ont été supprimés sont considérés comme des aliments interdits. Sandrine pense qu'il est plus facile de contrôler la consommation des aliments qui lui posent problème en les supprimant plutôt qu'en les limitant. C'est la loi du tout ou rien qui prévaut. En se les interdisant, Sandrine fait le lit de ses futurs craquages.

Désocialisation. Sandrine a décidé, pour suivre son régime, de se mettre dans une sorte de bulle sociale. Elle a annulé tous ses déjeuners de travail et ses dîners personnels. Elle pense qu'il est préférable pendant quelque temps de ne pas s'exposer à vivre des situations difficiles. En évitant de rencontrer les aliments qui la font craquer,

Midi	LUNDI Au self	MARDI Au self	MERCREDI Au self	JEUDI Au self	VENDREDI Au self	SAMEDI À la maison	DIMANCHE Chez maman
Désocialisation	*J'ai décidé de ne plus manger qu'au self et de prendre les menus « régime ». J'ai annulé tous mes déjeuners de travail.*						
	Salade de tomates Steack grillé Haricots verts à la vapeur Yaourt nature 0 %	Salade de tomates Steack grillé Haricots verts à la vapeur Yaourt nature 0 %	Carottes rapées Cabillaud bouilli Épinards à l'eau Yaourt à 0 %	Concombre au yaourt Une sorte de rosbif Chou-fleur bouilli Yaourt à 0 %	**Compensation de l'écart** Deux yaourts et une pomme	Un substitut de repas **Anticipation de l'écart**	Porto, cacahouètes Salade aux noix et au roquefort Gigot d'agneau Pommes de terre sautées 3 verres de vin Vacherin Tiramisu
	Que c'est bon de manger sainement !	*Un peu monotone peut-être ?*	*On finit par s'y faire.*	*Mouais…*	*J'ai repris 500 g Ça m'apprendra.*	*J'y arriverai.*	
	Une pomme	Une pomme	Une pomme	**Compulsion** *Ras le bol des pommes ! Je mange des chocolats.*		Une pomme *Ah mais !*	***Craquages tout l'après-midi***
	Pas question de manger les chocolats qui traînent au bureau.						
Soir	À la maison	À la maison	À la maison	À la maison	À la maison	Chez des amis	À la maison
Marginalisation	*J'ai décidé de n'accepter aucune invitation cette semaine. Je ferai ma cuisine à part. Je ne vais pas infliger « ça » à la famille.*						
	Soupe de légumes Jambon blanc Yaourt à 0 %	Filet de sole Carottes Vichy Yaourt à 0 %	Courgettes vapeur et filet de citron Rouget en papillote avec des herbes Yaourt à 0 %	Spaghetti à la carbonara 2 verres de vin Pain Fromage Danette au chocolat **Engrenage compulsif**	Une soupe Un fromage blanc à 0 %	Panier de crudités Saumon grillé Poêlée de petits légumes Un morceau de gâteau	***Fin du régime.***
	Qu'est-ce qu'on se sent bien. J'aurais bien pris encore un fruit mais ce n'est pas dans le régime.	*J'ai fait des pâtes aux enfants. Ça ne me fait même pas envie.*	*Finalement, quand c'est bien arrangé… Formidable, j'ai déjà perdu 1 kg !*	*Ça fait du bien.* *La journée est foutue. Au point où j'en suis… je me rattraperai demain.*	*Pour rattraper mes bêtises d'hier.*	*Impossible d'éviter ce repas prévu depuis 15 jours. J'appelle Martine pour lui dire que je fais un régime. Elle prépare un repas spécialement pour moi.*	*Je suis vraiment trop nulle. Je n'ai aucune volonté. Je n'y arriverai jamais.* *Je recommencerai lundi… en huit !*

elle fait comme s'ils n'existaient pas. En supprimant les occasions d'en manger, elle supprime, par là même, l'épreuve de la tentation et la pénible obligation de les refuser.

Marginalisation. Au sein même de sa famille, Sandrine s'est isolée. Elle prépare deux cuisines. La sienne, poisson en papillote et légumes bouillis, et celle de la famille, traditionnelle et en sauce. En se comportant ainsi, elle transgresse la règle du partage et perturbe l'identité culinaire familiale. Elle ne mange plus comme son mari et ses enfants et éprouve confusément la sensation de ne plus faire partie de la famille, du moins lors des repas.

Survalorisation. Dans un premier temps, Sandrine est fière de réaliser ses objectifs. Elle se sent plus forte et a enfin le sentiment de contrôler sa vie. Elle résiste à ses pulsions alimentaires. Dès le début, avant même la moindre perte de poids, les effets positifs du régime se font sentir. Sandrine se sent différente, plus assurée. Sa confiance en elle augmente et cela se voit même dans ses activités professionnelles. C'est son côté Dr Jeckyll.

Minimisation. Les efforts qu'elle consent pour suivre son régime lui semblent insignifiants. Elle n'éprouve aucune difficulté à manger des viandes grillées et des légumes bouillis. Elle parvient même à se convaincre que c'est un plaisir. Les autres peuvent bien manger des pâtes devant elle, elle n'en éprouve aucune envie alors qu'elle les a préparées elle-même. Elle ne voit pas non plus les efforts qu'elle fait pour résister à ses envies de chocolat, et compte pour rien les invitations qu'elle doit refuser et le fait d'avoir dû renoncer à prendre ses repas en famille.

Renforcement positif. Après trois jours d'efforts, elle a perdu un kilo. Cette perte de poids la renforce dans sa motivation et dans la conviction qu'elle a de « faire ce qu'il faut ». Elle se sent sur la bonne voie, ce premier résultat le lui confirme. Il faut maintenant persévérer et ne pas se reposer sur ses lauriers.
Cependant, à partir du jeudi, les choses commencent à mal tourner. La journée débute mal et les menus « régime » de la cantine lui semblent aujourd'hui bien moins attirants que la boîte de chocolats qui circule dans le bureau depuis trois jours.

Compulsions. Sandrine s'est jurée de ne pas manger de chocolats et encore moins de grignoter entre les repas. Mais, cet après-midi, c'est la seconde fois qu'elle refuse un des chocolats fourrés qui lui tend les bras. À la troisième invite, elle succombe malgré elle. Elle en ressent néanmoins un plaisir immense, mais aussitôt gâché par la pensée des kilos qui reviendront s'installer et du régime qu'il faudra reprendre pour compenser cet écart. Elle se sent très coupable de ne pas avoir su résister plus longtemps.

Engrenage compulsif. Ce malheureux chocolat fourré est le signal de départ d'un craquage qui durera jusqu'au soir. La journée est fichue car elle ne s'est pas passée comme prévue. La volonté a manqué, le désir a été le plus fort. Au point où elle en est, autant en profiter le plus possible avant de reprendre, demain, le régime, qui sera d'autant plus dur qu'il faudra rattraper les dégâts. Et pendant qu'on y est, le dîner fera partie de la Berezina. Sandrine fait des provisions de plaisir avant de « s'y remettre ».

Compensation de l'écart. Le vendredi est consacré à rattraper l'écart de la veille. Ce ne sont pas tant les calories supplémentaires qu'il faut compenser mais davantage la culpabilité d'avoir failli, de ne pas avoir eu suffisamment de volonté, d'avoir été faible. Une journée de laitage et de légumes prouvera que la volonté est de retour et que la faiblesse n'était que passagère.

Anticipation de l'écart. Samedi soir, un dîner prévu de longue date s'annonce dangereux pour le régime. Sandrine prévoit l'écart du soir et limite son repas de midi à un substitut de repas. Dans le même temps, cette privation supplémentaire lui attribue inconsciemment un droit de craquer au cours du dîner. Sandrine prévient ses amis qu'elle suit un régime et qu'il lui faut un repas spécial, étendant encore sa marginalisation au sein de son groupe social.

Dévalorisation. La part de gâteau qu'elle a mangé samedi soir, alors qu'elle s'était promis de ne pas déroger à ses règles, se comprend comme une nouvelle compulsion. Par la suite, Sandrine se sent très coupable de sa faiblesse. Le lendemain, dimanche, a lieu comme chaque semaine le repas de famille chez sa mère. Sandrine n'est pas tout à fait remise de sa mauvaise soirée, des pensées pénibles l'obsèdent encore. Elle doute de ses forces pour résister à l'insistance de sa famille et de sa mère en particulier, qui voudra absolument qu'elle goûte à « son » tiramisu, dont, d'ailleurs, elle raffole. Dès l'apéritif, les choses se passent mal. Elle ne résiste pas aux gâteaux d'apéritif. Le repas n'a rien de « régime ». Pour Sandrine, tous ses efforts de la semaine sont gâchés. Elle rentre à la maison et se jette sur une glace. Sandrine se sent nulle, elle est incapable de faire le moindre projet. Elle n'a aucune volonté et ne peut résister à ses pulsions alimentaires. Elle est dans l'incapacité de se contrôler et de maîtriser sa vie. C'est son côté Mr Hyde.

Il est possible que Sandrine reprenne son régime amaigrissant dès le lundi suivant. Il est également possible qu'il lui faille plus de temps pour se ressaisir et qu'elle ne le reprenne que bien plus tard. Mais, dans les deux cas, il est plus que probable que Sandrine recommencera les mêmes erreurs. Elle échouera de nouveau, ses compulsions s'intensifieront, ses doutes en sa propre valeur s'amplifieront et, en fin de compte, son poids augmentera certainement.
Il est temps pour Sandrine de s'arrêter un instant pour réfléchir et essayer de maigrir autrement.

Sandrine ne veut plus faire de régime

L'obésité représente un véritable handicap physique, social et psychologique, et se trouve aujourd'hui à l'origine d'une véritable phobie des kilos en trop. L'une et l'autre constituent une réelle souffrance qui, comme telle, mérite d'être considérée avec la plus grande attention et la plus grande gravité. Il est incontestable que les régimes amaigrissants n'ont pas apporté les réponses attendues aux problèmes de poids. Bien au contraire, ils ont donné naissance, eux-mêmes, à une nouvelle source de souffrance.

En écrivant ce livre, j'espère avoir contribué à faire progresser la réflexion de Sandrine et de tous ceux qui sont, aujourd'hui, aux prises avec leurs régimes amaigrissants et leurs kilos. Si ce livre dresse un constat accablant de la situation actuelle, il ne s'en veut pas moins résolument optimiste. Nous disposons maintenant d'un recul suffisant pour effectuer un bilan sans complaisance de toutes les méthodes amaigrissantes. Dans bien des cas, ces dernières ont créé plus de problèmes qu'elles n'en ont résolus. Notamment, les régimes amaigrissants ont largement contribué au développement des troubles du comportement alimentaire et, bien souvent, aggravé des surcharges pondérales qui pouvaient être initialement modestes. Il est largement temps d'y mettre un terme et enfin d'envisager d'autres solutions.

Sandrine par essence est libre. Elle refuse de se laisser « enrégimenter » dans une alimentation impersonnelle et universelle. Ce qu'elle protège par cet acte de résistance c'est son identité même. Elle veut pouvoir manger ce qu'elle veut, à l'heure qu'elle veut, faire le nombre de repas qu'elle veut. Elle veut pouvoir vivre avec les autres et partager avec eux ses repas. Elle veut pouvoir offrir et recevoir. Elle veut trouver plaisir et réconfort dans son alimentation. Elle refuse de se laisser dicter sa conduite par une quelconque morale diététique.

Les régimes amaigrissants sont à l'opposé de cette liberté. Sans aucune justification médicale, ils enferment le mangeur dans un cadre étroit et coercitif, somme d'injonctions et d'interdictions. Aujourd'hui, Sandrine ne veut plus faire de régimes, la moindre interdiction l'indispose. Naturellement, ce qu'elle désire c'est perdre du poids mais aussi se délivrer de ses tabous. Cependant, les discours simplificateurs lui sont devenus intolérables. Maigrir, elle en est maintenant convaincue, est une entreprise complexe qui nécessite une certaine connaissance et compréhension de soi-même.

Avant toute chose, cela implique de trouver en soi la force d'assumer une certaine différence entre son apparence et les normes esthétiques actuelles. Sandrine pourra sans doute maigrir mais ne ressemblera jamais aux mannequins des magazines. Elle le sait aujourd'hui et il lui faut l'accepter. Elle sait également que la valeur des êtres et la sienne tout particulièrement ne se mesurent pas au tour de taille. Une perte de poids raisonnable sera certainement possible, pour peu que Sandrine cesse de rêver à ces corps inaccessibles, que leur signification ne lui échappe plus, et qu'elle apprenne à situer son estime d'elle-même ailleurs que dans son apparence corporelle.

En conservant sa manière de manger, Sandrine continuera à manger tout ce qu'elle aime. En abolissant le clivage entre les aliments interdits et les aliments autorisés, les compulsions provoquées par les régimes qui interdisent n'auront plus de raison d'être. Sandrine pourra alors se consacrer à la seule mesure qui lui permette de perdre réellement du poids de façon sereine : manger moins tout en mangeant de tout. Pour cela, il lui est nécessaire de prendre conscience des obstacles qui l'empêchent d'y parvenir. Les sensations physiologiques qui permettent d'assurer le contrôle pondéral sont présentes en chacun de nous, mais leur perception est rendue difficile par l'interférence avec des événements psychologiques qui nous entraînent à manger au-delà de nos besoins et peuvent conduire à un effacement des sensations de faim ou de satiété, ou encore à utiliser la nourriture comme un moyen de résoudre certaines tensions psychiques. Manger moins impose à chacun de prendre conscience de ces influences psychologiques sur son comportement alimentaire.

Ces sensations constituent pour chacun d'entre nous des repères stables et personnels qui nous guident dans nos choix alimentaires et dans la détermination des quantités d'aliments que nous absorbons. La valeur de ces repères est incontestablement supérieure à celle qui est proposée par les différents régimes amaigrissants. Manger en fonction de ce que l'on ressent plutôt qu'en fonction de l'idée que l'on se fait d'une alimentation amaigrissante est sans aucun doute un pas vers un degré de liberté supplémentaire.

Il est certain que cesser de s'en remettre à des pratiques magiques et se convaincre que l'on possède en soi les ressources nécessaires alors même que l'on doute de ses propres forces n'est pas chose facile. C'est néanmoins la seule vérité sur laquelle nous puissions compter.

Alors, je souhaite bonne chance à toutes les Sandrine du monde !

Annexes

ANNEXES

1 Rappel sur les nutriments

Les nutriments sont l'ensemble des substances alimentaires qu'utilise l'organisme pour satisfaire ses besoins et maintenir son état de performance. Ils se répartissent en macro-nutriments, qui pourvoient à la fois aux besoins énergétiques et plastiques de l'organisme, et en micro-nutriments, qui, eux, ne contribuent qu'à la satisfaction des besoins plastiques.

Macro-nutriments	Micro-nutriments
Protéines Lipides Glucides Alcool	Vitamines Oligo-éléments Fibres alimentaires
Fonctions énergétiques et plastiques	*Fonctions plastiques*

LES PROTÉINES

Ce sont les matériaux nobles de l'organisme. Elles possèdent essentiellement un rôle de structure et un rôle fonctionnel. Bien qu'elles apportent aussi de l'énergie, elles ne participent que très peu au métabolisme énergétique.

Rôle de structure

Les protéines entrent dans la composition de tous les tissus de l'organisme : l'os, le sang, les muscles, tous les organes, toutes les cellules. Elles apportent tous les matériaux qui leur permettront de se construire.

Rôle fonctionnel

Les protéines participent à toutes les grandes fonctions de l'organisme. Les enzymes, les hormones, les anticorps sont des protéines. La plupart des réactions chimiques qui se produisent dans l'organisme emploient des protéines. Elles transportent les messages d'un organe à un autre, elles assurent la défense du corps contre les agents infectieux, etc.

Rôle énergétique

Bien qu'elles apportent quatre calories au gramme, les protéines interviennent très peu dans les mécanismes de régulation de l'énergie. En effet, l'organisme n'est pas équipé pour utiliser les protéines comme carburant. Par ailleurs, il n'est pas non plus équipé pour garder en réserve les protéines non utilisées. Toutes les protéines apportées en excès seront brûlées car il n'existe pas de forme de stockage. Ainsi, il ne sert à rien de consommer de grandes quantités de protéines pour augmenter sa masse musculaire. Personne n'est jamais devenu Rambo en se contentant de manger du steak.

Dans quels aliments les trouve-t-on ?

Les protéines se trouvent en abondance dans les produits du monde animal (poissons, viandes, œufs, laitages). Le monde végétal en fournit également, mais en moindre quantité (céréales, légumineuses). Les aliments d'origine animale apportent des protéines de meilleure qualité.

Acides aminés indispensables et accessoires

Les acides aminés sont les éléments de base des protéines. La plupart peuvent être fabriqués par l'organisme lui-même, ce sont les acides aminés accessoires. D'autres sont obligatoirement apportés par l'alimentation, ce sont les acides aminés indispensables. Ils sont presque tous présents dans les protéines d'origine animale. En revanche, ils sont irrégulièrement distribués dans les protéines d'origine végétale. C'est pourquoi l'alimentation sera plus facilement équilibrée avec des apports harmonieux de protéines végétales et animales.

LES GLUCIDES

Plus souvent appelés les sucres, ils étaient considérés, il y a encore peu de temps, comme les principaux responsables de la prise de poids. Pendant plusieurs décennies, ils ont été bannis de tous les régimes. Aujourd'hui, les nouveaux régimes leur font une large place d'honneur. Ils ne sont plus diabolisés. Ils interviennent peu dans les structures de l'organisme et ont essentiellement un rôle énergétique.

Rôle de structure

Les glucides ne prennent qu'une faible part aux différentes structures de l'organisme. Citons cependant pour mémoire qu'ils entrent tout de même dans la composition des chromosomes.

Rôle énergétique

Les glucides apportent quatre calories par gramme. Cette énergie peut être immédiatement utilisée ou bien être mise en réserve, sous la forme de glycogène. Mais les réserves de glycogène sont limitées et peu importantes. Elles sont situées dans le foie et les muscles et ne représentent que 300 à 400 grammes. Une fois les réserves comblées,

Aliments	Indice glycémique	Aliments	Indice glycémique
Céréales		***Légumes***	
Corn flakes	80	Carotte	92
Pain complet	72	Pomme	
Riz blanc	72	de terre	80
Millet	71	Fève	79
Pain blanc	69	Navet	72
Riz brun	66	Pomme de terre	
Pâtes	59	nouvelle	70
Maïs	59	Betterave	64
Spaghetti	50	Petit pois	51
		Haricot vert	31
Sucre		Haricot blanc	29
Glucose	100	Lentille	29
Maltose	105	Pois chinois	15
Miel	87		
Fructose	20	**Fruits**	
		Raisin	64
Produits laitiers		Banane	62
Yaourt	36	Jus d'orange	46
Lait entier	34	Orange	40
Lait écrémé	32	Pomme	39

les quantités excédentaires seront obligatoirement brûlées. Seule une très petite quantité sera transformée en graisses de réserve.

Dans quels aliments les trouve-t-on ?

Les glucides sont essentiellement présents dans les aliments d'origine végétale. On les trouve dans les fruits, les légumes, les céréales, les produits sucrés et les produits laitiers sucrés.

Sucres lents et sucres rapides

Certains sucres sont plus rapidement absorbés que d'autres par l'organisme. Les sucres les plus rapides entraînent une forte sécrétion d'insuline. Cette hormone joue un rôle important dans la régulation de la faim et de la masse grasse. Il est donc intéressant d'en modérer la production. Ainsi, on a été amené à proposer une classification des sucres selon leur vitesse d'absorption et ainsi à déterminer pour chacun d'eux un index glycémique. Les sucres lents ont l'index glycémique le plus bas, compris entre 0 et 50, tandis que les sucres rapides ont l'index glycémique le plus élevé, compris entre 50 et 100.

LES LIPIDES

Les lipides, ou graisses, prennent aujourd'hui la place des sucres dans le rôle de bouc émissaire. Ils sont responsables de tous les maux : obésité, cholestérol, infarctus, cancer, vieillissement, etc. Néanmoins, sans leur présence, nulle vie ne serait possible. Consommés en trop grande quantité, ils entraînent une prise de poids ; mal consommés, ils entraînent des maladies cardio-vasculaires. Consommés à bon escient, ils participent à l'équilibre et à la bonne santé du corps.

Rôle de structure

Les lipides entrent dans la composition de nombreux éléments du corps. En particulier, ce sont les principaux constituants de la membrane des cellules, ils contribuent ainsi à leur imperméabilité.

Rôle de transporteur

Grâce à certaines de leurs propriétés, les lipides assurent le transport de plusieurs vitamines.

Rôle de précurseur

Les lipides sont également à l'origine de la fabrication de plusieurs hormones, de la vitamine D, du cholestérol, etc.

Rôle énergétique

Les lipides apportent neuf calories au gramme. Ce sont les macro-nutriments qui fournissent le plus d'énergie. C'est là leur fonction essentielle. Ils permettent à l'organisme de stocker l'énergie qu'il pourra ensuite restituer en fonction de ses besoins. L'énergie que fournissent les lipides pourra donc être immédiatement utilisée ou être mise en réserve sous forme de triglycérides dans le tissu adipeux. Celui-ci constitue le vrai réservoir d'énergie de l'organisme.

Dans quels aliments les trouve-t-on ?

On distingue les graisses visibles, présentes dans les corps gras tels que les huiles, le beurre, la crème, et les graisses invisibles, présentes dans tous les aliments d'origine animale et certains fruits (avocat, olive) et légumes oléagineux (soja, tournesol…).

L'ALCOOL

L'alcool apporte sept calories au gramme. Il possède deux propriétés antagonistes qui influencent le poids.

Il entre en compétition avec les graisses et empêche leur dégradation. Par cette action, il favorise la prise de poids.

Il augmente les dépenses énergétiques liées à la thermogenèse alimentaire. Par cette action, il favorise la perte de poids.

Des enquêtes récentes ont montré l'intérêt d'une consommation modérée d'alcool dans la réduction des maladies cardio-vasculaires, mais une consommation élevée, même sans être excessive, entrave la perte de poids.

LES VITAMINES

Les vitamines sont des substances sans aucune valeur énergétique que l'organisme, par définition, ne peut fabriquer et qui doivent obligatoirement être apportées par l'alimentation. Il n'existe plus aujourd'hui dans les pays industrialisés de grands déficits vitaminiques tels que l'on en lisait la description dans les ouvrages anciens. En revanche, la réduction et le déséquilibre des apports alimentaires favorisent l'apparition d'états de subcarences à l'origine de maladies dégénératives, du vieillissement prématuré des cellules et probablement de plusieurs autres maladies qui nous seront révélées par les études actuellement en cours et menées pour mesurer l'ampleur de ce phénomène.

La pratique répétée des régimes et les états de restriction alimentaire chronique qu'ils favorisent augmentent la fréquence de ces déficits dans la population en général.

LES MINÉRAUX

Comme les vitamines, les minéraux ne peuvent être fabriqués par l'organisme, ils sont également apportés par l'alimentation. Suivant la quantité présente dans l'organisme, on distingue les sels minéraux et les oligo-éléments. Les quantités présentes de sels minéraux (1) sont de l'ordre du gramme tandis que celles des oligo-éléments (2) sont de l'ordre du milligramme et parfois beaucoup moins.

---

1. Calcium, phosphore, sodium, potassium, magnésium et fer.
2. Arsenic, iode, fluor, sélénium, manganèse, molybdène, zinc, cuivre, chrome, cobalt, vanadium, silicium, bore, brome, cadmium, souffre, lithium, etc.

LES FIBRES

Leur structure est proche de celle des glucides mais, à la différence de ceux-ci, elles sont dans l'impossibilité d'être dégradées par les enzymes digestives. Par conséquent, elles ne sont pas absorbées et sont éliminées dans les selles. Elles possèdent de nombreuses propriétés intéressantes pour la santé et la régulation du poids.
Elles réduisent la fréquence de certaines maladies telles que la constipation, les polypes intestinaux, le cancer du sein et du colon, l'hypercholestérolémie et l'intolérance au glucose. Dans la régulation du poids, elles diminuent la densité calorique des aliments, réduisent la sensation de faim, la taille des repas et la sécrétion d'insuline.

UNE CALORIE *en vaut-elle une autre ?*

Il est d'usage de comparer les régimes en fonction de leur valeur énergétique, c'est-à-dire en fonction de la quantité de calories qu'ils apportent. Classiquement, les régimes se situent entre 600 et 1 800 calories. Cependant, cette comparaison ne permet pas de rendre compte de la composition de l'alimentation. Toutes les manières de manger ne se valent pas, et un régime se définit également par sa teneur en protéines, glucides et lipides. 100 calories de fromage blanc n'auront pas sur le corps la même influence que 100 calories de rillettes. Car les nutriments ne seront pas employés par l'organisme de la même façon. Ainsi, une calorie de protéines ne vaut-elle pas une calorie de glucides ou de lipides.

Valeur énergétique

Tous les nutriments n'apportent pas la même quantité d'énergie. Les protéines et les glucides n'apportent que 4 calories au gramme. Les lipides en apportent 9, soit plus du double. L'alcool apporte 7 calories.

Énergie utilisable

Au contraire des glucides et des lipides, les protéines et l'alcool ne peuvent être utilisés pour couvrir les besoins énergétiques de l'organisme.
Les glucides servent lors des efforts courts et intenses tandis que les lipides sont employés pour couvrir les besoins énergétiques lors d'efforts plus longs et plus modérés. Ces propriétés sont utilisées d'ailleurs au cours des programmes d'activité physique associés à la perte de poids.

Énergie stockable

Dans les conditions normales, les protéines de l'organisme présentes dans les muscles ou les autres organes ne peuvent être utilisées pour fournir de l'énergie. Il n'existe aucune réserve d'énergie sous forme de protéines. À l'inverse, les glucides seront stockés dans le foie et les muscles, sous forme de glycogène, et les lipides dans le tissu adipeux, sous forme de triglycérides. Si nécessaire, l'organisme aura la possibilité de puiser dans ses réserves.
L'alcool ne peut non plus être stocké et doit obligatoirement être brûlé.

	Calories au gramme	Énergie utilisable	Énergie stockable	Valeur du stock	Effet thermogénique
Protéines	4	non	non	0	25 %
Glucides	4	oui	glycogène	3 000 calories	2 % si utilisation immédiate 8 % si transformation en glycogène 26 % si transformation en acides gras
Lipides	9	oui	triglycérides	50 000 calories et plus	2 % si utilisation immédiate 4 % si transformation en acides gras
Alcool	7	non	non	0	—

Valeur des stocks d'énergie

Les stocks de glycogène hépatique et musculaire ne représentent en général pas plus de 3 000 calories. Ils ne peuvent être considérablement accrus. Les stocks de lipides pour un homme moyen sont d'au moins 50 000 calories et peuvent être considérablement augmentés, c'est le cas dans les obésités majeures.

Thermogenèse alimentaire

Après ingestion, les nutriments devront subir un certain nombre de transformations avant d'être employés ou mis en réserve. Pour leur déroulement, ces opérations consomment elles-mêmes un peu d'énergie. Ainsi, une partie de l'énergie apportée par le nutriment sera dissipée en chaleur, c'est la thermogenèse alimentaire. Cette énergie varie suivant la nature du nutriment et selon sa destination *(voir tableau ci-dessus).* On voit bien que l'utilisation des protéines coûte cher à l'organisme, alors que celle des lipides est très économique. Une alimentation riche en glucides et en protéines forcera davantage l'organisme à travailler et par conséquent à dépenser, bien plus qu'une alimentation trop riche en lipides.

2 Les aliments

Tous les aliments peuvent être regroupés dans sept familles représentées dans la pyramide alimentaire. L'équilibre alimentaire repose sur la présence harmonieuse de ces familles au sein de l'alimentation. Les féculents. Les fruits et légumes. Les protéines. Les laitages. Les corps gras. Les produits sucrés. Les alcools.

LES FÉCULENTS

On les appelle aussi farineux. Ils sont riches en amidon et constituent actuellement la base de l'alimentation de nombreux pays du monde.

Les céréales : blé, riz, maïs, sarrasin, orge

Les dérivés des céréales : pain, farines, semoules, biscottes…

Les tubercules : pommes de terre, patates douces, ignames, manioc

Les légumineuses : soja, lentilles, haricots, pois chiche, pois…

Ils sont composés, le plus souvent, de sucres lents. Moins ils sont raffinés plus ils sont riches en fibres alimentaires.

LES FRUITS *et légumes*

Les fruits

Les fruits frais sont composés d'un mélange de sucres lents et rapides et sont riches en vitamines, oligo-éléments et fibres alimentaires.

Les fruits secs concentrent tous les composants des fruits frais mais ont perdu une partie de leurs vitamines dans le processus de déshydratation.

Les fruits et graines d'oléagineux. En plus des constituants habituels des fruits, ils sont riches en lipides (olives, avocats, noix de coco, amandes, cacahouètes, noix, noisettes…).

Les légumes

Les légumes frais ont une composition nutritionnelle proche de celle des fruits mais leur teneur en sucre est plus faible.

Les légumes secs concentrent tous les composants des légumes frais, mais ont la particularité d'avoir une teneur élevée en protéines, néanmoins inférieure à celle des viandes.

LES VIANDES, *poissons et œufs*

Les viandes, les poissons et les œufs se caractérisent par une teneur élevée en protéines et se différencient par la richesse de leur teneur en graisses.

Les produits de la mer sont toujours très pauvres en graisses. Il n'existe que très peu d'exceptions : le saumon, le hareng, le maquereau, le thon et l'anguille. Il est faux de prétendre que le poisson le plus gras est moins gras que la viande la plus maigre. Ainsi, le thon apporte 15 % de matières grasses tandis que le blanc de poulet n'en apporte que 2 %.

Les viandes ont une composition très variable en graisses. Le porc, l'agneau et le mouton sont globalement assez gras. Le veau a une teneur peu élevée en graisses. Le cheval est une viande généralement très maigre. Le bœuf a une place particulière dans ce sens que certains morceaux (rosbif, bavette, filet, araignée…) sont maigres alors que d'autres (entrecôte, côtes…) sont gras.

Les volailles sont souvent très pauvres en graisses, à l'exception de l'oie et de la poule.

Les gibiers sont des animaux sauvages qui pratiquent les vertus du sport de plein air et sont par conséquent assez maigres.

Les abats sont relativement maigres, à l'exception de la langue.

Les charcuteries apportent des quantités importantes de graisses. Il existe toutefois des charcuteries maigres telles que le fromage de tête, le filet de bacon, la viande des Grisons, la noix de jambon, les jambons de volaille…

LES LAITAGES

Les produits laitiers sont riches en protéines et sont les seuls à apporter des quantités importantes de calcium. Il est très difficile, pour un individu, de satisfaire des besoins calciques sans leur contribution.

Le lait peut être écrémé, demi-écrémé ou entier. Il apporte respectivement pour 100 g : 0 g, 1,7 g ou 3,5 g de lipides. Donc des quantités relativement modestes.

Les laitages comprennent les yaourts et les fromages blancs. Ils peuvent également être entiers ou écrémés. On les trouve souvent mélangés à des fruits ou aromatisés, ce qui élève leur teneur en sucres rapides.

Les fromages sont très riches en protéines, souvent plus que les viandes ou les poissons, mais ils apportent autant de graisses que de protéines. Environ 25 g pour 100 g.

LES CORPS GRAS

Ils apportent exclusivement des graisses et sont utilisés pour la cuisson, l'assaisonnement ou les tartines. Ils se différencient essentiellement par leur teneur en acides gras essentiels et en acides gras saturés. Grossièrement, les matières grasses végétales apportent des quantités importantes d'acides gras essentiels qui protègent des maladies cardio-vasculaires. Les matières grasses animales sont, elles, plus riches en acides gras saturés, qui ont tendance à obstruer les artères si l'on en abuse.

Les huiles sont les aliments les plus riches en graisses. Elles apportent toutes 100 g de lipides pour 100 g d'huile, même l'huile d'olive, qui jouit pourtant d'une excellente réputation. Il ne faut en effet pas confondre l'influence des graisses sur le poids et sur le cœur. En ce qui concerne le poids, toutes les huiles sont équivalentes, et il n'existe pas d'huiles allégées.

Le beurre est un corps gras solide, issu du lait. Il apporte 81 g de lipides et 41g dans sa forme allégée. Il est regardé avec prudence du fait de sa richesse en acides gras saturés.

Les margarines sont des corps gras solides qui apportent la même quantité de lipides que le beurre mais qui sont le plus souvent issus de produits végétaux (soja, tournesol…). Par conséquent, elles possèdent une composition en acides gras plus favorable sur le plan cardiaque.

Les autres graisses ont un rôle marginal dans notre alimentation d'aujourd'hui. Il s'agit du saindoux, de la graisse d'oie, du suif…

LES PRODUITS SUCRÉS

Sur le plan pondéral, il faut distinguer deux sortes de produits. D'une part, ceux qui n'apportent que des sucres. Ils sont assez peu nombreux et sont représentés par le sucre de table, le miel, les confitures, les boissons sucrées, les pâtes de fruits, les bonbons. Ils sont composés de sucres rapides et leur consommation isolée n'a que peu d'influence sur le poids[1]. D'autre part, les produits qui apportent à la fois des sucres et des graisses, les plus nombreux. Bien que la saveur sucrée l'emporte nettement, leur teneur en graisses est très souvent supérieure à celle des sucres. Ce sont tous les gâteaux, pâtisseries, chocolats, gâteaux secs, etc. Leur teneur en graisses a justifié que l'on appelle certains gâteaux secs des Petits Beurres ! Cette catégorie de produits a une influence avérée sur la prise de poids.

LES ALCOOLS

Des travaux récents – la plupart sont d'origine française – ont démontré l'intérêt de consommer des quantités modérées de vin pour une meilleure protection contre les maladies cardio-vasculaires. Des quantités trop élevées restant nocives pour la santé et pour le poids. Cependant, il semble que parmi les alcools, la bière tienne une place singulière, attribuée par des travaux récents qui ont révélé qu'elle n'entraînait pas systématiquement une prise de poids, l'apport calorique étant compensé par la dépense énergétique qu'elle produit.

3 Les activités physiques et le poids

Tous les travaux convergent et s'accordent sur le même constat. Quand on associe le sport au régime, les résultats sont supérieurs à ceux que l'on pourrait attendre avec le régime seul. Notre expérience nous confirme également que les patients qui suivent les programmes d'entraînement perdent plus facilement du poids. Le mécanisme de cette facilitation est lié à l'action de l'activité physique sur la sécrétion d'insuline et sur la sensibilité des cellules à l'insuline. Cette hormone stimule habituellement l'appétit et favorise les mécanismes de stockage des graisses. Or, le sport est le moyen, non pharmacologique, actuellement le plus efficace de réduire la quantité d'insuline dans le sang. Le sport, par le biais de son action sur l'insuline, diminue la prise alimentaire et la synthèse des lipides. Cette action de l'insuline sur la perte de poids sera d'autant plus efficace si celle-ci s'accompagne d'une alimentation réduite en graisses.

Morehouse et Groos, dans l'une de leurs études, ont montré qu'un déficit de 600 calories obtenu en partie par un exercice correspondant à une dépense de 350 calories (environ 1 heure de tennis) et en partie par une faible réduction des apports alimentaires

1. Des travaux très récents ont établi qu'il n'existait pas de corrélation entre la consommation de sucres rapides et la prise de poids. Ces travaux demandent encore à être confirmés.

de 250 calories (3 cuillers à soupe d'huile) entraînait une perte de poids de 500 g par semaine. Alors qu'une restriction de 600 calories obtenue par la seule réduction des apports alimentaires ne permet pas d'obtenir une perte de poids plus importante. Le sport augmente donc l'efficacité du régime.

COMMENT LE SPORT *fait-il perdre du poids ?*

L'un des objectifs de l'activité physique, mais pas le seul, est de provoquer une augmentation des dépenses énergétiques. Elle y parvient en agissant sur tous les postes de la dépense énergétique. Ainsi, elle permet d'augmenter :

- les dépenses liées à l'activité ;
- les dépenses liées au métabolisme de repos ;
- les dépenses liées à la thermogenèse alimentaire, et de diminuer la quantité d'insuline qui circule, elle limite ainsi, quand elle est associée à une alimentation réduite en graisses, le processus de stockage des graisses.

QUELS SPORTS *faut-il pratiquer ?*

En ce qui concerne le poids, il faut distinguer les sports qui se pratiquent en endurance de ceux qui développent la masse musculaire.

Les sports d'endurance cardiaque

Ce sont les disciplines dont la propriété principale est d'augmenter la taille du cœur. Il s'agit de la marche rapide, du jogging, du cyclisme et de la natation pour les activités les plus courantes. Et, par exemple, du ski de fond ou de l'aviron pour les moins faciles à pratiquer. Ces activités agissent de deux manières sur le poids. D'une part, elles permettent de dépenser des calories au moment même où on les pratique. D'autre part, elles sont les plus efficaces pour réduire la concentration de l'insuline dans le sang.
En dehors de l'effort, elles ne permettent pas d'augmenter les dépenses énergétiques. Cependant, par leur action sur l'insuline, ce sont les activités qui augmentent le plus l'efficacité de l'alimentation réduite en graisses. Malheureusement, le bénéfice de l'entraînement sur l'action de l'insuline disparaît en quelques jours à l'arrêt de l'entraînement… Il revient aussi en quelques jours.

Les sports de force

Ce sont les disciplines qui permettent de développer la masse musculaire. Il s'agit de la gymnastique, de la musculation, de l'aviron… (l'aviron est à la fois un sport de force et d'endurance). Elles agissent également par deux mécanismes. D'une part, elles permettent, bien sûr, de dépenser des calories au moment même de l'activité physique. Mais, d'autre part, en augmentant la masse musculaire, elles permettent d'élever le métabolisme de repos, car nous avons vu que ce dernier était proportionnel à la masse musculaire.
L'augmentation de la quantité de masse active provoque une dépense énergétique en dehors même de l'effort. En cas d'interruption prolongée de l'entraînement, la dépense

persiste tant que la masse musculaire est maintenue. Si le muscle n'est pas entretenu, il fond et la dépense afférente disparaît.
L'exercice musculaire, selon qu'il sera pratiqué en endurance – des efforts longs mais peu intenses – ou en résistance – des efforts courts mais de forte intensité – produira sur le muscle des effets fort différents. Les exercices pratiqués en résistance se traduiront par une augmentation du volume du muscle et, par conséquent, de la masse musculaire. Alors que les exercices pratiqués en endurance entraîneront une plus grande consommation de la graisse en regard de la région musculaire sollicitée. Ils permettent, comme on le dit dans le jargon sportif, de « sécher » le muscle et d'obtenir ainsi un dessin plus net de ses contours.
Les meilleurs programmes seront, naturellement, ceux qui associent les deux types d'activités physiques : sport d'endurance et sport de force.

COMBIEN DE TEMPS *doit durer une séance ?*

La question se pose surtout pour les activités d'endurance. Selon la durée de l'effort, la nature du carburant utilisé par le muscle n'est pas la même. Au début de l'effort, le muscle recourt essentiellement au glycogène et très peu aux graisses. Quand l'effort se prolonge, la quantité de glycogène utilisée diminue tandis que celle des graisses augmente. Au-delà de 40 minutes, ce sont principalement les graisses qui seront employées. Ainsi, une séance de jogging commencera à brûler des graisses seulement à partir de la quarantième minute. C'est pourquoi nous incitons nos patients à courir au moins 60 minutes.

QUELLE DOIT ÊTRE *l'intensité de l'exercice ?*

Quelle que soit l'activité, elle doit toujours être pratiquée à faible intensité. Là encore, le carburant du muscle est fonction de l'intensité de l'effort. Lors des efforts intenses – courir un 400 mètres ou soulever plusieurs fois une charge très lourde –, le muscle utilise les sucres comme carburant principal. Lors d'efforts moins intenses – une séance de jogging à allure modérée ou une séance de musculation avec des charges modérément lourdes –, le muscle se sert des graisses comme source de carburant.
Dans la pratique, quel que soit le type d'effort, il doit se situer aux alentours de 60 à 70 % de son niveau maximal, c'est-à-dire de sa fréquence cardiaque maximale théorique. Pour la connaître, il suffit d'utiliser cette formule : 220 – âge. Ainsi, une personne de 40 ans ne doit pas dépasser une fréquence cardiaque supérieure à 126, soit (220 – 40) x 0,7. Ensuite, pour vérifier sa fréquence cardiaque, on compte les battements de son cœur pendant une minute, ou pendant 15 secondes mais en multipliant alors le résultat par 4. On pourra en prendre la mesure au niveau du poignet ou des artères carotidiennes, situées de part et d'autre du cou. Il existe également

de petits appareils qui effectuent automatiquement et instantanément ces mesures et qui émettent un son dès que l'on s'écarte trop de la fréquence déterminée. Il existe enfin un dernier moyen beaucoup plus simple, mais également plus imprécis, qui consiste à pouvoir maintenir une conversation pendant la durée de son effort.

Ceux qui utiliseront cette formule pour doser leur effort s'apercevront vite qu'il correspond, par exemple pour le jogging, à une allure parfois extrêmement lente, à peine plus rapide, pour certaines personnes, qu'une marche forcée. Qu'à cela ne tienne, c'est celle qu'il faudra maintenir. Avec l'entraînement, l'allure augmentera. Il ne faut pas oublier que plus on se rapproche de ses capacités physiques maximales et moins on brûle de graisses. On peut naturellement apprécier les efforts violents qui vident l'esprit et nous font vivre des sensations plus fortes, mais ce sont ceux qui font le moins maigrir.

Par sécurité, comme la plupart des sportifs débutants sont des sédentaires endurcis ou qu'ils peuvent ajouter à leur surpoids d'autres facteurs de risque cardiaque, je conseille de faire établir le niveau de l'effort autorisé pour les entraînements au cours d'un bilan sportif qui comprendra un électrocardiogramme d'effort.

COMBIEN DE FOIS *faut-il s'entraîner ?*

Nous avons vu qu'il s'agissait finalement plus d'augmenter les dépenses que de faire simplement du sport. Combien de séances d'entraînement sont nécessaires pour élever significativement les dépenses énergétiques liées aux activités physiques ? On admet que trois séances par semaine sont une bonne moyenne. Au-dessous, le sport garde toutes ses vertus mais agit peu sur les dépenses énergétiques. Au-delà, le risque traumatique, blessures tendineuses, musculaires et articulaires, s'accroît dangereusement. Disons qu'en fonction des périodes de l'année, deux ou trois entraînements par semaine constituent un bon équilibre. Ce rythme des séances permet d'alterner la nature des entraînements. Certaines semaines, on fera deux entraînements en endurance et un en force. D'autres semaines, on inversera la séquence.

TOUT LE MONDE *peut-il faire du sport ?*

Oui, à condition… À condition de prendre au préalable certaines précautions. En particulier, il est obligatoire de faire un bilan cardiaque comprenant un test d'effort et une mesure de la tension au cours de l'effort. Il faut également vérifier l'état ostéo-articulaire, qui sera très fortement sollicité. Les dosages biologiques comprenant un test de tolérance au glucose et la mesure du cholestérol et des triglycérides font parti du bilan habituel.

En fonction des résultats de ce bilan, on pourra orienter la personne vers les activités les plus appropriées à son état et établir en accord avec elle un programme et une progression lui convenant. Une surcharge pondérale trop importante contre-indique des activités sollicitant trop fortement les articulations. Et, dans ce cas, une perte de poids préalable s'impose sans aucun doute. Dans l'attente des premiers résultats, on pourra conseiller des exercices d'assouplissement, d'étirement et de renforcement musculaire associés à de la gymnastique douce ; les activités d'endurance seront entreprises dans un second temps. Cette notion de progression est essentielle pour ne pas laisser naître une réaction de rejet chez des individus parfois peu enclins à faire des efforts.

Quand toutes ces précautions sont prises, les risques d'accidents cardiaques graves sont totalement écartés. En revanche, il persiste toujours des risques, mais moins importants, d'incidents traumatiques. Des organismes qui n'ont pas été sollicités depuis longtemps sont exposés à révéler des faiblesses articulaires qui jusque-là ne s'étaient jamais manifestées, mais qui n'auraient certainement pas manqué de le faire un peu plus tard. Par ailleurs, le sport est aussi, par lui-même, pourvoyeur de lésions musculaires, tendineuses et articulaires. Ces blessures sont fréquemment un motif d'arrêt des activités, c'est pourquoi il est nécessaire que le programme repose sur des disciplines complémentaires. En cas d'impossibilité de pratiquer une activité pour cause de blessure, on pourra en substituer une qui respectera la région blessée. Ceci permet ainsi de ne pas interrompre brutalement des entraînements physiques.

QUAND *doit-on commencer ?*

Il n'y a aucune raison de différer le début du programme d'activité physique. Quelle que soit la personne, il est toujours possible de trouver une activité physique compatible avec son état. Une rééducation préalable en kinésithérapie peut éventuellement précéder le programme. Le sport est trop utile à la perte de poids et trop indispensable à la réussite de la stabilisation pour qu'on ne commence pas le plus tôt possible.

QUELLE ALIMENTATION *faut-il recommander avec la pratique du sport ?*

Nous avons vu que l'alimentation qui permet d'obtenir les résultats les plus durables apporte une quantité importante de glucides et limite la quantité des lipides. Et comme une bonne nouvelle ne vient jamais seule, c'est aussi cette manière de manger qui est la plus appropriée à la pratique du sport.

Une alimentation qui apporterait trop de lipides annulerait les effets du sport sur la diminution de l'insuline.

Une alimentation insuffisante en glucides n'est pas compatible avec la pratique d'une activité physique. Le glucose est le carburant du muscle. Quand le glycogène qui constitue la réserve de glucose diminue, le muscle commence à se fatiguer. L'effort devient plus pénible, et, à un stade ultérieur, survient l'épuisement musculaire. C'est la raison du succès des régimes à base de pâtes chez les sportifs. Un régime riche en glucides maintient le glycogène à un niveau élevé, tandis qu'un régime pauvre en glucides maintient le glycogène à son niveau le plus bas.

En particulier, les efforts longs en endurance sont rendus impossibles. Quand il nous arrive de prescrire une alimentation réduite en sucres et n'apportant donc qu'une faible quantité de carburant, nos patients ne peuvent plus assurer des séances de course à pied de plus d'une heure. Ils font souvent des malaises hypoglycémiques sur le parcours. Pour cette raison, nous leur recommandons toujours de consommer, la veille et le matin de la course, même dans le cadre de ces régimes, des repas glucidiques (pâtes, pain...).

Pour rassurer ceux qui pensent que les régimes « fatiguent », rappelons simplement que nos patients qui suivent ces programmes font chaque semaine trois à quatre heures de sport et finissent, pour certains, par courir un marathon. Rappelons également que ces programmes, que suivent aussi des sportifs de haut niveau, non seulement ne les empêchent pas de participer à leur compétition, mais de plus, leur permettent souvent d'améliorer leurs performances.

INDEX

BIBLIOGRAPHIE

- Acheson K.J., « Glycogen storage capacity and de novo lipogenesis during massive carbohydrate overfeeding in man », *Am. J. Clin. Nutr.,* 1988 ; 48 : p. 140-247.
- Aimez P., « Psychopathologie de l'alimentation quotidienne », in : *Communication* n° 31 : *La nourriture. Pour une anthropologie bioculturelle de l'alimentation.* Paris, Le Seuil, 1979, p. 93-105.
- Aimez P., « Déterminants psychologiques de la prise alimentaire », *Cah. Nutr. Diet.,* 1989 ; 3 : p. 201-209.
- Aimez P., Ravar J., *Boulimiques. Origines et traitements de la boulimie,* Paris, Ramsay, 1988.
- Alford B.B, Blankenship A.C., Hagen R.D., *The Effect of Variations in Carbohydrate, Protein, and Fat content of the Diet upon Weight loss, blood Values and Nutrient intake of Adult obese Women,* Am. Diet. Assoc., 1990.
- Allon N., « Self Perception of the Stigma of the Overweight in Relationship to Weight-losing Patterns », *Am. J. Clin. Nutr.,* 1979 ; 32 : p. 470-80.
- Anzieu D., *Le Moi-peau,* Paris, Dunod, 1985.
- Apfelbaum M., Lepoutre R., *Les mangeurs inégaux,* Paris, Stock, 1978.
- Apfeldorfer G., *Je mange donc je suis, Surpoids et troubles du comportement alimentaire,* Paris, Payot, 1991
- Apfeldorfer G., *Maigrir, c'est dans la tête,* Paris, Odile Jacob, 1997.
- Aron J.P., *Le mangeur du XIXe siècle,* Paris, Robert Laffont, 1973.
- Atkins R. C., *La révolution diététique du Dr Atkins,* Paris, Buchet/Chastel, 1975.
- Axsom D., Cooper J.,« Cognitive Dissonance and Psychotherapy : The Role of Effort Justification in Inducing Weight Loss », *J. of Expérimental Social Psychology,* 1985 ; 21 : p. 149-160.
- Aymard M., Grignon C., Sabban F. (sous la direction de), *Le temps de manger : alimentation, emploi du temps et rythmes sociaux,* Paris, Ed. de la maison des sciences de l'homme, Institut national de la recherche agronomique, 1993.
- Babayou P., « Evolution des comportements des français », *Revue de nutrition pratique,* 1997.
- Barker L.M., « Building Memories for Foods », in *The psychology of Human Food Selection, Barker,* The AVI Publishing Compagny, Wesport, Connecticut, 1983.
- Basdevant A., Le Barzic M., Guy-Grand B., *Comportement alimentaire, Du normal au pathologique,* Paris, Ardix médical documentation scientifique, 1990.
- Basdevant A., Pouillon M., Lahlou N., Le Barzic M., Brillant M., Guy-Grand B., « Prévalence of binge eating disorders in different populations of french women », *International Journal of Eating Disorders,* 1995 ; 18 (4) : p. 309-315.
- Basdevant A., Craplet C., Guy-Grand B., « Snacking patterns in obese french women », *Appetite,* 1993 ; 21 : p. 17-23.

- Basdevant A., Elia D., Demyttenaere K., Genazzani A., Mimoun S., Pasini W., Studd J., Evénements de la vie, événements hormonaux et variations de l'index de corpulence. Etudes réalisées chez des femmes européennes âgées de 52 à 58 ans », *Précis de Nutrition et de Diététique,* Ardix Médical, 1993.
- Beck S.B., Ward-Hull C.I., Mc Lear P.M., « Variables related to women's somatic preference of the male and female body », *J. of Personnality and Social Psychology,* 1976 ; 34 : p. 1200-1210.
- Beidler L.M., « Biological basis of food selection » in *The psychobiology of human food selection,* Barker, Avi Publishing Cy, 1983 : p. 1-14.
- Bellisle F., « Hommes et Femmes devant l'alimentation », *La lettre scientifique de l'Institut français pour la nutrition,* oct. 1997, n° 51.
- Bellisle F., Rolland-Cachera M. F., Deheeger M., Guilloud-Bataille M., « Obesity and food intake in children : evidence for a rôle of metabolic and/or behavioral daily rhythms », *Appetite,* 1988 ; 11 : p. 111-118.
- Beverley J.L., Gietzen D. W., Rogers Q. R., « Effect of dietary limiting amino acid in prepyriform cortex on food intake », *Am. J. Physiol,* 1990 ; 259 : p. 709-715.
- *La Bible, I, L'Ancien Testament,* sous la direction d'Edouard Dhorme, Paris, Gallimard, Bibliothèque de la Pléiade, 1956.
- Birch L.L., « Effects of peer model's food choices and eating behaviors on preschooler's food preferences », *Child Development,* 1980 ; 51 : p. 489-496.
- Birch L.L., « The acquisition of food acceptance patterns in children », *Eating Habits,* Boakes R., Popplewell D., Burton M., Chichester, England, Wiley, 1988.
- Birch L.L., Birch D., Marlin D.W., Kramer L., « Effects of instrumental consumption on food preferences », *Appetite,* 1982 ; 3 : p. 125-134.
- Birch L.L., Deysher M., « Conditionned and unconditionned caloric compensation : Evidence for self-régulation of food intake in young children », *Learning and Motivation,* 1985 ; 16 : p. 341-355.
- Birch L.L., Mac Phee L., Shoba B.C., Steinberg L., Krehbiel R., « Clean up your plate : effects of child feeding practices on the conditioning of meal size », *Learning and Motivation,* 1987 ; 18 : p. 301-317.
- Birch L.L., Zimmerman S., Hind H., « The influence of social-affective context on pre-school children's food preferences », *Child Development,* 1980 ; 51 : p. 856-861.
- Bjorntorp P., « Effects of exercice on plasma insulin », in *J. Sports Med,* 1981 ; 2 : p. 125-129.
- Blundell J.E., Hill A. J., « Nutrition serotonin and appetite : case study in the evolution of a scientific idea », *Appetite,* 1987 ; 8 : p. 183-194.
- Bodier M., *Le corps change et son image aussi,* Division, condition de vie des ménages, Paris, INSEE première, 1995.
- Borys J.M., « Les cocktails amaigrissants bientôt interdits en Belgique », *Le Quotidien du Médecin,* 1996, N° 5694.
- Bouchard C., « Is weight fluctuations a risk factor ? », *New England Journal of Medecine,* 1991 ; p. 1988-90.

- Booth D.A., « The physiology of appetite », *British Medical Bulletin,* 1981 ; 37 (2) ; 1 : p. 35-140.
- Booth D.A., « How nutitional effects of foods can influence people's dietary choices », in *The Psychobiology Of Human Food Selection,* Barker (ed), Avi Publishing Cy, 1983 : p. 67-80.
- Booth D.A., « Mood - and nutrient - conditioned appetites. Cultural and physiological bases for eating disorders », in *The Physiological of Human Eating Disorders,* Schneider L., Cooper S. J., Halmi K.A, Preclinical and Clinical Perspectives, *Annals of the New York Academy of Sciences,* 1989 ; 575 : p. 122-135.
- Bray G.A, « Obesity in America », Proceeding of the 2nd Fogarty International Center Conference on Obesity, Washington, US, Dhew, 1979 ; 79.
- Brillat-Savarin, *Physiologie du goût,* Paris, Pierre Waleffe, 1967.
- Breslin P.A., Davidson T.L., Grill H.J., « Conditioned reversal of reactions to normally avoided tastes », *Physiol. Behav.,.* 1990 ; 47 : p. 535-538.
- Broberg D.J., Bernstein I. L., « Candy as a scapegoat in the prevention of food aversions in children receiving chemotherapy », *Cancer,* 1987 ; 60 : p. 2344-2347.
- Brownell K., Greenwood M., Stellar E., Surager E.E., « The effects of repeted cycles of weight loss and regain in rats », *Physiology and Behavior,* 1986 ; 38 : p. 459-64.
- Brownell K., Rodin J., « Medical, metabolic and psychological effects of weight cycling », *Arch. Intern. Med.,* 1994 ; 154 : p. 1325-1330.
- Bruch H., *Les yeux et le ventre.* L'obèse, l'anorexique, Paris, Payot, 1985.
- Brusset B., *L'assiette et le miroir,* Toulouse, Privat, 1977.
- Burguiere A., *Note pour une histoire des habitudes alimentaires,* SERES, 1964.
- Cabanac M., « Physiological role of pleasure », Science, 1971 ; 173 : p. 1103-1107.
- Cabanac M., Pruvost M., Fantino M., « Alliesthésie négative pour les stimuli sucrés après diverses ingestions de glucose », *Physiology and Behavior,* 1973 ; 11 : p. 345-348.
- Calvo M., « Migration et alimentation », *Information sur les sciences sociales,* 1982 ; 21 (3) : p. 383-446.
- Campfield L.A., Brandon S. P. Smith F. J., « On line continuous measurement of blood glucose and meal pattern in free-feeding rats the role of glucose in meal initiation », *Brain Res. Bull,* 1985 ; 14 : p. 605-16.
- Cauvin J., « L'apparition des premières divinités », *La Recherche,* 1987 ; 18 (194) : p. 1472-1480.
- Celse, *De medicina,* trad. Anglaise par W.G. Spencer, 3 vol., Londres, 1935-1938 (rééd. 1961).
- Chiva M., *Le doux et l'amer*, Paris, P.U.F, 1985.
- Chiva M., « Aspects psychologiques des conduites alimentaires », in *Alimentation et nutrition humaines,* Dupin H., Paris, ESF, 1992 : p. 417-444.
- Christensen C.M., Caldwell D.F., « Establishment of a learned preference for a zinc-containing solution by zinc-deficient rats », *J. of Comparative and physiological psychology,* 1974 ; 87 (3) : p. 415-421.
- Crew H., *Body,* NRF, Editions Gallimard, 1990.

- Chaussin E., « Souffrir pour plaire : les mutilations ethniques », *Le Généraliste,* 4 juillet 1996.
- Cobbi J., « Les partages alimentaires ou la mémoire des temps forts : les dons de nourriture au Japon », in : *Le temps de manger : alimentation, emploi du temps et rythmes sociaux,* Aymard M., Grignon C., Sabban F. (sous la direction de), Paris, Ed. de la maison des sciences de l'homme : INRA ; 1993 : p. 183-193.
- Cobbi J., « Don et contre-don : une tradition à l'épreuve de la modernité », in *Le Japon et son double,* A. Berque, Paris, Masson, 1987.
- Collins J.K., Beumont P.J.V., Touiz S.W., « Variability in body shape perception in anorexic, bulimic, obese and control subjects » ; in *J. Eat. Disord.,* 1987 ; 6 (5) : p. 633-638.
- *La Cuisine Familiale,* Paris, La Bibliothèque du Petit écho de la mode, 1922.
- Czechowski N., Nahoum-Grappe V., *Fatale Beauté, une évidence, une énigme,* Paris, Autrement, 1987.
- Debry G., Gueguen R., Didelot L., Fagnant A., « Incidences familiales des régimes restrictifs pour le traitement de l'obésité », *Cah. Nutr. Diet.,* 1990 ; 25 (2) : p. 127-133.
- De Garine I., « Massa et Moussey, la question de l'embonpoint ». in *Fatale beauté, une évidence, une énigme,* Paris, Autrement, 1987 : p. 102-115.
- Delluc G., Delluc B., Roques M., *La nutrition préhistorique,* Périgueux, Pilote, 1995.
- Descamps M. A., *L'invention du corps,* Paris, Psychologie d'aujourd'hui, PUF, 1986.
- Despres J.P., Lamarche B., « Effects of diet and physical activity on adiposity and body fat distribution ; implication for the prevention of cardiovascular disease », *Nutr. Res. Rev.,* 1993 ; 6 : p. 137-159.
- Ducimetiere P., Richardj .L., Claude J.R., Warnet J.M., *Les cardiopathies ischémiques, Incidence et facteurs de risque, L'etude prospective parisienne,* Paris, INSERM ; 1981.
- Dupin H., Abraham J., Giachetti I., *Apports nutritionnels conseillés pour la population française,* Paris, TEC & DOC - Lavoisier, 1992.
- Dupin H., Cuq J. L., Malewiak M.-I., Leynaud-Rouaud C., A.-M. Berthier (sous la direction de), *Alimentation et nutrition humaines,* Paris, E.S.F éditeur, 1992.
- Durnin J. V., « Appetite and the relationship between expenditure and intake of calories in man », *J. Physiol.* (London) 1961 ; 156 : p. 294-306.
- Elizalde G., Sclafani A., « Flavor preferences conditioned by intragastric polycose infusions : a detailed analysis using an electronic esophagus preparation », *Physiology and Behavior,* 1990 ; 47 : p. 63-77.
- Epeirier J.M.,Blanc P., D'Abrigeon G., Pageaux G.P., Fabre J. M., Souche B.,Larrey D., Domergue J., Michel H. (hôpital Saint-Eloi. Montpellier), « Un française de 35 ans greffée du foie pour cause de régime amaigrissant », *Gastro-entérologie clinique et biologique,* 1995, 19 ; 8-9 : p. 737.
- *Etat du monde 1996,* Ed. La découverte.
- Fabry P., Hejl Z., Fodor J., Braun T., Zvolankova K., « The frequency of meal-its relation to overweight, hypercholesterolemia and decrease glucose tolerance », *Lancet,* 1964 ; 2 : p.614-615.
- Fairburn C.G., Wilson G.T., « Binge eating. Nature assessment and treatment », *The Guilfort Press,* 1993.

- Fantino M., « Opiacés endogènes, palatabilité et contrôle de la prise alimentaire », *Revue du Praticien,* 1989 ; 11 : p. 179-200.
- Fischler C., « La symbolique du gros », *Communication,* 1987 ; 46 : p. 255-278.
- Fischler C., *L'Homnivore,* Paris, Odile Jacob, 1990.
- Fischler C., *Manger Magique. Aliments sorciers, croyances comestibles,* Série Mutations/Mangeurs, Paris, Autrement, 1994.
- Flandrin J.L., « Les heures des repas en France avant le XIXe siècle », in *Le temps de manger : alimentation, emploi du temps et rythmes sociaux,* Aymard M., Grignon C., Sabban F. (sous la direction de), Paris, Ed. de la maison des sciences de l'homme : Institut national de la recherche agronomique, 1993 ; p.197-226.
- Flandrin J.L et Montanari M. (sous la direction de), *Histoire de l'alimentation,* Paris, Fayard, 1996.
- Flatt J.P., « Opposite effects of variations in food intake on carbohydrate and fat oxydation in ad libitum fed mice », *J. Nutr. Biochm.,* 1991 ; 2 : p. 186-192.
- Flatt J. P., Ravussin E., Acheson K. J., Jequier E., « Effects of dietary fat on postprandial substrate oxydation and on carbohydrates and fat balance », *J. Clin. Invest.,* 1985 ; 76 : p. 1019-24.
- Foucault M., *Histoire de la sexualité 2. L'usage des plaisirs,* Paris, Gallimard, 1984.
- Frazer J.G., *Le Rameau d'or*, Paris, R. Laffont, 1981 (1890).
- Frelut M.L., « Obésité chez l'enfant », *Communication journée de formation continue,* Paris, Hôpital Robert Debré, 1996.
- Fricker J., *Obésité,* Paris, Masson, 1995.
- Garcia J., Hankins W. G., Rusiniak K. W., « Behavioral regulation of the milieu interne in man an rat », *Science,* 1974 ; 185 : p. 824-831.
- Garner D.M., Garfinkel P.E., « Socio-cultural factors in the development of anorexia nervosa », *Psychol. Med.,* 1980 ; 10 : p. 647-656.
- Garner D.M., Garfinkel P.E., Schartz D., Thompson M., « Cultural Expectation of thinness in women », *Psychological reports,* 1980.
- Garner D.M., Rockert W., Olmsted M.P., Johnson C., Coscina D.V., « Psychoeducational principles in the treatment of bulimia and anorexia nervosa ». in *Handbook of Psychotherapy for anorexia nervosa and bulimia,* New York, London, The Guilford Press, 1985 : p. 513-572.
- Garrow J.S., « Le traitement de l'obésité », *The Lancet,* ed. Française, nov. 1992 : p. 30-34.
- Giachetti I., *Identités des mangeurs, images des aliments,* Paris, CNERNA - CNRS, Polytechnica - 1996.
- Giachetti I., *Plaisirs et préférences alimentaires,* Paris, CNERNA - CNRS, Polytechnica - 1992.
- Greenfeld D., Quinlan D. M., Harding P., Glass E., Bliss A., « Eating behavior in an adolescent population », in. *J. Eat. Dis.,* 1987 ; 6 (1) : p. 99-111.
- Guichard M.T., « La dictature du poids », *Le Point,* 16 avril 1994 : n° 1126.
- Guichard M.T., Traverson M., « Il veut faire maigrir la France. Qui est vraiment Michel Montignac ? », *Le Point,* 19 juin 1993 : n° 1083.

- Guillemot A., Laxenaire M., *Anorexie mentale et boulimie. Le poids de la culture,* Paris, Médecine et psychothérapie, Masson, 1995.
- Goodman N., Ridcharson S., Dornbusch S., Hastorf A., « Variant reactions to physical disability », *American Sociological Review,* 1963 ; 28 : p. 429-435.
- Haeusler L., « Alimentation, aspiration des français et réalités des comportements », *Economie et consommation,* Enquête du CREDOC, 1985.
- Halberg F., « Protection by timing treatement according to bodily rhythms. An analogy to protection by scrubing before surgery », *Chronobiologia suppl.,* 1974 ; 1 : p. 23-68.
- Hamm P., Shekelle R. B., stamler J., « Large fluctuations in body weight during young adulthood and twenty five year risk of coronary death in men », *Am. J. Epidemiol.,* 1989 ; 129 : p. 312-318.
- Hercberg S., Briancon S., Favier A., Galan P., Malvy D., Preziosi P., Roussel A.M., « Le projet SU.VI.MAX / 100 000 volontaires pour la recherche en nutrition dans le domaine de la prévention », *Cah. Nutr. Diet.,* 1993 ; 28 (1) : p. 54-64.
- Hercberg S., Preziosi P., Galan P., Cherouvrier F., Dupin H., « Evaluation du statut minéral et vitaminique d'un échantillon représentatif de la population du Val-de-Marne », *Cah. Nutr. Diet.*, 1991 ; 26 (1) : p. 38-41.
- Herman C.P., Polivy J., « Restraining eating », in *Obesity,* Stunkard, Ed. W Sounders, 1980 ; 74 : p. 209-228.
- Herman C.P., Polivy J., « Studies of eating in normal dieters ». in *Eating Behavior in Eating Disorders*, Walsh B.T., American Psychiatric Association Press, Washington, D.C, 1988 : p. 97-111,
- Herman C.P., Polivy J., « From dietary restraint to binge eating : attaching causes to effects », *Appetite ;* 1993 : 14 : p. 123-125.
- Hippocrate, *Oeuvres complètes,* trad. avec le texte grec par E. Littré, Paris, 1839-1861 (Rééd. Amsterdam, 1962).
- Hofstetter A., Schutz Y., Jequier E., Wahren J., « Increased 24 hours energy expenditure in cigarette smokers », *New Engl. J. Med.,* 1986 ; 314 : p. 70-82.
- Irlanger P., Louveau C., Metoudi M., « L'activité physique, une manière de soigner l'apparence ? », *Donnée sociale,* INSEE, Paris, 1990.
- Jenkins D.J.A., Wolever T.M.S., Ocana A.M., Vuksan V., Cunnane S.C., Jenkins M., Wong G. S., Singer W., Bloom S.R., Blendis L.M., Josse R.G., « Metabolic effects of reducing rate of glucose ingestion by single bolus versus continuous sipping », *Diabetes,* 1990 ; 39 : p. 775-781.
- Keys A., Brozek J., Henschel A., Michelsen O., Taylor H. L., *The biology of human Starvation, Mineapolis,* University of Minnesota Press, 1950.
- Krotkiewski M.P., Bjorntorp L., Sjostrom L., Smith U., « Impact of obesity on metabolism in men and women », *J. Clin. Invest.,* 1983 ; 72 : p. 1150-1162.
- Laplantine F., « La Hajba de la fiancée à Djerba », *Revue de l'Occident musulman de la Méditerranée,* 1981 ; p. 31.

- Launer L.J., Harris T., Rumpel C., Madans J., « Body mass index, weight change and risk of mobility disability in middle-age and older women. The epidemiologic follow-up study of Nhanes », Jama, 1994 ; 271 : p. 1093-1098.
- Lee I.M., Manson J.E., Hennekens C.H., Paffenbarger R.S., « Body weight and mortality. A 27-year follow-up of middle-aged men », *Jama,* 1993 ; 270 : p. 2823-2828.
- Leibel R.J., Hirsch E.M., « Diminished energy requirements in reduced-obese patients », *Metabolism,* 1984 ; 33 : p. 164-170.
- Le Magnen J., « Advances in studies on the physiological control and regulation of food intake », *Progress in physiological Psychology,* 1971 ; 4 : p. 203-261.
- Le Magnen J., Bases neurobiologiques du comportement alimentaire in *Neurobiologie des comportements,* Delacour J., Paris, Ed. Hermann, 1984 : p. 1-54.
- Lemaire M.O., *Le comportement alimentaire des danseurs du corps de ballet de l'Opéra,* Thèse ILEPS, 1985.
- Leroy G., Vivian M., *Histoire de la beauté féminine à travers les âges,* Paris, Acropole, 1988.
- Levi-Strauss C., *Le totémisme aujourd'hui,* Paris, PUF, 1962.
- Lewis V.J., Booth D.A., Blair A.S., « Dietary restraint and binge eating : pseudo quantitative anthopology for a medicalised problem habit », *Appetite,* 1990 ; 14 : p. 116-119.
- Lipovetsky G., *L'ère du vide. Essai sur l'individualisme contemporain,* Paris, Gallimard, 1983.
- Lissner L., Bengtsson C., Lapidus L., Larsson B., Bengtsson B., Bronwell K., « Body weight variability and mortality in the Gothenburg prospective studies of men and women in *Obesity in Europe,* Proceeding of the first European Congress on Obesity. Björntorp P., Rossner S. London Libbey, 1989 ; 88 : p. 55-60.
- Lissner L., Levitsky D. A., Strupp B. J., Kalkwarf H. J., Roe D. A., « Dietary fat and the régulation of energy intake in human subjects », *Am. J. Clin. Nutr.,* 1987 ; 46 : p. 886-892.
- Lissner L., Odel P.M., D'Agostino R.B., « Variability of body weight and health outcomes in the Framingham population », *N. Eng. J. Med.,* 1991 ; 324n : p. 839-844.
- Lluch A., Michaud C., Mejean L., Nicolas J.P., « Le comportement alimentaire : une étude française grandeur nature », *Précis de nutrition et diététique,* Ardix médical, n° 39, 1994.
- Louis-Sylvestre J., « Grignotage et effets sur le contrôle de la prise alimentaire », *Infos C.I.C,* 1996.
- Louis-Sylvestre J., Giachetti I., Le Magnen J., « Sensory versus dietary factors in cafetaria induced overweight », *Physiol. Behav.,* 1984 ; 32 : p. 901-905.
- Louis-Sylvestre J., Le Magnen J., « A fall in blood glucose level precedes meal onset in free-feeding rats », *Neuroscience Biobehavioral Reviews,* 1980 ; 4 (suppl.1) : p. 13-16.
- Lowe M. R., Keifield E.I., « Cognotive restraint, weight suppression and the regulation of eating », *Appetite,* 1988 ; 10 : p. 159-168.
- Mac Cloy R.F., Mac Loy J., « Auto addiction : a hypothesis on hunger and obesity », *Am Heart J.,* 1980 ; 100 (6) : p. 933-934.

- Maddox G.L., Back K.W., Liederman V.R., « Overweight as social deviance and disability », *J. Health Soc. Behav.,* 1968 ; 9 : p. 287-298.
- Maiman L.A., Li Wang V., Becker M. H., Finley J., Simonson M., « Attitudes toward obesity and the obese among professionals », *Am. Diet. Assoc.* 1979 ; 74 : p. 331-336.
- Manson J.E., Colditz G.A., Stampfer M.J., « Parity, ponderosity, and the paradox of a weight-preoccupied society », *Jama,* 1994 ; 271 : p. 1788-1790.
- Mathieu P., « Les diabétiques avec des problèmes psychiques : les diabétiques difficiles » in *Journée de Diabétologie de l'Hôtel-Dieu,* Paris, Flammarion, 1989 : p. 89-98.
- Mattes R. D., Arnold C., Boraas M., « Management of learned food aversions in cancer patients receiving chemotherapy », *Cancer Treatment Reports,* 1987 ; 71 : p. 1071-1078.
- Mazzini I., « L'alimentation et la médecine dans le monde antique » in *Histoire de l'alimentation,* Flandrin J.L., Montanari M., (sous la direction de), Paris, Fayard, 1996 : p. 253-264.
- Monneuse M.O, Bellisle F., Wardle J., Steptoe A., « The European health and behavior survey : self perception of weight, beliefs and attitudes regarding food intake. Obesity management : from scientific approaches to individual experiences. », *Abstract Antwerpen,* september 1993 ; p. 19-22.
- Montignac M., *Je mange donc je maigris ou les secrets de la nutrition,* Paris, Artulen éditeur, 1987.
- Montignac M., « La méthode Montignac et sa physiopathologie », *Revue de Nutrition Pratique,* 1995 : p. 43-44.
- Morineau M., « Croître sans savoir pourquoi : structures de production, démographie et rations alimentaires », in *Histoire de l'alimentation,* Flandrin J.L., Montanari M., (sous la direction de), Paris, Fayard, 1996 : p. 577-595.
- Morley J.E., Levine A.S., Willenbring M. L., « Stress-induced feeding disorders in *Pharmacology Of Eating Disorders,* Theoretical And Clinical Developments, Ed. Carruba M.O, Blundell J.E., N.Y., Raven Press, 1986 : p. 71-99.
- Nemeroff C., « Tabous américains » in *Manger magique,* Fischler C., Paris, Autrement, 1994.
- Nemeroff C., Rozin P., *« You are what you eat » : Applying the demand-free « impressions » technique to an unacknowledged belief,* Ethos, 1989 ; 17 : p. 50-69.
- Nicolaidis S., Even P., « Physiological determinant of hunger, satiation and satiety », *Amer. J. Clin. Nutr.,* 1985 ; 422 : p. 1083-1092.
- Oppert J. M. « Quelle place pour le traitement chirurgical de l'obésité ? », 2e Congrès Annuel de nutrition de Lyon 1995, *Cah. Nutr. Diet.,* 1996, 31 (1) : p. 24-25.
- Ory P., « L'invention du bronzage », in *Fatale beauté, une évidence de l'énigme,* Paris, Autrement, 1987 : p. 146-152.
- Pavlov I.P., *Conditioned reflexes,* Londres, Oxford University Press, 1927.
- Pelchat M.L., Rozin P., The special role of nausea in the acquisition of food dislikes by humans », *Appetite J Intake Research,* 1982 ; 3 : p. 241-351.
- Perrot P., *Le travail des apparences ou les transformations du corps féminin,* Paris, Le Seuil, 1983.

- Phan M.C., « La belle Nani », in *Fatale beauté, une évidence de l'énigme,* Paris, Autrement, 1987 : p. 75-80.
- Phan M. C., Flandrin J. L, « Les métamorphoses de la beauté féminine », *L'Histoire* (68) : p. 48-57.
- Polivy J., Herman C. P., « Dieting and Bingeing. A causal analysis », *Am. Psychol.,* 1985 ; 40 : p. 193-201.
- Posner B.M., Franz M., Quatromoni P., « Nutrition and the global risk for chronic disease : The Interhealth nutrition initiative », *Nutr. Rev.,* 1994 ; 52 : p. 201-217.
- Price J.H., Desmond S.M., W. R.A. et al., « Family practice, physician's beliefs, attitudes and practices regarding obesity », *Am. J. Prev. Med.* 1987 ; 3 : p. 339-345.
- Raccah D., Disdier P, Roybet D., Jouglard J., Arditti J., Meunier A., Harle J.-R., Weiller P.-J., Vague P., « Bradycardie chez dix adolescents d'une maison de cure d'amaigrissement », *Le Quotidien de médecin,* 28 septembre 1995.
- Reed R.D., Contreras R.J., Maggio C., Greenwood M.R.C., Rodin J., « Weight cycling in female rats increase dietary fat selection and adiposity », *Physiology and Behavior,* 1988 ; 42 : p. 389.
- Rey C., « Excès de poids : le point de vue des français », d'après un sondage SOFRES - Février 1990, *Précis de nutrition et diététique,* Ardix médical.
- Richard J.L., Ducimetiere P., « Dietary lipids and coronary heart diseases : is there a french paradox ? », *Nutr. Metab. Cardiovasc. Dis.,* 1992 ; 2 : p. 195-201.
- Ridcharson S., Goodman N., Hastorf A., Dornbusch S., « Cultural uniformity and reaction to physical disability », *American Sociological Review,* 1961 ; 26 : p. 241-247.
- Rigal N., Chiva M., « Modelage culturel des préférences alimentaires chez l'enfant », *Revue de Nutrition Pratique,* 1995 ; 8 : p. 7-11.
- Risacher H., « Herbalife Connection », *Le Nouvel Observateur,* 1995.
- Roberts R., « The Classic Slum. Salford life in the first quarter of the century », *Harmondsworth,* Penguin, 1973.
- Rocard M., *Les moyens d'en sortir,* Paris, Le Seuil, Essai, 1997.
- Rodin J., Radke-Sharpe N., Rebuffe-Scrive M., Greenwood M.R.C., « Weight cycling and fat distribution », *Inter. J. Obesity,* 1990 ; 14 : p. 303-310.
- Rodin J., Slochower J., « Externality in the non obese : the effects on environmental responsiveness on weight », *J. of Personnality and Social Psychology,* 1976 ; 33 : p. 338-344.
- Rolland-Cachera M.F., Akrout M., Deheeger M., « Mesures anthropométriques chez l'enfant. Influence de facteurs d'environnement », *Cah. Nutr. Diet.,* 1995 ; 30 : p. 167-171.
- Rolls B. J., Rowe E.A., Turner , « Persitent obesity in rats following a period of consumption of a mixed high energy diet », *Journal of Physiology* , London, 1980 ; 298 : p. 415-427.
- Rolls B. J., Rowe E.A., Rolls E.T., « How sensory properties of foods affect human feeding behavior », *Physiol Behav,* 1982 ; 29 : p. 409-417.
- Rothblum E., Miller C., Garbutt B., « Stereotypes of obeses female job applicants » in *J. Eat. Dis.,* 1988 ; 7 (2) : p. 277-283.

- Rozin P., « Specific aversions as a components of specific hungers », *Journal of Comparative and Physiological Psychology*, 1967 ; 64 : p. 237-242.
- Rozin P., « Acquisition of stable food preferences », *Nutition Reviews,* 1990 ; 48 : p. 106-113.
- Rozin P., Hammer L., Oster H., Horowitz T., Marmorav., « The child's conception of food : Differenciation of categories of rejected substances in the 16 months to 5 years range », *Appetite,* 1986 ; 7 : 141-151.
- Rozin P., Rozin E., « Culinary themes and variations », *Natural History,* 1981.
- Rozin P., Shull J., « The adaptative-evolutionary point of view in expert-mental psychology », in Atkinson R. C., Hernnstein R. J., Lindzey G., Duncan Luce R. Stevens, *Handbook of Experimental Psychology,* Second Edition, vol. 1 : Perception and motivation, chapitre 10, p. 503-546, John Wiley and Sons, New York, 1984.
- Rozin P., Zellner D., « The role of pavlovian conditioning in the acquisition of food likes and dislikes », in *Experimental Assesments and Clinical Applications of Conditioned Foods Aversions,* Annals of the New York Academy of Sciences, 1985 ; 443 : p. 189-202.
- Ruidavet J.P., Cambou J.P., Arveiler D., Nuttens M.C., Bingham A., Richard J.L., Schaffer P., Salomez J.L ., Ducimetiere P., Différences interégionales de consommation alimentaire : projet Monica », *Cah. Nutr. Diet.,* 1993 ; 28 (2) : p. 105-109.
- Sanchez-Cardenas M., *Le comportement boulimique,* Médecine et psychothérapie, Paris, Masson, 1991.
- Sclafani A., Springer D., « Dietary obesity in adult rats : similarities to hypothalamic and human obesity syndromes », *Physiology and Behavior,* 1976 ; 17 : p. 461-471.
- Schifres A., « Montignac, une recette pour faire maigrir les cadres », *L'Express,* 25 déc 1991, N° 2111.
- Scholliers P., « Le temps consacré à l'alimentation », in *Le temps de manger : alimentation, emploi du temps et rythmes sociaux,* Aymard M., Grignon C., Sabban F. (sous la direction de), Paris, Ed. de la maison des sciences de l'homme : Institut national de la recherche agronomique, 1993 ; p. 111-137.
- Schutz Y., Flatt J.P., Jequier E., « Failure of dietary fat intake to promote fat oxydation : a factor favoring the development of obesity », *Am. J. Clin. Nutr.,* 1989.
- Schutz Y., Tremblay A., Weinsier R.L., Nelson K.M., « Role of fat oxidation in the long-term stabilization of body weight in obese women », *Am. J. Clin. Nutr.,* 1992 ; 55 : p. 670-674.
- Seid, R.P., « Never too thin », *Prentice Hall,* 1989, New York.
- Sigaud F., « Alimentation et rythme sociaux », in *Le temps de manger : alimentation, emploi du temps et rythmes sociaux,* Aymard M., Grignon C., Sabban F. (sous la direction de), Paris, Ed. de la maison des sciences de l'homme : INRA, 1993 ; p. 67-79.
- Silverstein B., Perdue L., Peterson B., Vogel L., Fantini D.A., « Possible causes of the thin standart of bodily attractiveness for women » in *J. Eat. Dis.,* 1986 ; 5 (5) : p. 907-916.
- Singh D., « Body shape and women's attractiveness », *Human Nature,* 1993 ; 4 (3) : p. 297-321.
- Soler J., « Les raisons de la Bible : règles alimentaires hébraïques », in *Histoire de l'alimentation,* Flandrin J.L. et Montanari M. (sous la direction de), Paris, Fayard, 1996 : p. 73-84.

- Staffieri J., « A study of social stereotype of body image in children », *J. of Personnality and Social Psychology,* 1967 ; 7 : p. 101-104.
- Steiner J.E., « Facial expressions of neonate infant indicating the hedonics of food-related chemical stimulus », in *Taste and Development,* Weiffebach J.M, U.S. Department of Health, Education and Welfare, Bethesda, 1977 : p. 173-203.
- Stunkard A. J., « Satiety is a conditioned reflex », *Psychosom Med,* 1975 ; 37 : p. 383-387.
- Stunkard A.J., Sorensen Tia., Hanic C., « An adoption study of human obesity », *New Engl. J. Med..,* 1986 ; 314 : p. 193-198.
- Tirard F., « USA, pire qu'un menteur, un gros ! », in *Fatale beauté, une évidence de l'énigme,* Paris, Autrement, 1987 : p. 137-141.
- Toutain J.-C., « La consommation alimentaire en France de 1789 à 1964 », *Economie et sociétés,* Cahier de l'ISEA, tome A, n° 11, Genève, 1971.
- Valensi P., « Conséquence physiopathologique de l'obésité », *Revue de Nutrition Pratique,* 1997, 5-6.
- Valentin M., « Physiologie du travail et ergonomie », in *Histoire Générale des techniques, tome V : Les techniques de la civilisation industrielle,* Daumas A., Paris, PUF : p. 510-526.
- Vetta M., « La culture du symposion », in *Histoire de l'alimentation,* Flandrin J.L., Montanari M. (sous la direction de), Paris, Fayard, 1996 : 167-182.
- Very Low Calories Diets, National Task Force on the prevention of Treatment of Obesity, National Institutes of Health, Bethesda, Md, *Jama,* volume 18 - n° 271 - 15 novembre 1993.
- Vincent-Cassy M., « Sur les traces », in *Mille et une bouches* (sous la direction de Bessis S.), série mutations/Mangeurs, Paris, Autrement, 1995 : p. 16-25.
- Vol S., Doctoriarena H., Le Clesiau H., Tichet J., « Comportements alimentaires des adultes en France : données épidémiologiques », *La Presse Médicale,* 1992 ; 21 (24) : p. 1105-1109.
- Wadden T.A, Stunkart A.J., « Social and psychological conséquences of obesity », *Ann. Intern. Med.,* 1985 ; 103 (6 pt 2) : p. 1062-1067.
- Werner D., Dupuis N., « La folie des femmes brindilles », *ELLE,* 1997.
- Westerterp-Plantenga M.S., Wijckmans-Duysens N.A., Ten Hoor F., « Food intake in the daily environment after energy-reduced lunch, related to habitual meal frequency », *Appetite,* 1994 ; 22 : p. 173-182.
- Whitaker A., Davies M., Shaffr D., Johnson J., Abrams S., Walsh B. T., Kalikow K., « The struggle to be thin : a survey of anorexic and bulimic symptoms in a non-referred adolescent population », *Psychological Medicine,* 19, 1989, p. 143-163.
- Wilson G.T., « Relation of dieting and voluntary loss to psychological functionning and binge eating », *Ann. Int. Med.*, 1993 ; 119 (7 pt 2) : 727-730.
- Winnicott D.W., *De la pédiatrie à la psychanalyse,* Paris, Payot, 1969.
- Wooley O. W., Wooley S. C., Dyrenforth S. R., « Obésity and women - II : A neglected feminist topic », Women's Studies in *Quart.,* 1979 ; 2 : p. 81-92.
- Zermati J.P., *Maigrir ! Et après…,* Paris, Hachette, 1995.

Remerciements

On le dit peu mais un livre, même signé par un auteur unique, est une véritable entreprise collective. Avant de parvenir entre les mains du lecteur, il lui faut parcourir un long chemin et rencontrer beaucoup de bonnes volontés.

Il a d'abord fallu un directeur littéraire, Valérie Strauss-Kahn, qui a bien voulu accepter le sujet de ce livre et le soutenir de sa confiance. Je la remercie de m'accompagner depuis si longtemps.

Un éditeur, qui par ses lectures répétées et ces critiques judicieuses m'a évité quelques confusions, erreurs, répétitions, incohérences, lourdeurs, fautes d'orthographe… Merci donc à Florence Lécuyer pour sa patience, son indéfectible bonne humeur et la diplomatie qu'elle a su déployer quand elle a attiré mon attention sur les imperfections de mon texte.

Des collaborateurs qui ont accepté de donner de leur plume et de leur expérience pour participer à l'écriture de ce livre. Merci donc encore à Pierre Dalarun et à Gil Amsalem. Qu'ils m'excusent de m'être vengé sur eux et de leur avoir fait subir toutes les misères que m'a fait subir Florence Lécuyer. Cela m'a profondément soulagé.

Je tiens également à remercier le docteur Gérard Apfeldorfer qui a accepté de relire certains passages de ce livre et m'a aidé de ses critiques toujours pertinentes.

Ma femme, qu'elle me pardonne de l'avoir réveillée une nuit à quatre heures pour lui demander de toute urgence son avis sur un passage forcement essentiel, de lui avoir fait partager toutes ses vacances avec un ordinateur portable et de l'avoir laisser s'endormir si souvent toute seule.

Ma fille, qu'elle me pardonne de ne pas avoir été à *Eurodisney* avec elle. Mais franchement ce jour-là, je peux aujourd'hui lui avouer, je n'avais vraiment pas envie d'y aller.

Mes patients enfin méritent mes derniers et plus vifs remerciements pour avoir accepté de se confier à moi. J'ai essayé de leur rester fidèle, autant que possible. J'espère avoir respecté leurs pensées et qu'ils se retrouveront dans ce texte.

N° d'édition : 44000
Dépôt légal : 7073-02/98
ISBN : 201 23633 6-9
23 28 6336 4 /01
Imprimé en Italie par «La Tipografica Varese S.p.A.»